F. ROUX

Formulaire Aide-Mémoire

DE LA

FACULTÉ DE MÉDECINE

ET DES

MÉDECINS DES HOPITAUX DE PARIS

QUATRIÈME ÉDITION

PARIS

G. STEINHEIL, ÉDITEUR

SOLUTION COIRRE
AU CHLORHYDRO - PHOSPHATE DE CHAUX

PHTISIE, ANÉMIE, RACHITISME,
MALADIES DES OS, CACHEXIE, SCROFULES,
INAPPÉTENCE, DYSPEPSIE, ÉTAT NERVEUX

DOSES
- 1 cuillerée à bouche chez les adultes ;
- 1 cuillerée à café chez les enfants du premier âge ;
- 2 cuillerées à café de 6 à 12 ans.

Au moment des deux principaux repas dans de l'eau sucrée ou coupée de vin.

Prix : 2 fr. 50 le flacon.

SIROP DU
DR DUFAU

A l'extrait de stigmates de
MAÏS

Maladies aiguës et chroniques de
LA VESSIE

DIURÉTIQUE, PUISSANT ET INOFFENSIF

Affections du cœur, Albuminurie

DOSE : Deux à quatre cuillerées de sirop par jour, à prendre à jeun de préférence, et dans un verre d'eau froide ou chaude. Boisson très agréable.

Prix : 3 fr. le flacon.

PHOSPHURE DE ZINC

Granules 3 cachets

A 4 milligr., 1/2 milligr. de phosphore actif

Ces **Granules** sont faits exclusivement avec du phosphure de zinc cristallisé ($PbZn^3$). On peut donc être assuré de la pureté du produit.

Anémie, Rachitisme, Chlorose, Hypocondrie, Hystérie, Névralgies et autres Névroses, Métrorrhagies, Dysménorrhées, Spermatorrhées, Tremblement alcoolique ou mercuriel, Incontinence d'urine, etc.

DOSE : Un, puis deux granules à chacun des principaux repas.

Prix : 3 fr. le flacon.

PILULES DE
PODOPHYLLE COIRRE
CONTRE
CONSTIPATION HABITUELLE
HÉMORRHOIDES, COLIQUE HÉPATIQUE

DOSE : Une pilule le soir en se couchant, sans qu'il soit nécessaire de rien changer au régime. Augmenter d'une pilule si besoin est.

Prix : 3 fr. la boîte.

"VIDE-BOUTEILLES"

APPAREIL
Pour DOUCHES, LAVAGES, INJECTIONS, IRRIGATIONS ANTISEPTIQUES

S'ADAPTANT SUR LA
PREMIÈRE BOUTEILLE VENUE

(Son volume se réduit donc à celui du tube)

Cet appareil, **exempt de pièces métalliques**, permet l'emploi de **SOLUTIONS QUELCONQUES.**

PRIX : 6 FR.

Y COMPRIS UNE DES CANULES SUIVANTES :

CANULE vaginale en verre droite ou courbe ; ou en caoutchouc souple.

CANULE conique en verre ou ébonite
POUR
irrigations vésicales
ET DES
PLAIES

CANULE porcelaine
POUR
DOUCHES NASALES

H. GALANTE & FILS
FABRICANTS D'INSTRUMENTS DE CHIRURGIE
2, rue de l'École-de-Médecine, 2. — PARIS

A. VICARIO

LICENCIÉ ÈS SCIENCES PHYSIQUES — PHARMACIEN DE 1re CLASSE

1er PRIX BUIGNET — PRIX LAILLET

LAURÉAT ET ANCIEN PRÉPARATEUR DE L'ÉCOLE SUPÉRIEURE DE PHARMACIE

13, Boulevard Haussmann (*Près la rue Taitbout*)

PARIS

PEPTO-SANTAL VICARIO. — (En capsules et en sirop), obtenu par digestion pancréatique artificielle, peut seul se prendre à haute dose sans provoquer de phénomènes douloureux du côté du tube digestif.
DOSE : De 2 à 8 cuillerées à soupe ou capsules par jour.

Vin de Pepsine au Champagne Vicario. — Très efficace dans les différentes affections de l'estomac et dans la convalescence des maladies fébriles.

Injections hypodermiques antiseptiques Vicario. — A base d'huile d'olives stérilisée, Eucalyptol 1/5, Créosote 1/10, Iodoforme 1/100, Phénol 1/20, Créosote iodoformée, Phénol iodoformé, etc.

Capsules antiseptiques Vicario. — Eucalyptol, Créosote, Iodoforme, Phénol, Créosote iodoformée, Eucalyptol créosoté, Eucalyptol iodoformé, Eucalyptol iodoformé et phéniqué. — DOSE : 1 à 3 à chaque repas.

Capsules d'Huile de Genévrier lithinée Vicario. — Contre la goutte, les coliques néphrétiques et les diverses gravelles.

Élixir de Pepsine extractive Vicario. — Chaque cuillerée à soupe renferme 30 centigrammes de Pepsine extractive.

LABORATOIRE SPÉCIAL D'ANALYSES ET DE RECHERCHES
Urines, crachats, sang, calculs, lait, eaux, vins, etc.

INJECTION SIMON à base des trois sulfates de fer, de cuivre et de zinc.

TONIQUE, ASTRINGENTE & PRÉSERVATRICE

Prix : 3 fr. 50

Se trouve dans toutes les Pharmacies

Dépôt général : MARCHAND, 13, rue Grenier-St-Lazare, PARIS.

FORMULAIRE AIDE-MÉMOIRE

DE LA

FACULTÉ DE MÉDECINE

ET DES

MÉDECINS DES HOPITAUX DE PARIS

Formulaire
Aide-Mémoire

DE LA

FACULTÉ DE MÉDECINE

ET DES

MÉDECINS DES HOPITAUX DE PARIS

PAR

Le Dr Fernand ROUX

MENTION HONORABLE DE L'INSTITUT
RÉCOMPENSE DE L'ACADÉMIE DE MÉDECINE (PRIX DESPORTES)
LAURÉAT DE LA SOCIÉTÉ MÉDICO-PRATIQUE
ET DE LA SOCIÉTÉ DE MÉDECINE

QUATRIÈME ÉDITION

PARIS

G. STEINHEIL, ÉDITEUR

2, RUE CASIMIR-DELAVIGNE, 2.

1896

PRÉFACE

DE LA PREMIÈRE ÉDITION

Fournir **rapidement** au praticien l'indication du traitement qu'il peut appliquer **en toute sécurité**, dans une circonstance pressante, tel est le but que doit se proposer un formulaire.

Pour répondre à la première indication, la *facilité des recherches*, il n'est pas d'autre moyen que d'adopter l'ordre alphabétique brutal, en dehors de toute classification, si méthodique qu'elle paraisse.

Pour répondre à la deuxième, la *sécurité*, nous avons éliminé de parti pris tout traitement que nous ne pouvions appuyer sur l'autorité d'un professeur à la Faculté, ou d'un médecin des hôpitaux de Paris.

Nous ne prétendons pas par là qu'il ne puisse exister autre part de bonne thérapeutique, mais il nous a paru préférable que le praticien, dont les heures sont si occupées, n'eût pas à discuter en lui-même la valeur du traitement que nous lui indiquons, qu'il pût l'appliquer en toute confiance.

Il est évident, et nous n'insistons pas sur ce

point, que le présent formulaire n'a *absolument rien d'officiel*.

Juin 1890.

3ᵉ édition.

La méthode que nous avions suivie pour rédiger les éditions précédentes nous avait convaincu qu'il était bien inutile d'employer, à l'exemple d'autres auteurs, le subterfuge qui consiste à offrir tous les ans au praticien un formulaire corrigé qui n'a de nouveau que le numéro de l'édition et la date de sa publication.

La pratique des maîtres à qui nous avons emprunté nos traitements, n'est pas de celles qui changent suivant les caprices de la mode. Nous nous sommes cependant cru obligé de revoir sur beaucoup de points cette édition nouvelle, et de combler les lacunes qui pouvaient exister.

Pour répondre à un désir qui nous a été exprimé par quelques praticiens, nous avons fait suivre notre aide-mémoire d'un *formulaire des médicaments nouveaux*. Ce n'est pas que nous attachions grande importance à des remèdes qui n'ont en général qu'une utilité : faire de la réclame autour de celui qui les lance. Mais nous savons que les confrères éloignés de Paris aiment à se tenir au courant de tout ce qui y paraît.

Quant aux dispositions typographiques et à la division de notre livre, nous les avons conservées, certain maintenant qu'elles étaient bonnes, puisque des confrères peu scrupuleux les ont copiées sans y rien changer.

4ᵉ *édition*.

Quelques-uns de nos amis, médecins et chirurgiens des hôpitaux, dans la force de l'âge et du talent, ont bien voulu nous aider à rajeunir notre quatrième édition en substituant leur thérapeutique à des formules plus ou moins surannées.

Qu'ils nous permettent de leur en exprimer ici toute notre reconnaissance. Grâce à cet appoint nous avons pu, sauf quelques rares exceptions, rayer systématiquement toute formule due à un médecin n'exerçant plus aujourd'hui dans les hôpitaux. Et malgré ces multiples radiations, notre formulaire est encore augmenté!

A

Abcès froids.

— A. Broca. —

Toutes les fois que cela est possible, ouvrir largement l'abcès et ruginer l'intérieur de la poche. Quand on ne peut faire cette opération, injecter dans la cavité une certaine quantité de :

   Gaïacol . . . . 3 gr.
   Iodoforme. . . . . 2 gr.
   Huile stérilisée . . . . 100 gr.

Le maximum de l'injection est de 30 à 40 gr.

— Verneuil. —

   Iodoforme . . . . 5 gr.
   Éther sulfurique . . . . 100 gr.

Injecter 20 gr. au maximum dans la cavité de l'abcès.

Abcès de la marge de l'anus et ischio-rectaux.

— Peyrot. —

Dans les abcès phlegmoneux simples et dans les abcès de la fosse ischio-rectale ne communiquant pas avec le rectum, on peut se contenter de l'incision simple dirigée de la périphérie vers l'anus. Vider avec soin le foyer qu'on lave à l'eau phéniquée forte ou avec une solution de chlorure de zinc. Tamponnement avec la gaze iodoformée.

Quand les phlegmons se sont ouverts dans le rectum ou qu'ils sont sur le point de s'y ouvrir, faire une incision entamant largement l'anus. On peut employer, pour opérer, le thermocautère.

Dans les phlegmons profonds, inciser largement les téguments. S'il est nécessaire, faire plusieurs incisions. Désinfection du foyer.

Abcès de la rate.

— Tillaux. —

Ponction exploratrice. Si les téguments sont rouges et s'il y a de l'œdème, il existe des adhérences péritonéales ; on peut alors inciser sans crainte. Dans le cas contraire, ponctionner avec une grosse canule qu'on laisse en place pendant vingt-quatre heures et qu'on remplace ensuite par une sonde en gomme.

Abcès des os.

— Reclus. —

Chercher le point le plus saillant de l'hyperostose, puis après l'application de la bande d'Esmarch, inciser la peau, le tissu cellulaire et le périoste et appliquer sur l'os dénudé une couronne de trépan. Quand la cavité est ouverte, évider ses parois avec la curette tranchante.

Abcès de la prostate. (Voir *Prostatite*.)

Abcès intra-mastoïdien.

— A. Broca. —

La région rasée et rendue aseptique, on fait dans toute la hauteur de l'apophyse mastoïde, dans le sillon de l'attache de l'oreille, une incision verticale. On décolle le périoste avec une rugine. L'os mis à nu, avec un ciseau et un marteau on ouvre l'antre mastoïdien au lieu d'élection, dans un carré de 1 cm. de côté, à 5 mm. en arrière du conduit auditif. La limite postérieure, pour éviter le sinus latéral, est à 15 mm. de ce conduit.

Tamponner la plaie à la gaze iodoformée.

Abcès péri-uréthraux du périnée.

— Guyon. —

Inciser de bonne heure, pour éviter la fistule. L'incision part de la racine des bourses jusqu'à un centimètre de l'anus, sur la ligne médiane. Elle est aussi profonde qu'il le faut. Débrider les anfractuosités avec le doigt ou la sonde. *Drainage* en plaçant vers le sommet de la plaie, à la racine de la verge, un drain fixé par un crin de Florence, en se servant du doigt comme conducteur. Lavage antiseptique, pansement iodoformé.

Ne pas sonder si l'abcès est aigu. *Uréthrotomiser* seulement quand l'inflammation a disparu et que la plaie bourgeonne. La *sonde à demeure* est inutile quand l'urine coule librement par une fistule. Plus tard, quand la fistule est très petite, passer, avant chaque miction, la sonde de Nélaton.

La sonde à demeure est *indiquée* seulement quand les mictions sont trop fréquentes et que le rétrécissement est très serré.

Quinze jours après l'incision et la disparition de l'inflammation, *uréthrotomie* ou *dilatation*.

Abcès phlegmoneux.

— Lucas-Championnière. —

1º Se soumettre aux précautions antiseptiques minutieuses.

2º Inciser au bistouri, le plus tôt possible, et largement si on peut le faire.

3º Vider exactement le foyer par pressions douces et continues.

4º Faire dans la cavité une injection antiseptique forte, peu abondante, qu'on fera ressortir complètement et qu'on ne renouvellera plus, à moins d'indications formelles.

5º Suturer les lèvres de l'incision et placer un drain debout.

6º Appliquer un pansement antiseptique et chercher, à

Abcès du sein.

— Tarnier. —

Si l'abcès est bien guéri au moment où la lactation s'établit, la femme peut donner le sein à son enfant. Cependant quand l'abcès a été sous-aréolaire, la succion est souvent difficile. Quelques femmes peuvent continuer à nourrir avec la mamelle saine. La lactation pouvant produire de nouvelles poussées inflammatoires et une recrudescence des accidents, si l'abcès n'est pas bien fermé, supprimer l'allaitement quand la guérison ne survient pas rapidement.

Abcès urineux.

— Bouilly. —

Abcès aigus. — Dès que le pus est soupçonné, avant que la fluctuation soit évidente, inciser largement et profondément la tumeur. Lavages antiseptiques, drainage.

Abcès chroniques. — Bains, cataplasmes. Quand les tumeurs augmentent, même sans phénomènes inflammatoires manifestes, même traitement que ci-dessus.

Acétonémie.

— A. Robin. —

S'abstenir de : antipyrine, bromures, opiacés.

Purgatif salin. Le lendemain : 8 à 10 gr. de bicarbonate de soude. Régime lacté. Si le pouls est petit : digitale associée à l'ergotine. S'il est mou et lent : *citrate de caféine*, 0 gr. 50.

Stimuler l'estomac avec les amers. A la fin du repas : pepsine et maltine. Frictions excitantes.

Accouchement prématuré artificiel.

— Tarnier. —

La femme est placée dans la position obstétricale. L'opérateur introduit deux doigts de la main gauche dans le vagin et applique l'extrémité de l'index sur l'orifice externe du col. On fait glisser le *dilatateur* dans le vagin, en le tenant de la main droite. Son extrémité est dirigée dans le col et, en abaissant le manche, elle pénètre facilement dans l'utérus, en passant entre les membranes et la paroi antérieure de l'utérus. Le dilatateur doit dépasser l'orifice interne de 3 centimètres au moins.

L'instrument bien maintenu en place, on fait l'injection avec de l'eau tiède. On va très lentement, mais avec assez de force, au début surtout. On introduit 50 gr. de liquide. L'injection faite, on ferme le robinet et l'on retire le conducteur. Les femmes peuvent se livrer, dans leur chambre, à leurs occupations habituelles. Il est même utile qu'elles restent levées. Les douleurs apparaissent, en général, trois ou quatre heures après l'opération. Le col s'efface et l'instrument tombe dans le vagin. Si le travail s'arrête, il faut réintroduire le dilatateur et lui donner un volume plus considérable.

Acné.

— E. Besnier. —

> Axonge............
> Savon de potasse..... } ââ 10 gr.
> Soufre précipité......

Ou bien :

> Acide salicylique.....   2 gr.
> Axonge............ } ââ 50 gr.
> Savon noir.........

Pour frictions le soir. Calmer l'inflammation avec des cataplasmes de fécule.

— Brocq. —

> Soufre précipité......   15 gr.
> Savon noir.........   5 gr.
> Camphre...........
> Vaseline........... } ââ 10 gr.
> Naphtol β..........

Appliquer le soir et laisser en place 3 à 15 minutes. Chez les femmes, dépasser rarement 5 minutes. Enlever la pommade, lotionner les parties et mettre :

ACNÉ

Résorcine	āā 0 gr. 50 à 1 gr.
Acide salicylique	
Oxyde de zinc	2 gr.
Vaseline	18 gr.

Cette pommade est enlevée le matin avec de l'eau savonneuse et remplacée par du cold-cream et de la poudre. Le traitement est continué plusieurs jours de suite, mais il faut ensuite calmer l'irritation qui est très vive.

Acné de la face.

— E. BESNIER. —

Le plus souvent elle provient d'une affection de l'estomac. — Abstention absolue de vin. Pour calmer les douleurs, prendre, dix minutes avant le repas, un centigramme d'extrait d'opium. Combattre la constipation. Faire tous les soirs des badigeonnages sur la face avec un pinceau trempé dans :

Soufre précipité	50 gr.
Glycérine	40 gr.

Mêlez au mortier et ajoutez :

Alcool camphré	60 gr.

Si l'on échoue, mettre le soir, seulement pendant une demi-heure à une heure et demie, la pommade suivante :

Résorcine	
Acide salicylique	āā 5 gr.
Naphtol camphré	
Amidon	
Savon	
Soufre	āā 25 gr.
Vaseline	

Dans les cas rebelles, employer :

Craie blanche pulvérisée	1 gr.
Naphtol camphré	4 gr.
Soufre précipité	5 gr.
Savon vert	3 gr.
Vaseline	4 gr.

Mettre cette pâte pendant un quart d'heure seulement. Laver ensuite la région qu'on poudre avec de l'amidon.

— FOURNIER. —

Proscrire l'alimentation excessive, l'abus des viandes et des épices.

Lotions chaudes plusieurs fois par jour. Douches locales de vapeur d'eau. Les savonnages rendent des services. La friction, faite avec la poudre de savon, doit être assez vigoureuse et durer cinq minutes pour la face, dix minutes pour le dos. On la répète deux fois par jour jusqu'à ce que l'irritation soit très vive.

Si cela ne suffit pas, on emploie :

> Soufre précipité . . . . . 2 gr.
> Essence de roses . . . . . III gouttes.
> Vaseline. . . . . 20 gr.

Pour onctions, le soir, ou bien :

> Soufre précipité . . . . . 15 gr.
> Alcool camphré . . . . . 30 gr.
> Eau . . . . 250 gr.

La lotion faite avec ce liquide, le soir, ne doit être essuyée que le lendemain matin.

Dans les cas tenaces, on peut employer un badigeonnage avec l'huile de cade ou le goudron. L'emplâtre de Vigo est utile : on l'emploie la nuit, pendant cinq nuits de suite. Il faut plusieurs séries d'applications : les applications de savon noir doivent être faites tous les soirs, 4 à 5 jours de suite. Le savon est enlevé le matin avec de l'eau chaude. On applique ensuite des émollients pendant quelques jours. On recommencera le traitement plusieurs fois de suite.

Acné inflammatoire.

— BROCQ. —

> Sublimé . . . . 1 gr.
> Chlorhydrate d'ammoniaque. 2 à 5 gr.
> Alcool à 90° . . . . 100 gr.
> Eau distillée . . . . 400 gr.

ACNÉ

Pour lotions. Au début couper cette solution avec moitié eau chaude.

Ichtyol	5 à 50 gr.
Alcool à 90°.	} āā 50 gr.
Ether.	

Pour frictions.

Onctions avec :

Acide salicylique	0 gr. 50
Borate de soude.	1 gr.
Oxyde de zinc.	3 gr.
Vaseline	50 gr.

On peut ajouter 1 à 2 gr. de naphtol β.

Acné pilaris.

— E. BESNIER. —

Régime sobre, ni poisson, ni café, ni liqueurs.

Trois fois par semaine, bains avec 150 gr. de carbonate de soude.

Pendant la nuit, mettre une calotte de caoutchouc.

Prendre tous les jours, dans une tasse d'infusion de pensée sauvage, 2 cuillerées à bouche de :

Bicarbonate de soude.	15 gr.
Sirop de saponaire	500 gr.

Acné avec comédons.

— E. BESNIER. —

Acide salicylique	2 gr.
Soufre précipité.	} āā 50 gr.
Savon de potasse.	

Au bout de 8 jours, faire des applications émollientes.

Acné rosacea.

— E. Besnier. —

Soufre	) ââ 10 gr.
Glycérine	)
Eau de roses	) ââ 10 gr.
Alcool camphré	)

Pour lotions.

— Brocq. —

1° Surveiller les digestions, s'abstenir le plus possible de fromage, d'aliments trop épicés, de poissons, de café et d'alcool.

2° Éviter la constipation : capsules d'huile de ricin, pilules de podophylle, pilules de rhubarbe composées de la pharmacopée anglaise.

3° Tous les matins, faire sur tout le corps et en particulier sur les membres inférieurs des frictions très vigoureuses avec de la flanelle et de l'eau de Cologne.

4° Au début du repas, 2 fois par jour, prendre pendant 20 jours par mois 2 des pilules :

Arséniate de soude	1 milligr.
Ergotine.	5 centigr.
Extrait de belladone. . . .	2 milligr.
Chlorhydrate de quinine. .	4 centigr.
Extrait de gentiane et glycérine	Q. s.

Pour 1 pilule, 60 semblables.

5° Éviter tout contact irritant (vent, froid) à la figure.

6° Ne se servir pour la laver que d'eau aussi chaude que possible.

7° Tous les soirs, avant de se coucher, faire un savonnage alternativement avec les savons suivants : savon mou de potasse, savon au soufre.

8° Mettre ensuite, pour la nuit, la pommade suivante sur les parties malades :

Acide salicylique. . . . . . 0 gr. 25
Oxyde de zinc. . . . . . . 2 gr.
Benjoin . . . . Q. s.
Vaseline. . . . . 18 gr.

9° Si le traitement précédent n'irrite pas assez, mettre, pendant la nuit, au lieu de la pommade précédente, une des deux préparations :

Soufre précipité. . . . . . ⎫
Alcool camphré. . . . . . ⎬ ââ 30 gr.
Eau distillée . . . . 250 gr.

Bien agiter. Ou bien :

Soufre précipité. . . . . . 3 à 5 gr.
Oxyde de zinc . . . . 2 gr.
Essence de violette . . . . . Q. s.
Lanoline . . . . ⎫
Huile d'amandes douces . . ⎬ ââ 5 gr.

Acroparesthésie.

— G. Ballet. —

Trois ou quatre fois par semaine, douches sulfureuses sur les membres, combinées avec des frictions quotidiennes avec une flanelle enduite d'une pommade au tanin.

Adénite.

— Reclus. —

S'efforcer d'empêcher la suppuration. La plaie, cause première de l'adénite, et la lymphangite concomitante seront traitées par l'immobilisation, les applications antiseptiques, les bains tièdes prolongés ou continus. Onctions d'onguent mercuriel sur la région tuméfiée, vésicatoires volants.

Quand le pus est collecté, ne pas attendre sa diffusion. Faire une incision assez large pour permettre le libre écoulement du pus. Drainage, injections antiseptiques, compression des parties.

— Tillaux. —

Adénite crurale. — Faire l'incision parallèlement à l'axe de la cuisse.

Adénite inguinale. — Ne pas faire l'incision parallèlement à l'arcade crurale. On ponctionne la tumeur avec le bistouri perpendiculairement au pli de l'aine. La ponction aura un centimètre au plus de longueur.

Adénite suppurée.

— Balzer. —

Raser et aseptiser le champ opératoire. Inciser au bistouri, sur la sonde cannelée, les trajets fistuleux. Curettage des bourgeons charnus et des tissus pathologiques. Abrasion des lèvres de l'ulcération avec ciseaux ou bistouri, puis affrontement des surfaces saignantes. Attouchements de tous les points des culs-de-sac de la cavité avec une solution de *chlorure de zinc* à 10 0/0 et *d'acide phénique* à 5 0/0. Cesser les attouchements quand les tissus deviennent blanchâtres. Laver alors la cavité. Suture profonde des lèvres cutanées au crin de Florence. Pansement iodoformé.

Adénite tuberculeuse.

— A. Broca. —

Avoir toujours pour but d'extirper les ganglions malades. Pansement iodoformé.

Adénopathies.

— Descroizilles. —

Chlorure de sodium	40 gr.
Sulfate de magnésie	15 gr.
Teinture d'iode	1 gr.
Eau	150 gr.

En application sur les engorgements.

ADÉN

— J. Simon. —

Extrait de ciguë. . . . . . ⎫
Iodure de potassium. . . . ⎬ ââ 4 gr.
Extrait de belladone. . . . ⎪
— jusquiame. . . . ⎭
Glycérolé d'amidon. . . . . . 30 gr.

Ou :

Extrait de belladone. . . . ⎫
— ciguë. . . . . . ⎬ ââ 4 gr.
— jusquiame. . . . ⎭
Axonge . . . . 30 gr.

En onctions loco dolenti.

— Grancher. —

Huile de foie de morue à haute dose : 10 à 12 cuillerées pour un enfant de 8 à 10 ans. Commencer par de petites doses.

Iodure de potassium.

Teinture d'iode à la dose de 2 à 20 gouttes. Continuer longtemps la médication.

— Le Gendre. —

Au milieu des deux principaux repas, une cuillerée à soupe de :

Teinture d'iode. . . . . 6 gr.
Iodure sodium . . . . 15 gr.
Sirop gentiane . . . . 200 gr.
Vin Banyuls . . . . 800 gr.

Adénopathie bronchique.

— Moizard. —

Donner l'*iodure de potassium* à la dose de 5 centigrammes chez les enfants de quelques mois, de 10 à 15 et 20 centigrammes chez les enfants plus âgés.

Albuminurie.

— C. Paul. —

Régime lacté. — A l'intérieur : Tanin, 0 gr. 50 ou acide gallique, 0 gr. 50 à 2 gr. Seigle ergoté, 1 à 2 gr. Perchlorure de fer. Teinture d'iode : 3 gouttes, 3 fois par jour dans de l'eau de riz.

S'il y a oligurie : teinture de cantharides.

— Huchard. —

Régime lacté. — Salol de 1 à 3 gr. dans les 24 heures. Perchlorure de fer.

— G. Sée. —

Régime lacté : 3 ou 4 litres par jour.

En même temps administrer l'iodure de potassium et le tanin.

Voir *Néphrite.*

Albuminurie gravidique.

— Charpentier. —

D'abord purgatifs. Eaux minérales salines, un verre tous les jours ou, au moins, tous les deux jours.

Saignée générale de 250 à 300 gr., à moins de contre-indication résultant de l'état d'anémie de la femme.

Régime lacté.

Albuminurie d'origine phosphaturique.

— A. Robin. —

Combattre la *phosphaturie* (voir ce mot). Diminuer les corps gras. Insister sur les légumes et les fruits tanniques.

Prescrire le *sirop iodo-tannique,* ou bien 2 à 4 pilules par jour de :

Extrait quinquina	0 gr. 15
Aloës socotrin	0 gr. 03
Acide gallique	0 gr. 10

Donner chaque jour, au maximum 50 centigr. d'*iodure*

de potassium associé à l'ergotine. *Préparations ferrugineuses.*

Allaitement au sein.

— Tarnier. —

Poids du lait pris par tétée en 24 heures par un enfant ;

	par tétée	24 heures
1ᵉʳ jour (au maximum)	3 gr.	30 gr.
2ᵉ »	15 »	150 »
3ᵉ »	40 »	400 »
4ᵉ et 5ᵉ jours	55 »	550 »
Jusqu'à 1 mois	60 »	600 »
2ᵉ et 3ᵉ mois	70 »	700 »
4ᵉ et 5ᵉ mois	100 »	700 à 800 g.
6ᵉ mois	120 »	800 gr.
7ᵉ mois et au delà	150 »	900 »

Allaitement artificiel.

— Marfan. —

Il faut couper le lait de vache jusqu'au 5ᵉ ou 6ᵉ mois. L'eau de coupage est additionnée de sucre de lait dans la proportion de 10 0/0. Pendant les cinq premiers jours, le lait est coupé par moitié avec l'eau lactosée ; puis il est coupé au tiers. Quand on donne le lait de vache pur, il est utile d'y ajouter du lactose (2 0/0).

Quant aux procédés de purification par la chaleur, tous sont bons, même l'ébullition, à deux conditions : 1º le lait doit être soumis à l'action de la chaleur le plus tôt possible après la traite ; 2º le lait doit être consommé le plus tôt possible après l'action de la chaleur.

Alopécie prématurée idiopathique.

— Brocq. —

Veiller à l'hygiène. Porter les cheveux ras. Savonner souvent la tête. De temps en temps frictions avec :

Acide acétique.	5 gr.
Teinture cantharides	10 gr.

Teinture quinine	)
— jaborandi	} āā 20 gr.
Alcool camphré	50 gr.
Rhum	150 gr.

Une fois par semaine, mettre sur le cuir chevelu un peu de :

Naphtol β	)
Résorcine	} āā 0 gr. 30
Soufre précipité	2 gr.
Vaseline	30 gr.

Alopécie consécutive aux grandes pyrexies et aux cachexies.

— E. BESNIER. —

Acide salicylique	1 gr.
Soufre	5 gr.
Excipient	50 gr.

Quand la séborrhée s'accompagne d'une inflammation eczémateuse du cuir chevelu :

Oxyde de zinc	)
Soufre	} āā 2 gr.
Vaseline	40 gr.

— BROCQ. —

Toniques généraux. Démêler et peigner les cheveux avec précaution. Si le cuir chevelu est encrassé, léger savonnage avec décoction de panama, ou 3 jaunes d'œufs battus dans 400 gr. d'eau de chaux, ou avec de l'eau et du savon.

Tous les jours, une friction avec :

Acide chlorhydrique	4 gr.
Alcoolé de citron	150 gr.

Ou bien :

Chlorhydrate de pilocarpine	0 gr. 50

Alcool camphré . . . .
Rhum. . . . . } ââ 5 gr.
Teinture de cantharides. . .
Glycérine. . . . .
Essence de santal, de winter-
green, de roses. . . . . . . ââ V gouttes.
Alcool à 80°. . . . . 80 gr.

Ou bien :

Extrait fluide de jaborandi. }
Teinture de cantharides au } ââ 25 gr.
 10ᵉ. . . . . }
Liniment savonneux. . . . . . 105 gr.

Si, après l'emploi d'une pommade excitante, les cheveux sont secs, mettre un peu d'huile d'amandes douces ou de ricin, ou :

Teinture d'ambre . . . . 0 gr. 50
Essence de bergamote . . . . 0 gr. 25
Huile de Ben . . . . 500 gr.

Alopécie séborrhéique.

— Brocq. —

Nettoyer le cuir chevelu. Puis, tous les jours, frictionner légèrement le cuir chevelu avec une brosse imbibée de :

Polysulfure de potassium. . . . 4 gr.
Teinture de benjoin. . . . . . 6 gr.
Eau distillée. . . . . 250 gr.

Ou de :

Sulfure de potasse. . . . . . . 2 à 4 gr.
Carbonate de potasse . . . . . 1 gr.
Eau de laurier-cerise . . . . . 10 gr.
Lait d'amandes . . . . 240 gr.

Ou de :

Polysulfure de potassium liquide, X à L gouttes dans un quart de verre d'eau chaude.

Quand il y a séborrhée humide rebelle, mettre tous les soirs :

    Soufre précipité. . . . . . ⎫
    Alcool camphré. . . . . . ⎬ ââ 15 à 30 gr.
    Eau distillée . . . . 250 gr.

Quand les cheveux sont secs :

    Soufre précipité. . . . . 5 gr.
    Vaseline . . . . 50 gr.

Alopécie syphilitique.

— E. BESNIER. —

Chez les hommes : couper les cheveux ras. Savonner le cuir chevelu, tous les matins, à l'eau chaude et faire ensuite des onctions avec :

    Acide salicylique . . . . 2 gr.
    Soufre précipité. . . . . 10 gr.
    Lanoline. . . . . ⎫ ââ 50 gr.
    Vaseline. . . . . ⎭

Le soir, avec une brosse douce, faire quelques frictions avec :

    Teinture de cantharides. . . . 10 gr.
    Alcoolat de romarin. . . . . . 100 gr.

Si les cheveux sont gras, on peut les rendre plus secs avec la poudre suivante appliquée le soir :

    Acide salicylique . . . . 1 gr.
    Amidon . . . . 100 gr.

— MAURIAC. —

    Sulfate de quinine. . . . . ⎫
    Turbith minéral. . . . . . ⎬ ââ 0 gr. 50
    Moelle de bœuf. . . . . 30 gr.

Appliquer matin et soir sur le cuir chevelu.

Alterner ces applications, tous les deux jours, avec des lotions avec :

    Carbonate de soude . . . . ⎫ ââ 1 gr.
    Borax. . . . . ⎭
    Eau distillée . . . . 300 gr.

Amaurose.

— Constantin Paul. —

Il est, en général, facile de déterminer la cause de la cécité qu'on doit traiter. S'il s'agit d'une simple faiblesse nerveuse, employer les moyens suivants :

Vésicatoires volants autour de l'orbite.

Injections hypodermiques de 1 milligr. de sulfate de strychnine. — Electrisation avec les courants continus (5 à 6 éléments), pendant 5 minutes, le pôle négatif sur la tempe, le positif derrière l'oreille.

Aménorrhée.

— C. Paul. —

Quand elle résulte d'un défaut de *sécrétion*, si, par suite de l'inflammation utérine, la fluxion cataméniale est trop intense : saignée générale ou locale, au moyen de sangsues sur le col utérin ou à la face interne des cuisses. Si on a affaire à une métrite irritable, cataplasmes, injections vaginales chaudes, bains, narcotiques, antispasmodiques : permanganate de potasse, 15 centigr. en pilules sans sucre, ni substance végétale.

Si la fluxion est incomplète, la provoquer par : bains de pieds sinapisés, fumigations vaginales aromatiques, rue, safran en infusions.

Quand l'aménorrhée résulte d'un défaut d'*excrétion*, si le défaut d'évacuation tient à l'inertie utérine : douches froides sur le bassin et les jambes, 8 jours avant la fluxion, électrisation de l'utérus (un réophore sur le col, l'autre au-dessous de l'ombilic), frictions générales.

S'il existe un rétrécissement du col, dilatez cet orifice (laminaire, dilatation brusque, débridement du col). S'il existe une déviation utérine, la corriger.

Amygdalite simple.

— Descroizilles. —

> Laudanum de Sydenham. . . . VI gouttes.
> Sirop de mûres . . . . . . ⎫
> Miel rosat. . . . . ⎬ ââ 25 gr.
> Eau d'orge. . . . . 100 gr.

Ou bien :

> Miel . . . . 50 gr.
> Décoction de racines de gui-
>   mauve . . . . 200 gr.

Pour gargarismes.

— G. Paul. —

Irrigations et pulvérisations avec décoctions émollientes ou boriquées à 1 0/0. — Badigeonner les amygdales avec une solution de cocaïne à 10 0/0.

— Gouguenheim. —

> Salol. . . . . 4 gr.

à prendre dans la journée. Calme la douleur et abaisse la température.

Amygdalite phlegmoneuse.

— Gouguenheim. —

Contre la douleur : application autour du cou de tuyaux en plomb dans lesquels on entretient une circulation d'eau froide. Ou bien : vessie de glace ou sangsues à l'angle de la mâchoire.

Badigeonnages pharyngés avec :

> Chlorhydrate de cocaïne. . . 1 gr.
> Eau . . . . 3 à 5 gr.

Contre l'*adénite* : cataplasmes chauds laudanisés sur le cou.

Contre l'*inflammation locale* : douches pharyngées, irrigations nasales avec l'eau boriquée.

Naphtol ou salol (2 gr.) à l'intérieur.

La *non-intervention* chirurgicale est la règle, sauf apparition sur l'amygdale d'un point transparent blanchâtre.

Anémie. (Voir *Chlorose*.)

Anémie cérébrale.

— Dujardin-Beaumetz. —

Avant le repas, prendre dans un peu d'eau de Seltz une cuillerée à soupe de sirop d'iodure de fer.

Le soir, en se couchant, prendre une cuillerée à soupe de :

> Bromure de potassium. . . ⎫
> —   sodium . . . . ⎬ āā 10 gr.
> —   d'ammonium. . ⎭
> Eau distillée . . . . 350 gr.

Prendre 2 bains sulfureux par semaine.
Pendant l'été, douches froides.

Anémie de la croissance.

— Le Gendre. —

Préparations martiales : protochlorure, protoxalate de fer, tartrate ferrico-potassique. Les alterner avec les arsenicaux, les phosphates solubles de soude ou de potasse ou les aliments riches en phosphates.

Hydrothérapie d'abord tiède, puis froide. Lotions à l'éponge, enveloppement matinal dans le drap mouillé, douches en colonne horizontale à jet simple ou brisé.

Bains d'air comprimé. Inhalations d'oxygène.

Anémie saturnine.

— E. Hirtz. —

Donner chaque jour :

> Iodure de potassium. . . . . . 1 gr.
> Sirop d'iodure de fer . . . . . 30 gr.
> Julep. . . . . 100 gr.

Anesthésie locale.

— RECLUS. —

Injections intra-dermiques de cocaïne. — Ce n'est pas profondément dans le tissu cellulaire sous-cutané qu'il faut pousser l'injection, mais dans l'épaisseur du derme. Il faut pousser le piston de la seringue à mesure que l'aiguille pénètre, afin de ne pas être exposé à faire une injection intra-veineuse. — *Doses* : 6 à 10 centigr. de cocaïne n'ont jamais produit d'accidents. Cette dernière dose suffit pour les opérations courantes.

La solution de cocaïne ne doit pas être faite à un titre trop élevé. La solution à 2 0/0 est préférable à celle de 5 0/0.

Anévrysmes.

— PIERRE DELBET. —

Dans tous les cas où un anévrysme a résisté aux méthodes de compression, la ligature doit céder le pas à l'intervention directe sur la poche anévrysmale. Cette intervention consiste soit dans l'incision simple, s'il n'y a aucun inconvénient à conserver le sac, soit dans l'extirpation, dès qu'il s'agit d'un anévrysme volumineux.

Anévrysme de l'aorte.

— DUJARDIN-BEAUMETZ. —

Traitement ioduré. — Administrer d'abord 0,50 d'iodure de potassium par jour, puis augmenter progressivement de façon à atteindre 2 et 6 gr. par jour.

Mélanger l'iodure avec du lait.

Iodure de potassium	15 gr.
Eau	250 gr.

Chaque cuillerée contient 1 gr. de sel. — Interrompre de temps en temps la médication.

Électrolyse. — Se servir d'une pile à courants constants donnant 25 millimètres cubes de gaz en cinq minutes en décomposant l'eau acidulée avec un trentième de son poids d'acide sulfurique du commerce. Se servir d'aiguilles fines en fer doux enveloppées dans leur partie supérieure d'un enduit protecteur. Quand les aiguilles sont plongées dans la poche, elles doivent subir des mouvements correspondant à ceux produits dans l'anévrysme. Le fil qui les réunit à la pile doit donc être flexible. Le nombre des aiguilles à introduire varie ; au début 2 à 3, aux séances suivantes on augmente ce nombre.

Faire passer le courant pendant dix minutes dans chaque aiguille. Appliquer ensuite de la glace sur la tumeur.

Il faut que l'anévrysme soit ampullaire et forme une poche distincte appendue à l'aorte. Plus l'orifice de communication sera étroit, mieux cela vaudra. Il faut que le cœur soit en bon état.

Ne se servir que du courant positif. Le pôle négatif représenté par une plaque métallique recouverte de peau de chamois maintenue humide est appliqué sur le thorax.

Angine diphtéritique. (Voir *Diphtérie*.)

Angine gangréneuse.

— Descroizilles. —

Extrait de quinquina	2 gr.
Eau de menthe	18 gr.
Eau de camomille	20 gr.
Sirop de guimauve	40 gr.

A prendre par cuillerées.

Angine granuleuse.

— C. Paul. —

Pulvérisations d'eaux sulfureuses.
Toucher le pharynx avec :

Chlorure de zinc	0 gr. 1 à 4 gr.
Eau	100 gr.

Toucher les granulations avec le crayon de sulfate de cuivre.

A l'intérieur : liqueur de Fowler, 2 à 8 gouttes par jour. Proscrire le tabac et l'alcool.

Angine simple.

— Huchard. —

    Bromure de potassium . . . .   5 gr.
    Chlorhydrate de cocaïne . . .   0 gr. 50
    Glycérine neutre. . . . . . } ââ 10 gr.
    Eau de menthe . . . . . . }

Pour badigeonner le pharynx.
S'il y a douleur vive, badigeonner avec :

    Chlorhydrate de morphine. . .   0 gr. 15
    Glycérine pure . . . .   15 gr.

Donner :

    Sulfate de quinine . . . . . .   0 gr. 50 à 1 g.
Ou :
    Bromhydrate de quinine. . . .   0 gr. 25
    Aconitine cristallisée Duquesnel. 1/4 milligr.

Pour un cachet. — 3 par jour à 3 heures d'intervalle.

— Gouguenheim. —

Contre la douleur :

    Salol. . . . .   4 gr.

Incorporé à une potion gommeuse. Agiter avec soin et prendre en 3 ou 4 fois.

Angine de poitrine.

— C. Paul. —

Injections hypodermiques de morphine.

Frictions sur la région précordiale avec la teinture de datura. — Extrait de belladone, 1 centigr. en une pilule : augmenter jusqu'à 5 et 10 centigr. — Liqueur de Fowler, 4 à 8 gouttes. Faradisation sèche des points douloureux.

— Huchard. —

1° Combattre par le traitement hygiénique et médicamenteux la tendance à l'hypertension artérielle.

2º Diriger le traitement contre l'aortite et le développement de l'artériosclérose.

3º Favoriser et faciliter le travail du cœur.

Traitement des *accès*.

> Solution alcoolique de trinitrine
> au 100º . . . . XL gouttes.
> Eau distillée . . . . 10 gr.

Injecter un quart de seringue, deux à quatre fois par jour.

Ou bien :

Nitrite d'amyle, 3 à 6 gouttes et graduellement 12 gouttes sur un mouchoir. Faire respirer au malade.

Ou bien :

Injections hypodermiques de morphine, 1 à 2 centigr.
Iodures alcalins continués pendant longtemps.

Médicaments dangereux : chloral, paraldéhyde, sulfonal, sels de potasse, digitale, aconitine, atropine, cocaïne, saignées.

— G. Sée. —

> Antipyrine . . . . ⎫
> Iodure de potassium. . . . ⎬ ãã 1 à 2 gr.

Angine pseudo-membraneuse à pneumocoques

— Jaccoud. —

1º Modifier l'état général. 2º Eteindre le foyer local. Diète lactée. S'il y a adynamie, alcool. Comme antithermique, salicylate de soude 1 à 2 gr.

Détacher les fausses membranes avec un collutoire antiseptique. Immédiatement après, badigeonner avec une solution de sublimé à 1 ou 2 0/0. — Pulvérisations avec eau boriquée.

Angiocholite et cholécystites infectieuses.

— Terrier. —

En face d'accidents d'angiocholite et de cholécystite infectieuses, même *non suppurées*, la laparotomie est absolument indiquée. Elle a pour but d'ouvrir la vésicule biliaire et de la laisser béante. La cholécystotomie permet en outre de se rendre un compte exact de l'état des voies biliaires accessoires.

Angioleucite. (Voir *Lymphangite.*)

Anorexie.

— HUCHARD. —

Teinture de badiane.	7 gr. 50
Teinture d'écorces d'oranges amères. . . . . } Teinture de gentiane. . . .	5 gr.
Gouttes amères de Baumé . . .	5 gr.
Teinture de cardamone	1 gr. 50
Eau de menthe	5 gr.
Eau	125 gr.

Une cuillerée à soupe, un quart d'heure avant le repas.

Ou bien :

Teinture de { quinquina . . / colombo . . . / gentiane . . . / rhubarbe . . . / noix vomique . }

āā 5 gr.
3 gr.
2 gr.

Filtrez : 15 à 20 gouttes, dans un peu d'eau, avant le repas.

Ou bien :

Teinture de { gentiane . . . . / écorces d'oran- ges amères . . / badiane . . . . / cardamone com- posée . . . . / amère de Baumé. }

āā 5 gr.
8 gr.
1 gr. 50
1 gr.

Eau distillée de menthe . . . . 125 gr.

Une cuillerée à café avant le repas.

Antéversion de l'utérus gravide.

— Tarnier. —

Faire porter une ceinture. Pendant l'accouchement, la femme restera dans la situation horizontale et on maintiendra la ceinture appliquée pour que les contractions utérines s'exercent dans l'axe du détroit supérieur.

Anthrax.

— Quénu. —

Au début. Porter au rouge blanc une pointe de galvanocautère et l'enfoncer au centre de la tumeur. Puis, tout autour de l'anthrax, à sa périphérie, creuser avec le même instrument de petits puits.

A une période plus tardive, faire une incision cruciale, au centre. Puis introduire par cette plaie le platine rouge avec lequel on décolle la peau tout autour de la lésion à l'aide d'une incision périphérique sous-cutanée.

— Reclus. —

Si la tumeur est limitée et la douleur supportable : expectation.

Si les souffrances sont vives et surtout si la tumeur est envahissante, endormir le malade et creuser au thermocautère des sillons assez profonds pour atteindre les couches sous-jacentes, assez étendus pour dépasser la base du plateau et les régions indurées, assez nombreux pour se succéder à 2 centimètres les uns des autres. En outre, ponctionner çà et là entre les sillons. — Pansement antiseptique.

— Routier. —

Anthrax à forme limitée, chez un sujet sain. Les incisions sont inutiles. Pansement avec ouate imbibée de liqueur de Van Swieten et enduite, sur la face qui touche l'anthrax, avec de la vaseline antiseptique. Mettre par dessus un taffetas gommé. Quand les bourbillons sont visibles, les retirer avec la pince.

Anthrax à forme envahissante chez des sujets sains. Grande incision cruciale au thermocautère, dépassant les limites du mal. Y ajouter, dans chaque quartier, des pointes de feu profondes. Pansement antiseptique.

S'il s'agit d'un diabétique, même procédé, mais soigner l'état général.

— P. Segond. —

1º Anthrax auxquels il ne faut pas toucher. Pansements humides, pulvérisations phéniquées.

2º Anthrax auxquels il faut toucher. Incision cruciale au bistouri, puis incision en roue, suivie d'une cautérisation au fer rouge avec le cautère actuel, avec incisions en rayon suivies des mêmes cautérisations.

3º Anthrax qu'il faut extirper comme une tumeur.

— Terrier. —

Incision au bistouri ou au thermocautère. Préférer celui-ci chez les diabétiques. Pansement avec la solution de bichlorure. Les pulvérisations phéniquées ne méritent pas grande confiance : elles ne servent qu'à calmer la douleur. On peut essayer, à la périphérie de l'anthrax, les injections interstitielles antiseptiques.

Antisepsie de la bouche.

— Le Gendre. —

Dans le cours des *maladies fébriles*, laver la bouche avec une solution alcaline : Eau de Vichy additionnée d'un peu de glycérine.

Quand il y a de la *stomatite*, toucher les gencives avec :

Acide borique.	1 gr.
Chlorate de potasse.	0 gr. 75
Jus de citron.	15 gr.
Glycérine.	10 gr.

Antisepsie intestinale.

— BOUCHARD. —

> Napthol β finement pulvérisé . . 15 gr.
> Salicylate de bismuth . . . . . 7 gr. 50

En 30 cachets, 3 à 10 par jour.

Dans les putridités intestinales et gastriques chez certains dyspeptiques dilatés, dans les empoisonnements par les viandes gâtées, dans la typhlite, la dysenterie, la fièvre typhoïde, la furonculose, les maladies avec insuffisance rénale, l'hyperthermie.

— HUCHARD. —

> Salicylate de bismuth . . .
> Salicylate de magnésie. . . } āā 5 gr.
> Benzoate de soude. . . . .

Pour 20 cachets. Un cachet au début de chaque repas.

— HUCHARD. —

Lavage intestinal utile dans la dyspnée urémique, certaines chloroses.

Le lavage intestinal se fait avec une longue sonde œsophagienne communiquant avec un récipient qui contient 2 litres d'eau salée à 40°. La canule est introduite dans le rectum. On achève de boucher l'anus avec un tampon d'ouate. Avec 3 litres de liquide, on force la valvule de Bauhin. Avec 6 litres, le liquide pénètre dans l'estomac.

Lavements antiseptiques.

— LE GENDRE. —

> Benzoate de soude. . . . 5 à 15 gr.
> Eau . . . . 150 à 500 gr.
>
> Eau de chaux. . . . . . 50 à 100 gr.
> Eau . . . . 150 à 500 gr.
>
> Acide borique . . . . . 4 à 20 gr.
> Eau . . . . 150 à 500 gr.

Salicylate de soude . . .	2	à	10 gr.
Borate de soude.	5	à	20 gr.
Eau	150	à	500 gr.
Résorcine.	0 gr. 50	à	1 gr.
Eau.	150	à	500 gr.
Hyposulfite de soude . .	5	à	20 gr.
Eau	150	à	500 gr.

Antisepsie externe.

— BOUCHARD. —

Eau naphtolée. Dans un tonneau de 200 litres d'eau, délayer 1 kilogr. de naphtol en poudre. Par le repos, le naphtol gagne le fond. Chaque fois qu'on puise de l'eau naphtolée, la remplacer par une quantité égale d'eau pure. Suivant la température, un litre d'eau renferme de 20 à 30 centigr. de naphtol.

Pour préparer sur le champ de l'eau naphtolée en petites quantités :

Naphtol β.	40 gr.
Alcool à 90°. . Q. s. pour faire	100 c. c.

Mettre 5 à 10 c. c. de cette solution dans :

Eau bouillante.	10 litres

Filtrer après refroidissement. L'eau contient de 20 à 30 centigr. par litre de naphtol. Pour lavage de la peau, injections vaginales et intra-utérines, pour injections uréthrales dans la blennorrhagie.

Naphtol β	5 gr.
Alcool à 60°.	1 litre

Pour le cuir chevelu, l'aisselle, le périnée et la face.

Naphtol β.	15 gr.
Alcool à 60°.	1 litre

Pour toutes les autres régions de la peau, y compris le gland et le prépuce. Ne toucher avec aucune solution alcoolique de naphtol les paupières ni le scrotum.

Naphtol β. . . . . de 15 gr. à 500 gr.
Alcool à 60°. . . . . 1 litre.

Pour attouchement sur des portions limitées de la peau saine ou croûteuse ou sur les excoriations septiques.

Naphtol β. . . . . 5 gr.
Alcool à 90°. . . . . 33 gr.
Eau distillée chaude Q. s. pour faire 100 c. c.

Filtrer à chaud. Pour injections interstitielles ou dans les cavités closes septiques. Au moment de s'en servir, plonger le flacon dans un bain-marie et chauffer la seringue Pravaz.

Quelques gouttes dans les ganglions indurés ou suppurés, dans les abcès ; 4 cent. cubes toutes les 24 heures ou toutes les 12 heures dans les pleurésies avec épanchement, même sans suppuration.

Naphtol β. . . . . 100 gr.
Camphre . . . . 200 gr.

Pulvériser et chauffer doucement le mélange.

— Huchard. —

Thymol cristallisé. . . . . . . 5 gr.
Essence de thym blanche. .
  — lavande . . . .   ââ 2 gr. 50
  — romarin . . . .
Teinture de ratanhia. . . .
Alcool à 88°. . . . . 500 gr.

Pour pulvérisations, 3 à 4 fois par jour, dans la chambre du malade.

— Lucas-Championnière. —

Acide phénique cristallisé .   ââ 50 à 100 gr.
Glycérine . . . .
Eau . . . . 1000 gr.

Pour *solution forte.*

Poudre d'iodoforme. . . . ⎫
— de benjoin . . . . ⎪
— de quinquina . . . ⎬ ââ 20 gr.
— carbonate de ma- ⎪
gnésie saturée d'essence ⎪
d'eucalyptus. . . . . ⎭

Pour pansements sur les plaies.

Acide phénique cristallisé . . . 50 gr.
Glycérine. . . . . 50 à 75 gr.
Eau . . . . 1000 gr.

Pour laver la région sur laquelle on doit opérer.

Acide phénique cristallisé . . . 25 gr.
Glycérine. . . . . 25 gr.
Eau. . . . . 1000 gr.

Pour imbiber les compresses destinées au pansement.

Acide phénique cristallisé . . . 50 gr.
Glycérine. . . . . 75 gr.
Eau. . . . . 875 gr.

Pour désinfecter les mains.

— PANAS. —

Biiodure de mercure . . . . . 0 gr. 05
Alcool . . . . 20 gr.
Eau. . . . . 980 gr.

Pour l'antisepsie oculaire.

— PÉRIER. —

Salol . . . . 300 gr.
Camphre . . . . 200 gr.

Pulvériser finement chaque substance. Chauffer doucement jusqu'à fusion complète. Filtrer et conserver dans un flacon bien bouché.

Ou bien :

Naphtol camphré . . . . 90 gr.
Iode pulvérisé . . . . 10 gr.

AORT

— Sevestre. —

Thymol	5 gr.
Phénol	20 gr.
Alcool	100 gr.
Eau	875 gr.

Pour pulvérisations antiseptiques.

Aortiques (Affections).

— Dujardin-Beaumetz. —

Dans les affections aortiques douloureuses.

Bromhydrate de cicutine cristallisée	0 gr. 50
Alcool	1 gr. 50
Eau de laurier-cerise	23 gr.

Pour injections hypodermiques.

Ou bien :

Bromhydrate de cicutine cristallisée	1 gr.
Sirop simple	900 gr.

10 à 30 gr. par jour.

Ou bien :

Bromhydrate de cicutine cristallisée	0 gr. 30
Sucre de lait	Q. s.
Sirop de gomme	Q. s.
Eau de menthe	50 gr.
Eau distillée	250 gr.

Une cuillerée à bouche.

Ou bien :

Bromhydrate de cicutine cristallisée	2 gr.

Pour 1,000 granules. — 1 à 5 par jour.

Ou bien :

>Extrait de fleurs et de feuilles de
>   convallaria. . . . . 7 gr.
>Sirop d'écorces d'oranges . ⎫
>   — des cinq racines. . . ⎬ ââ 120 gr.

3 à 4 cuillerées à bouche par jour.

Ou bien :

>Caféine. . . . . 0,75 à 1 gr.
>Benzoate de soude. . . . . . . 1 gr.
>Eau de tilleul . . . . 30 gr.
> — laitue . . . . 60 gr.
>Sirop des cinq racines. . . . . 30 gr.

A prendre en 24 heures.

Ou bien :

>Caféine. . . . . ⎫
>Benzoate de soude. . . . . ⎬ ââ 7 gr.
>Eau. . . . . 250 gr.

Une cuillerée à bouche contient 0,50 de caféine, 1 à 2 cuillerées par jour.

— HUCHARD. —

>Solution alcoolique de trinitrine au 100° XL gouttes,
>Eau distillée. . . . . 10 gr.

Pour injections hypodermiques : 4 à 5 seringues par jour.

Ou bien :

>Solution alcoolique de trinitrine au 100°, XXX
>   à XL gouttes.
>Eau distillée. . . . . 300 gr.

Ne pas dépasser 12 gouttes de trinitrine par jour.

Ou bien :

>Benzoate de soude . . . . . . 2 à 5 gr.
>Caféine . . . . 5 gr.
>Eau distillée . . . . 300 gr.

2 à 4 cuillerées à soupe par jour.

Ou bien :

Caféine.	2 gr.
Benzoate de soude	3 gr.
Eau distillée	6 gr.

En injections hypodermiques. Tonique du cœur. Augmente l'irrigation cérébrale. Diurétique.

Aortite.

— RENDU. —

Au début : émissions sanguines locales. Quand les accès sont moins aigus, révulsifs. En même temps, donner tous les jours 0 gr. 50 à 1 gr. d'*iodure de potassium*. S'il y a de l'éréthisme vasculaire et un état nerveux prononcé, associer le *bromure*. Au moment des *crises* : injections de morphine, inhalations de nitrite d'amyle (5 à 10 gouttes). Si les accidents sont graves, saignée.

— RENDU. —

Opium à petites doses : tous les soirs injection d'un 1/2 centigramme de morphine. Extrait de belladone, 0 gr. 04 en 4 pilules, dans la journée.

— A. ROBIN. —

L'*iodure de potassium* est le médicament de choix : 50 centigrammes par jour tant qu'il est bien supporté. On l'associe avec avantage à l'*arsenic* : 2 milligrammes.

Contre la *crise* : révulsion (vésicatoires, pointes de feu). Frictions à la région du cœur avec la *teinture éthérée de digitale*.

Opium : 5 à 10 centigrammes d'opium pulvérisé par jour. Ou bien suppositoire avec :

Poudre d'opium	10 centigr.
Extrait belladone	1 centigr.

Injections de morphine.

Pendant la période des crises douloureuses, donner 5 à 6 cuillerées par jour de :

Bromure de potassium. . . ⎫
— ammonium. . . . ⎬ ââ 2 gr.
— sodium. . . . . . ⎭
Sirop d'éther . . . . 16 gr.
Eau laurier cerise. . . . . 6 gr.
Hydrolat valériane. . . . . . q. s. pour 100 cc.

Aphrodisie.

— C. Paul. —

Exercice musculaire. Gymnastique. Travail intellectuel. Hydrothérapie.

A l'intérieur : Bromure de potassium, lupulin, camphre.

Aphtes.

— Descroizilles. —

Chlorate de potasse . . . . . . 2 gr.
Eau de menthe . . . . 5 gr.
Sirop de cachou. . . . . 10 gr.
Sirop. . . . . 30 gr.
Eau de tilleul . . . . 40 gr.

Par cuillerées à café.

— Le Gendre. —

Collutoire avec :

Salicylate de soude. . . . . . 5 gr.
Borate de soude . . . . 3 gr.
Teinture de vanille . . . . . . 1 gr.
Glycérine. . . . . ⎫ ââ 15 gr.
Eau distillée. . . . . ⎭

Appendicite.

— Brun, Routier. —

On n'opère jamais trop tôt, les résultats étant d'autant meilleurs que l'intervention est plus hâtive.

— Duplay. —

Dans la *colique appendiculaire*, éviter les lavements et

les purgatifs. Immobiliser l'intestin par le repos absolu, l'opium, la diète lactée. Applications locales de glace.

Dans l'appendicite subaiguë avec péri-appendicite, il faut intervenir s'il y a appendicite suppurée ou péritonite par perforation. On incisera au-dessus de l'arcade crurale. On évacue la collection. Si on trouve l'appendice, on le résèque et on draine avec de la gaze iodoformée. Si on ne trouve pas l'appendice, on abandonne les choses à elles-mêmes.

Dans le cas de péritonite, faire la laparotomie médiane. Ouvrir le péritoine largement, le laver avec de l'eau salée. Rechercher l'appendice, le réséquer et drainer.

— LE GENDRE, L. A. BROCA. —

Traitement médical. — Repos absolu. Diète. Opium 2 à 10 centigr. chez l'enfant ; 20 à 30 chez l'adulte. Réfrigération locale continue. Proscrire les purgatifs, les vésicatoires, les pommades. Donner de grands lavements antiseptiques.

Si, après 48 heures, il n'y a pas de défervescence, de relèvement du pouls, d'amélioration du facies, faire une incision exploratrice qui devient nécessaire au bout de trois jours.

Contre l'appendicite à rechutes, faire la résection de l'appendice après la deuxième ou troisième crise.

— MONOD. —

Chaque fois que la fièvre coïncide avec l'existence d'une tumeur dans la fosse iliaque, il faut intervenir. Ne jamais attendre pour opérer que cette tumeur ait atteint un gros volume. On n'opère jamais trop tôt.

— QUÉNU. —

Parfois le malade a été pris, en parfaite santé, de phénomènes soudains très graves, parfois suivis d'une accalmie trompeuse. Il est alors toujours trop tard pour opérer.

Dans d'autres cas, il y a péritonite généralisée avec infection secondaire du péritoine. On doit alors ouvrir le péritoine sur la ligne médiane et faire un grand lavage.

Dans les appendicites ordinaires, si l'on veut aller à la recherche de l'appendice et du foyer, si, pour cela, on détache les adhérences protectrices, on expose le malade à de grands dangers. Il vaut mieux, alors, placer une mèche dans le voisinage du foyer.

Artérite typhoïde.

— Rendu. —

Repos et immobilité du membre. Éviter les frictions et les massages. Pommade mercurielle en onctions. Cataplasmes. Quinquina et fer à l'intérieur. S'abstenir des préparations de seigle ergoté.

Arthrite coxo-fémorale.

— Tillaux. —

Immobiliser le membre inférieur et le maintenir dans une bonne position pendant toute la maladie.

Au début : repos au lit. Une fois la maladie confirmée, mettre la gouttière Bonnet. S'il y a de la douleur et qu'il y ait menace de flexion de la cuisse, faire l'extension continue, avec 3 à 4 kilogrammes.

S'il y a une attitude vicieuse, faire le redressement sous le chloroforme et mettre un appareil à extension continue.

Quand il se forme des abcès, si la collection est considérable, profonde et diffuse, on l'ouvre. Dans le cas contraire, on n'y touche pas. S'il y a des fistules qui permettent de constater que les os sont dénudés et nécrosés, on ouvre le foyer et on réséque les parties malades.

Arthrite du genou.

— Perier. —

Recouvrir le genou avec un morceau de lint enduit de :

Onguent mercuriel. . . . . ⎱ āā 200 gr.
Cérat savon camphré. . . . ⎰

Maintenir le lint avec des bandelettes de diachylon. Appliquer ensuite des attelles de basane enduites d'emplâtre de savon et finir par un bandage silicaté. On laisse le tout en place 5 à 6 semaines.

— Tillaux. —

Traumatique. — Repos au lit jusqu'à ce qu'il n'y ait plus ni douleurs, ni épanchement. Compression ouatée avec une bande de flanelle de tout le membre inférieur, jusqu'à la racine de la cuisse. Si la synoviale est très distendue, ponction aspiratrice.

Spontanée non tuberculeuse. — Révulsifs. Immobilisation.

Tuberculeuse (tumeur blanche). — Repos. Révulsifs. Compression ouatée, enlevée et remise tous les huit jours. Ouvrir les abcès périphériques et laver le foyer. — Si le membre est dans une position vicieuse, le redresser. Compression.

Résection quand la maladie est limitée aux condyles du fémur et du tibia.

Arthrite du pied.

— Tillaux. —

Au début : Immobilisation dans un bandage inamovible. Révulsifs, pointes de feu. S'il se forme des fistules, on les gratte avec la curette tranchante.

Chez l'adulte : Quand les articulations sont envahies par la suppuration et remplies de fongosités, quand le tarse est envahi, on fait l'amputation sous-astragalienne, ou, quand elle est impossible, la tibio-tarsienne.

Ascarides. (Voir *Lombrics* et *Oxyures*.)

Ascite. (Voir *Cirrhose du foie*.)

Asthme.

— Dieulafoy. —

Si l'accès commence ou va commencer, badigeonner le nez en remontant aussi haut que possible avec un pinceau imbibé de :

Chlorhydrate de cocaïne . . . . 1 gr.
Eau distillée . . . . 20 gr.

On pulvérise dans le nez ou la gorge une cuillerée à bouche de cette solution.

En cas d'échec, faire respirer fortement 6 à 12 gouttes de pyridine versées sur un mouchoir ou mettre près du lit du malade une soucoupe contenant 3 à 4 gr. de pyridine.

Si l'*accès a commencé*, faire fumer des feuilles pulvérisées de datura et du papier nitré en très petits morceaux. Essayer en même temps la cocaïne et la pyridine.

Si l'*accès est à son apogée*, faire une injection hypodermique d'un centigramme de morphine.

Pendant l'attaque: iodure de potassium. Débuter par 0 gr. 25 par jour; arriver à 2 gr. si l'asthme est invétéré.

Traitement de la diathèse: Pendant une quinzaine de jours, faire prendre, si c'est possible, 2 gr. d'iodure de potassium par jour. Puis, pendant quinze autres jours, donner chaque matin :

Poudre de feuilles de belladone) āā 0 gr. 20
Extrait de belladone . . . . .)

Pour 20 pilules; débuter par une 1/2 pilule, donner ensuite une pilule.

En même temps donner une cuillerée à café par jour de :

Arséniate de soude . . . . . . 0 gr. 05
Eau distillée . . . . 80 gr.

Au bout de 15 jours, reprendre pendant une quinzaine l'iodure de potassium et ainsi de suite pendant 5 à 6 mois.

— HUCHARD. —

Iodure de potassium . . . .)
Teinture de lobélia . . . . } āā 10 gr.
    —   — polygala . . .)
Extrait d'opium . . . . 0 gr. 10
Eau . . . . 300 gr.

1 cuillerée matin et soir.

— POTAIN. —

Pendant l'*accès* : le datura, la jusquiame, la teinture de lobélia, le chloral, le bromure, les feuilles de datura et le papier nitré, les inhalations de pyridine, de nitrate d'amyle peuvent soulager. Dans les cas violents : injection de morphine.

Si les accès reviennent périodiquement : sulfate de quinine.

Traitement de la maladie. Chez les herpétiques : arsenic. Chez les arthritiques : alcalins, lithine. L'*iodure de potassium* ne doit pas être prescrit banalement : il peut être dangereux. L'iode, le sirop iodo-tannique réussissent dans la scrofulose.

Changement d'altitude.

— G. SÉE. —

Au début du traitement, donner 1 gr. 25 d'iodure de potassium. Augmenter graduellement jusqu'à 2 et 3 gr.

L'iodure est mis dans du sirop d'écorces d'oranges amères. Pour éviter les inconvénients de l'iodure, associer à celui-ci 10 centig. d'extrait thébaïque, ou 40 gr. de sirop diacode par 200 gr. de sirop ioduré. Quand la toux et le catarrhe sont un peu intenses, faire prendre, concurremment avec l'iodure, 2 à 3 gr. de chloral.

Pendant l'accès, faire une injection sous-cutanée de :

 Antipyrine . . . . 0 gr. 50
 Eau . . . . 1 gr.

Faire respirer :

 Pyridine . . . . 5 gr.

Pour éviter les attaques, donner tous les jours :

 Antipyrine . . . . 3 à 4 gr.

Asthme cardiaque.

— FERRAND. —

Dans l'asthme cardiaque avec hypertrophie du cœur :

1° Chaque matin, en dehors des attaques, deux cuillerées de :

Iodure de sodium. . . . . . . 25 gr.
Infusion d'aunée . . . . 300 gr.

2º Chaque soir, avant le dîner, deux cuillerées à soupe de :

Bromure de sodium. . . . . . 25 gr.
Sirop d'aconit. . . . . 50 gr.
Infusion de houblon. . . . . . 250 gr.

Traitement de la crise :

1º Mettre les mains dans un vase d'eau chaude.
2º Faire respirer un peu d'ammoniaque.
3º Donner par gouttes, toutes les 5 à 10 minutes (cinq gouttes à la fois).

Laudanum . . . . 4 gr.
Eau laurier-cerise. . . . . . . 6 gr.

4º Faire une injection sous-cutanée d'une solution :

Sulfate d'atropine . . . . 0 gr. 01
Sulfate de morphine. . . . . . 0 gr. 20
Eau laurier-cerise . . . . 10 gr.

En-dehors des crises.

Prendre chaque jour, avant les deux repas, une cuillerée à bouche de :

Iodure de potassium . . . . . . 20 gr.
Sirop de capillaire. . . . . . . 200 gr.

Matin et soir, donner une des pilules :

Extrait de stramonium. . . ⎫
Valérianate de zinc . . . . ⎬ ää 0 gr. 10.

Pour une pilule.

Tous les deux jours, prendre :

Sirop de nerprun. . . . . 30 gr.
Crème de tartre. . . . . 20 gr.

Infusion de 10 gr. de follicules de séné dans 100 gr. d'eau.

Asthme chez les enfants.

— Barié (d'après Moncorvo). —

5 gouttes de pyridine, renouvelées trois ou quatre fois par jour, versées dans un mouchoir placé devant la poitrine et attaché au cou.

Teinture de lobelia inflata, 8 à 15 gr.
Iodure de sodium, 1 à 4 gr. par jour.

Asthme des foins.

— Huchard. —

Sulfate de quinine . . . . 3 gr.
Poudre de benjoin . . . . 6 gr.

Pour insuffler dans les fosses nasales plusieurs fois par jour.

Asystolie.

— Huchard. —

Caféine . . . . 3 gr.
Benzoate de soude . . . . 3 gr.
Eau distillée . . . . 6 gr.

Pour injections hypodermiques, 3 à 4 par jour.
Injections hypodermiques d'éther, 3 à 6 par jour.

— Lancereaux. —

Poudre de scille . . . . ⎫
— scammonée . . . ⎬ ââ 1 gr.
— feuilles de digitale ⎭

pour 20 pilules. Prendre 4 pilules, pendant 3 à 4 jours, en augmentant la dose jusqu'à 6 à 8. Cesser plusieurs jours. Reprendre si la diurèse et la régularité du cœur sont insuffisants.

(Voir : *aortiques, mitrales (affections)*.

Asystolie dans la grossesse.

— Tarnier. —

Une *saignée* (250 à 300 gr.) est indiquée. Si les accidents sont moins menaçants, se contenter des toniques du cœur.

Comme indication *préventive* : régime lacté.

Provoquer l'accouchement quand l'asystolie, résistant au traitement, devient menaçante.

Ataxie locomotrice.

— CHARCOT. —

Nitrate d'argent.	1 centigr.
Mie de pain.	Q. s.

Pour une pilule. Une à deux avant les repas. Surveiller l'état des gencives.

Poudre fraîche d'ergot de seigle.   0 gr. 25

Pour un paquet. Un avant chaque repas, pendant les quatre premiers jours de chaque semaine.

Hydrothérapie. . . . .
Bains sulfureux. . . . . . . } à essayer
Suspension . . . .
Électricité. . . . .

Atrophie musculaire.

— RENDU. —

Révulsifs sur la colonne vertébrale. Courants continus. Bains sulfureux. Repos des muscles. Noix vomique. 10 gouttes de solution d'ergotine par jour.

Avortement fœtal.

— AUVARD. —

Traiter la maladie causale. Quand il n'y en a pas, repos horizontal, défendre les rapports. Prescrire 60 à 100 gouttes en 24 heures de teinture de viburnum ou lavements laudanisés.

Avant l'*expulsion*. — L'expulsion de l'œuf doit être abandonnée à la nature, à moins d'accidents. Contre l'*hémorrhagie* : tamponnement vaginal à la gaze iodoformée laissé 12 heures en place. Si l'hémorrhagie est arrêtée, attendre ; si elle continue et que l'expulsion ne soit pas achevée, faire un autre tamponnement.

Quand l'œuf s'engage dans le col, ne pas tenter l'extraction de la partie engagée. S'il y a *septicémie*, essayer d'amener l'évacuation de l'utérus et la sortie de l'œuf. Dilater le col avec la laminaire, de façon à ce que le doigt pénètre facilement dans l'utérus. Nettoyer alors l'intérieur de cet organe avec les doigts ou une curette.

Après l'*expulsion*. — Reste-t-il des fragments de l'œuf? S'il n'y a pas d'accidents : expectation, injections antiseptiques. S'il y a des accidents, évacuer et nettoyer l'utérus. Si, après l'intervention, il y a un écoulement de sang assez abondant, faire le tamponnement intra-utérin.

— PAJOT. —

Les indications sont : 1º ou de l'arrêter ; 2º ou d'aider sa terminaison.

1º L'arrêter. — Tant que les membranes ne sont pas rompues, si l'embryon est vivant, il y a des chances de l'arrêter, à moins qu'une portion de l'œuf ne soit hors de l'utérus, les contractions continuant malgré le traitement. *On arrête l'avortement* : 1º en combattant, éloignant ou atténuant la cause, quand cela est possible ; 2º en arrêtant les contractions par le repos *absolu* et l'opium (*lavements laudanisés*) ; 3º en arrêtant l'hémorrhagie par le décubitus dorsal, le froid (*intus* et *extra*), etc. Si la perte menace la vie, *tampon*, bien qu'il favorise l'avortement.

2º Aider sa terminaison. — *On aide l'avortement* : 1º en ne faisant rien pour l'empêcher, tout en modérant l'hémorrhagie, si elle est grave ; 2º en favorisant, dans certains cas, la sortie de l'œuf entier ou de l'une de ses parties par *ergot, tractions, doigts, instruments*. Mieux vaut ABSTENTION que VIOLENCE. Il n'est jamais utile (sauf peut-être dans des *cas très rares* d'avortement du cinquième et sixième mois) d'ouvrir les membranes. Cette pratique est le plus souvent dangereuse. Dans les premiers mois surtout, l'expulsion de l'œuf *entier* est désirable.

Délivrance. — Il est très commun de voir l'embryon *expulsé* et le placenta et les membranes décollés, mais *retenus.* Cette situation sera grave, surtout si *l'accoucheur intervient mal à propos. L'expectation absolue, sauf le cas d'hémorrhagie abondante,* telle doit être la règle.

La fétidité des lochies trace la limite de l'expectation. Toute autre base établie sur le temps et l'heure est vaine et ridicule.

A partir de la fétidité des lochies, la malade est exposée à toutes les conséquences de *l'infection putride.* Intervenir alors. — *Jamais de violence.* Doigts. Pince à faux germe. Curette. Injections. Ergot de seigle *si l'arrière-faix est fortement engagé,* autrement il est dangereux. Curage (pour certains accoucheurs). Antisepsie rigoureuse.

Azoturie (diabète azoturique).

— A. ROBIN. —

Insister sur l'alimentation azotée : viande, œufs, poisson, lait, féculents (pois, lentilles). Vin rouge coupé. Bien faire couvrir les malades. Exercice en plein air.

Donner chaque jour 1 à 3 gr. d'antipyrine : 1 gr. 1 heure avant les repas. La suspendre au bout de 5 à 6 jours et donner 2 à 5 pilules de :

Arséniate soude	0 gr. 001
Sulfate quinine	0 gr. 10
Extrait valériane	0 gr. 20

Dans les périodes plus avancées, donner, avant le premier repas, 50 centigr. de *sulfate de quinine* et, pendant la durée, 50 centigr. d'extrait de quinquina.

Douches chaudes suivies d'affusions froides. — Contre *l'insomnie* : chloral 2 gr.

B

Balanite.

— FOURNIER. —

Bains généraux prolongés ; repos. Chaque jour, trois bains locaux tièdes avec de l'eau de guimauve, suivis d'une irrigation avec de l'eau boriquée tiède. On la fait avec une seringue uréthrale introduite entre le prépuce et le gland. Chaque irrigation exige un litre d'eau. Immédiatement après, faire une injection avec

Nitrate d'argent. . . . . 1 gr.
Eau distillée. . . . . 100 gr.

— LE GENDRE —

Chez les *jeunes enfants*. Faire, deux fois par jour, entre le prépuce et le gland des injections avec

Naphtol β. . . . . 0 gr. 20
Eau distillée. . . . . 1 litre.

Bec-de-lièvre.

— A. BROCA. —

Pour la restauration des parties molles, employer le procédé de Mirault (de Clémot pour la fissure bilatérale). Ne jamais sacrifier le tubercule médian, qu'on doit refouler après résection triangulaire de la cloison. On peut opérer de 3 à 6 mois même les cas les plus complexes. Pour le palais, attendre de 5 à 6 ans.

Blennorrhagie.

— BAZY. —

Employer d'emblée le traitement local.

— BALZER. —

Grands lavages de l'urèthre avec solution de résorcine à 1 0/0 ou, mieux, avec celle de permanganate de potasse à 1/5000 ou 1/4000 à 40°. On peut faire ce lavage avec ou sans sonde. Si on emploie celle-ci, préférer celle de Nélaton ou de Pezzer, désinfectée auparavant par l'ébullition et le lavage avec la solution de Van Swieten.

— BROCQ. —

La *méthode abortive* est dangereuse.

Garder le repos absolu, le lit si c'est possible. Quand on se lève et qu'on marche, porter un suspensoir ouaté.

Prendre de grands bains, si la douleur est trop vive.

Boire beaucoup : lait, eaux alcalines, tisanes diurétiques.

Défendre : café, thé, liqueurs, vin pur.

Calmer les érections avec le bromure de camphre ou de potassium, les pommades camphrées, les compresses ou les cataplasmes froids. — Combattre la constipation.

Envelopper le gland avec de la ouate aseptique.

Employer ensuite les *balsamiques*.

Comme *injections* prescrire

Acide borique	2 gr.
Sous-nitrate de bismuth	12 gr.
Julep gommeux	200 gr.

3 injections par jour avec ce mélange bien chauffé et agité. Si, au bout de 5 jours, l'écoulement n'est pas suspendu, faire des injections avec le *permanganate de potasse* à 0, 50 0/00 ou l'*ichthyol* à 1 0/0.

Chez la *femme* : mettre le soir, dans le vagin, un ovule à la glycérine solidifiée préparé au *nitrate d'argent*. Pendant le jour, mettre un ovule à l'*acide borique* ou au *tanin*. Ou bien injections fréquentes avec le coaltar ou l'acide borique. Pour l'uréthrite, lavages fréquents de l'urèthre avec de l'eau boriquée, puis avec des solutions de nitrate d'argent de plus en plus fortes.

— Fournier. —

Le traitement hygiénique institué, ajourner les malades à *un mois*.

Poudre de cubèbe. . . . . 16 à 30 gr.
Sirop de goudron. . . . . Q. s.

Faire des bols à prendre en 6 ou 8 fois dans la journée.

Si, dès le cinquième jour, l'écoulement n'est pas tari, s'arrêter et revenir aux diurétiques. On verra dix jours plus tard.

— Mauriac. —

Baume de Gurjun . . . . . : 16 gr.
Gomme. . . . . 10 gr.
Sirop de gomme. . . . . . . 30 gr.
Eau de menthe . . . . 50 gr.

A prendre en 3 fois.

Le traitement abortif n'est indiqué et n'a quelques chances de réussir, dans la blennorrhagie aiguë, que pendant les premières heures. Toutes les tentatives pour couper une blennorrhagie pendant ses périodes d'augment et d'état sont nuisibles ou dangereuses. La pratique antiseptique d'emblée n'a donné que des résultats illusoires.

Il faut soumettre le malade à un traitement antiphlogistique jusqu'à la disparition à peu près complète de ses phénomènes les plus inflammatoires. La médication répressive ne donne des résultats décisifs et durables que dans la phase involutive du catarrhe spécifique. Les agents de la médication répressive sont : à l'intérieur, le copahu et le cubèbe ; en injections, le sulfate de zinc.

On commencera par les balsamiques qui, à eux seuls, peuvent donner une guérison définitive. La durée de la médication répressive doit être courte. Si elle ne donne pas

Blennorrhagie chronique.

— F. Guyon. —

Appareil instrumental. — Un explorateur en gomme flexible, à bout olivaire, creux dans toute sa longueur et perforé, au sommet de l'olive, d'un trou filiforme. Une seringue analogue à celle de Pravaz, mais d'une contenance 3 fois plus grande, munie d'une canule conique.

Avant de s'en servir, il faut amorcer. La seringue étant chargée et l'explorateur étant fixé à la canule, tourner le piston jusqu'à ce qu'on voie apparaître une goutte par le trou de l'olive.

Quand on veut agir dans l'urèthre postérieur, après avoir franchi le sphincter membraneux, on doit, en tournant le piston, laisser tomber dans le canal une quantité de liquide assez grande, 10 gouttes au moins et même 20.

Pour l'urèthre antérieur, il suffit, après avoir buté contre la porte de l'urèthre membraneux, de retirer de 2 à 3 centimètres l'olive et d'instiller 4 à 6 gouttes. On laisse l'instrument en place quelques minutes. On emploie une boule du calibre de 18 à 20.

Se servir d'une solution de nitrate d'argent au 50e, rarement au 30e ou 25e.

Faire les instillations en moyenne tous les 2 jours.

— Tillaux. —

Si l'accident initial remonte à plusieurs années, recourir au cathétérisme. On introduit d'abord une bougie Béniqué, de 6 millimètres de diamètre (n° 36). On passe successivement les numéros suivants jusqu'au n° 42, dans la même séance. Le malade doit éviter la fatigue. Trois ou quatre jours après, on pratique une seconde séance et on passe du n° 42 au n° 46 et ainsi de suite. Ne pas aller au delà du n° 52 ou 54.

Blépharite chronique.

— Panas. —

  Bioxyde de mercure. . . . . 0 gr. 10
  Extrait de saturne. . . . . . X gouttes.
  Vaseline . . . . 20 gr.

Matin et soir sur le bord des paupières.

Bronchectasie. (Voir *Dilatation bronchique*.)

Bronchite aiguë.

— Descroizilles. —

  Poudre de Dower . . . . . \
  Soufre d'antimoine. . . . . / ââ 0 gr. 50

En 20 paquets, 2 à 4 par jour.

Ou bien :

  Extrait de jusquiame . . . . . 0 gr. 20
  Sucre. . . . . 2 gr.

En 20 paquets, 3 à 4 fois par jour.

Ou bien :

  Alcoolature d'aconit. . . . . . 1 gr.
  Sirop de codéine. . . . . . . 10 gr.
  Sirop de tolu . . . . 20 gr.
  Eau de tilleul . . . . 50 gr.

Par cuillerées à café.

— Gingeot. —

  Goudron de Norvège . . . . . 1 gr.
  Poudre de Dower. . . . . . . 1 à 2 gr.
   — benjoin . . . . . . Q. s.

Pour 20 pilules, non argentées. Prendre 4 fois par jour, à jeun, une de ces pilules.

— Ferrand. —

  Gomme ammoniaque. . . . 1 à 5 gr.

Extrait de Saturne	0 gr. 20
Sirop de capillaire	40 gr.
Infusion de douce-amère	100 gr.

Ou bien :

Benzoate d'ammoniaque	2 gr.
Sirop de tolu	50 gr.
Infusion de chardon bénit	100 gr.

— HUCHARD. —

Eau de laurier-cerise	20 gr.
Sirop de tolu	} ââ 60 gr.
— de bourgeons de sapin	
Sirop diacode	} ââ 30 gr.
— de coquelicots	

3 à 4 cuillerées à soupe par jour.

Ou bien :

Goudron	)
Poudre de Dower	} ââ 2 gr.
— de benjoin	)
Extrait de racine d'aconit	0 gr. 20

Pour 50 pilules. — 4 à 6 par jour.

Ou bien :

| Poudre de Dower | } ââ 3 gr. |
| Poudre de scille | |

Pour 30 cachets. — 3 par jour.

Ou bien :

Poudre de Dower	)
Poudre de scille	} ââ 3 gr.
Poudre d'eucalyptus	)

Pour 30 cachets. — 3 à 4 par jour.

BRON

— Marfan. —

Benzoate de soude	6 gr.
Sirop de tolu	} ââ 60 gr.
Sirop de codéine	

une cuillerée à soupe à chacun des trois repas.

Onctions sur le thorax avec le liniment térébenthiné du Codex.

S'il existe de la fièvre, sulfate de quinine de 0 gr. 50 à 1 gr.

Bronchite capillaire.

— C. Paul. —

Vomitifs. Toniques. Révulsifs sur le thorax. Expectorants.

— Dieulafoy. —

Sirop de morphine	
— de chloral	} ââ 40 gr.
Eau de tilleul	
Eau de fleurs d'oranger	10 gr.

Donner par cuillerées à bouche, toutes les 3 heures, pour combattre les quintes de toux.

Bronchite capillaire des enfants.

— Descroizilles. —

Musc	0 gr. 10
Sirop d'opium	5 gr.
Sirop de tolu	15 gr.
Eau de fleurs d'oranger	60 gr.

Par cuillerées.

— Le Gendre. —

Contre l'adynamie et l'asphyxie ; excitants et stimulants diffusibles : eau-de-vie 45 à 60 gr. vin malaga coupé d'eau. Injections hypodermiques d'éther et de caféine alternativement.

Frictions sur les jambes avec le baume de Fioraventi. Sinapismes sur les cuisses. Faire varier le décubitus.

— J. Simon. —

Au début, mettre l'enfant au lit, les jambes entourées d'ouate qu'on change matin et soir. Mettre en avant et en arrière de la poitrine un large cataplasme sinapisé et donner la potion suivante :

>   Acétate d'ammoniaque. . . . . 0 gr. 50
>   Alcoolature de racines d'aconit. XV gouttes.
>   Sirop de codéine. . . . . 10 à 15 gr.

A un ou deux ans, 5 gr. de sirop de codéine suffisent. La potion est donnée par cuillerées à café toutes les heures. Espacer les doses, si le calme se rétablit.

En cas de congestion pulmonaire intense, plonger l'enfant, pendant 4 à 5 minutes, dans un bain tiède sinapisé.

Les vomitifs ne sont indiqués que tout à fait au début et quand il existait antérieurement de la bronchite. Il ne faut pas en continuer l'usage.

A une période un peu plus avancée, employer les révulsifs, surtout le vésicatoire, de la largeur d'une pièce de 5 fr. Ne pas le laisser en place plus de trois heures, ou même de deux chez les enfants à la mamelle. Le remplacer par un cataplasme. Panser avec de la vaseline et de l'ouate. Renouveler le vésicatoire chaque fois qu'il y a de l'anxiété respiratoire.

Rendre l'air humide par des vaporisations d'eau chaude. Pour éviter les congestions, asseoir ou tenir fréquemment l'enfant sur les bras.

Surveiller les voies digestives. Frictions stimulantes.

Presque toujours les enfants sont déprimés. L'emploi du café et de l'alcool est alors nécessaire. Avant un an, l'enfant peut prendre 20 gr. d'eau-de-vie par jour. Plus tard, on peut en donner 40 à 50 gr.

En cas d'excitation trop vive ; lavement avec :

>   Chloral . . . . 0 gr. 50
>   Teinture de musc. . . . . XX gouttes.
>   Eau. . . . . 60 gr.

Administrer quotidiennement de petites doses de *sulfate de quinine*, mis dans du café ou en pilules d'un centigr. données dans de la confiture, ou bien donner une cuillerée à dessert de :

Sulfate de quinine	. . . . . .	15 centigr.
Eau de Rabel	. . . .	Q. s.
Glycérine	. . . .	} āā 15 gr.
Sirop tartrique	. . . . . .	

En cas d'*anurie* : donner 15 centigr. de poudre de digitale pour un enfant d'un an et 25 centigr. pour un enfant de 6 à 7 ans, en infusion en trois tasses.

Alcoolature d'aconit	. . . .	V à X gouttes.
Sirop de codéine	. . . . .	} āā 30 gr.
— de belladone	. . . . .	

Une à deux cuillerées à café dans la journée.

— Le Gendre. —

Enveloppement humide permanent du thorax. On prend une pièce de gaze pliée en 8 doubles, assez haute pour aller de l'ombilic au sommet du thorax et assez longue pour entourer complètement celui-ci. On taille un morceau de taffetas gommé de même dimension. La gaze est trempée dans l'eau à la température de la chambre, exprimée et appliquée autour du thorax, le bout supérieur affleurant l'aisselle. On enroule le taffetas gommé par dessus.

On peut prolonger l'enveloppement plusieurs jours de suite.

— Le Gendre. —

En cas d'adynamie,

Extrait de quinquina	. . . .	1 à 3 gr.
Liqueur d'Hoffmann	. . . .	1 à 2 gr.
Teinture de cannelle	. . .	10 à 20 gouttes.
Sirop d'écorce d'oranges	. .	30 gr.
Eau	. . . .	70 à 100 gr.

Bronchite chronique.

— C. Paul. —

Forme catarrhale. — Astringents : perchlorure de fer, ratanhia, eaux sulfureuses : Eaux-Bonnes, Saint-Honoré, Allevard. Séjour dans un climat chaud.

Forme congestive. — Eaux arsenicales : Mont-Dore, la Bourboule.

— Le Gendre. —

Terpine	ää 3 gr.
Baume de tolu	
Poudre de benjoin	ää 2 gr.
Soufre sublimé	
Extrait belladone	0 gr. 20

pour 100 pilules non argentées : 4 à 10 par jour.

Bronchite chronique (Enfants).

— Cadet de Gassicourt. —

Capillaire du Canada	
Capsules de pavot	ää 128 gr.
Racine de guimauve	
Jujubes	500 gr.
Dattes	1000 gr.
Eau	8000 gr.

Faites une décoction et ajoutez :

Eau . . . . 4000 gr.

— Gombault. —

Alcoolature d'aconit	XX gouttes.
Teinture de Grindelia robusta .	XXX —
Julep gommeux	120 gr.
Sirop de guimauve	ää 15 gr.
— diacode	

Par cuillerées à bouche.

BRON

— J. Simon. —

1º Pendant 15 jours, le matin à jeun, un verre à bordeaux d'eau du Mont-Dore. Si l'enfant a 6 ou 7 ans, un verre à bordeaux d'Eaux-Bonnes dans du lait chaud.

2º Avant le repas, toniques : vin de quinquina, bière d'extrait de malt auxquels on ajoute 0,05 à 0,10 d'iodure de potassium, pendant 15 jours par mois.

3º Au milieu du repas, 3 à 4 gouttes de liqueur de Fowler.

4º Couper les boissons avec de l'eau de goudron faible. Contre l'adénopathie bronchique et l'emphysème.

Alcoolature d'aconit.	10 gr.
Teinture de belladone.	2 gr.
— ciguë.	1 gr.
— digitale.	0 gr. 50

5 à 10 gouttes matin et soir.

Teinture de belladone . . . }	
Alcoolature de racine d'aconit . . . . }	āā 5 gr.
Laudanum de Sydenham. . . .	V gouttes.

3 gouttes, matin et soir. Augmenter progressivement d'une goutte jusqu'à 12 gouttes (après 2 ans).

Ou bien :

Sirop de codéine. . . . . }	āā 40 gr.
— belladone. . . . }	

Une cuillerée à dessert par jour.

Ou bien :

Oxyde blanc d'antimoine. . . .	0, 50 à 1 gr.
Sirop de polygala	20 gr.
Looch blanc.	80 gr.

Donner 4 fois par jour une cuillerée à dessert.

Ou bien, si la bronchite devient profonde :

Poudre d'ipéca . . . . . }	āā 0 gr. 30
Sirop d'ipéca . . . . . . }	

Donner par cuillerées à café de 5 en 5 minutes, jusqu'à production du vomissement.

Bronchite chronique (enfants) avec sclérose pulmonaire et emphysème.

— Le Gendre. —

Contre le catarrhe des bronches, donner pendant quinze jours : 1° chaque matin, un demi-verre ou un verre à bordeaux d'*Eau du Mont-Dore* coupée par moitié de lait très chaud.

2° Trois fois par jour, une cuillerée à soupe de :

Sirop de térébenthine . . . . . 20 gr.
— tolu. . . . . 80 gr.

Contre la sclérose et l'emphysème, donner pendant quinze autres jours : *iodure de potassium ou de fer*.

Une fois par mois, application de pointes de feu sur les régions de la poitrine où l'auscultation révèle les lésions les plus manifestes. Dans l'intervalle, badigeonnages de teinture d'iode.

Cure de bains d'air comprimé.

Bronchite fétide.

— Lancereaux. —

Hyposulfite de soude . . . . . 4 à 5 gr.
Julep gommeux. . . . . 150 gr.

Par cuillerées dans les 24 heures.

Bronchite muco-membraneuse.

— Huchard. —

Iodure de potassium. — 2 à 3 gr. par jour.

Broncho-pneumonie des enfants. (Voir *Bronchite capillaire*.)

Broncho-pneumonie (enfants) d'origine intestinale.

— Sevestre. —

Au début : calomel, 5 centigr. chez les enfants de moins de 6 mois. Augmenter ensuite de 5 centigr. par

BRUL

6 mois jusqu'à deux ans, augmenter ensuite de 5 centigr. par année.

> Benzonaphtol . . . . 1 gr. à 1 gr. 50
> Julep gommeux . . . . 60 gr.

A prendre en 3 fois dans la journée.

Combattre les phénomènes pulmonaires avec ventouses sèches, scarifiées, cataplasmes sinapisés.

Si la dyspnée augmente : 2 à 3 injections par jour de caféine ou d'éther. Potion de Todd contre l'algidité : frictions sèches, alcooliques, enveloppement dans la ouate. Régime lacté absolu.

Brûlures.

— RECLUS. —

1er *degré*. — Calmer la douleur : irrigations d'eau froide, bains prolongés à une température un peu inférieure à celle du corps.

2e *degré*. — Éviter d'arracher l'épiderme soulevé. Si on ne pouvait éviter cet accident, envelopper les parties brûlées d'une épaisse couche d'ouate. Quand les brûlures sont plus profondes et qu'il y a des eschares, application de *vaseline phéniquée*. Ou bien envelopper les parties avec des compresses de tarlatane imbibées d'une solution faible de *sublimé* ou d'une solution saturée d'*acide borique* et recouvertes d'une toile imperméable.

Éviter les cicatrices difformes par la position. Éviter la syndactylie aux mains en séparant les doigts avec de l'ouate.

Aux paupières, suturer celles-ci.

Pansement avec

> Iodoforme . . . . 1 gr.
> Acide borique. . . . . } āā 5 gr.
> Antipyrine . . . .
> Vaseline . . . . 50 gr.

Bubon. (Voir *Adénite*.)

C

Calculs du rein.

— BOUILLY. —

N'opérer que lorsque les calculs déterminent des douleurs persistantes le long de l'uretère, avec irradiations inguinale et testiculaire, des troubles de la miction ou une pyélo-néphrite. Pratiquer alors la *néphro-lithotomie*. Les parties molles bien écartées et le rein mis à nu, explorer avec le doigt sa surface et faire des ponctions avec une aiguille pour chercher le contact du calcul. Mieux vaut faire une ou plusieurs incisions que d'enlever le rein sans être sûr de la présence des calculs.

Le calcul découvert, inciser directement sur lui et, avec le doigt introduit dans la plaie, enlever le calcul s'il n'est pas trop gros. Dans le cas contraire, agrandir l'incision et retirer le calcul avec des pinces. Il vaut mieux ouvrir la partie sécrétante du rein que le bassinet. Mettre un tube à drainage et suturer la plaie.

Calculs de la vessie.

— BOUILLY. —

La taille se fait plus rarement depuis l'introduction de la *lithotritie rapide*, même chez les enfants. La taille peut rester indiquée, chez les enfants au-dessous de 5 ans, à cause de l'état de flaccidité et de la dépressibilité des parois vésicales. Chez les vieillards, la lithotritie est la méthode de choix.

La taille est indiquée quand une cystite aiguë ou chronique rend la vessie irritable, dans le cas de lésions rénales où il est bon de débarrasser rapidement et complètement la vessie.

En général, faire la taille lorsque le diamètre du calcul dépasse 5 centimètres ou que le calcul est extrêmement dur, n'eût-il que 2 centimètres de diamètre.

La taille *hypogastrique* est surtout indiquée dans les calculs dont le diamètre atteint ou dépasse 5 centimètres et qui ne peuvent être réduits par la fragmentation, dans les calculs enchatonnés dans des loges situées sur le plan antéro-postérieur de la vessie et dans les diverticules de la prostate ; quand il y a une hypertrophie dure de la prostate, un rétrécissement du détroit inférieur du bassin et s'il existe des dilatations hémorrhoïdaires considérables ou un développement exagéré de la couche graisseuse du périnée.

Chez la femme : 1° chez l'enfant, si le calcul est friable, lithotritie ; s'il est petit et non friable, taille uréthrale ; s'il est volumineux, taille sus-pubienne ; 2° chez l'adulte si la lithotritie est impossible, dilatation de l'urèthre, si le calcul ne dépasse pas 1 centim. 5 de diamètre. Au delà, taille vaginale, suivie de suture immédiate.

Cancer du col utérin.

— TERRILLON. —

On peut détruire le col par plusieurs procédés. 1° Cautérisations par le fer rouge, l'acide chromique, le perchlorure de fer. On n'atteint ainsi que les parties superficielles. Ces moyens sont bons surtout contre les hémorrhagies.

2° Destruction interstitielle par les flèches de Canquoin, les injections interstitielles de chlorure de zinc. Procédés infidèles et dangereux.

3° Ablation par le grattage, surtout pour la forme ulcéreuse. Il faut aller jusqu'au tissu sain qui est dur. On fait l'évidement conoïde du col. L'opération donne beaucoup de sang, mais l'hémorrhagie s'arrête quand on atteint le tissu sain.

4° Ablation avec les ciseaux courbes ou avec le thermoou le galvano-cautère. Procédés bons pour la forme infiltrée.

Le procédé de choix est l'anse galvanique.

En cas d'impossibilité d'enlever la tumeur, combattre les accidents.

Contre les *hémorrhagies* : cautérisations à l'acide chromique, injections vaginales avec perchlorure de fer étendu de 5 fois son volume d'eau ; ergot de seigle ou injections sous-cutanées d'ergotine.

Contre la *mauvaise odeur* : injections phéniquées à 1 0/0, acide thymique à 2 0/0, chloral, 2 0/0, permanganate de potasse, 5 0/00.

Contre les *douleurs* : suppositoires avec 3 ou 4 centigr. d'extrait de belladone. Chloral. Morphine.

Cancer de l'estomac.

— Brissaud. —

Chlorate de soude : 8 à 16 gr. par jour, au maximum.

— Huchard. —

Alimentation : viande de bœuf ou de mouton, aliments facilement fermentescibles, pain frais mal cuit, fromages faits, légumes verts, hachis, poisson, œufs pas cuits. Les peptones sèches et poudres de viande sont *mal tolérées*. Lait.

Acide chlorhydrique une demi-heure après le repas, bicarbonate de soude avant le repas. Cesser l'acide dans la période ulcérative.

Contre l'anorexie : condurango, amers une demi-heure avant le repas.

Contre les *vomissements de sang* : glace intus et extra, eau de Rabel, perchlorure de fer, opiacés.

Contre les *vomissements muqueux et alimentaires* : 3 à 5 gouttes de

        Chlorhydrate de morphine. . . 0 gr. 10
        Eau de laurier-cerise . . . . . 5 gr.

Ou bien : une cuillerée à bouche, avant le repas, de

Chlorhydrate de cocaïne . . . . 0 gr. 50
Eau. . . . . 300 gr.

Ou bien : 5 gouttes avant le repas de

Chlorhydrate de morphine. ⎫ ââ 0 gr. 10
— cocaïne . . ⎭
Eau de laurier cerise. . . . . . 10 gr.

Ou bien : une cuillerée, à café, avant le repas de

Chlorhydrate de morphine. ⎫ ââ 0 gr. 02
— cocaïne . . ⎭
Eau de chaux . . . . 100 gr.

Contre les *vomissements rapétiques* : une cuillerée à café, un quart d'heure avant chaque repas, de

Sulfate de strychnine . . . . . 0 gr. 02
Eau. . . . . 100 gr.

Contre les *vomissements par insuffisance digestive* : prohiber la viande, prescrire : pepsines et acide chlorhydrique.

Contre les *vomissements par obstruction et avec rétention des résidus alimentaires* : lavages stomacaux avec solution de chlorate de soude 1 à 2 0/0, acide salicylique 1 0/00, acide borique 20 0/00, naphtol 1 0/00.

Contre les *fermentations gastriques* : antisepsie ; eau chloroformée, benzonaphtol.

En dernière ressource (moyen infidèle) lavements avec 100 ou 200 gr. de

Viande hachée. . . . . 300 gr.
Pancréas frais de bœuf. . . . . 50 à 100 gr.
Eau. . . . . 150 à 200 gr.

Cancer du rectum.

— Trélat. —

Respecter les cancers du rectum qui ne causent pas d'accidents. Si on y touche, les malades meurent ou ne guérissent pas. Traiter les accidents et s'en tenir aux opérations palliatives.

Extirper les cancers très limités de l'extrême extrémité du rectum et de la marge de l'anus.

Quand le cancer du rectum est dépassable avec le doigt, pratiquer la rectotomie. Quand il est assez étendu pour que le doigt ne puisse pas le franchir, faire la colotomie lombaire.

— Tillaux. —

Pratiquer l'extirpation quand l'opération est possible. Celle-ci est contre-indiquée quand le doigt ne peut atteindre la limite supérieure du cancer et quand la paroi antérieure du rectum est envahie dans toute son épaisseur.

Si l'opération est impossible, il ne reste plus qu'à faire un anus artificiel dans la région iliaque.

Cancer du sein. (Voir *Mammite infectieuse.*).

Catarrhe utérin.

— Lucas-Championnière. —

Après lavage, panser avec

Iodoforme pulvérisé. . . . ⎫
Benjoin. . . . . ⎬ ââ 10 gr.
Carbonate de magnésie. . . ⎭

— Siredey. —

Introduire dans l'utérus un crayon de 4 millimètres de diamètre de caustique Filhos. On le promène dans la cavité utérine et on le retire au bout de quelques secondes ; on augmente peu à peu la durée de ces attouchements. L'opération est renouvelée tous les 6 à 7 jours.

Dans l'intervalle, bains sulfureux avec spéculum à bains, injections vaginales dans le bain.

Cavernes pulmonaires.

— P. Reclus. —

Pneumotomie. — L'incision cutanée doit donner un large

accès sur les côtes. On détermine le siège précis de la caverne par la ponction exploratrice. On laisse l'aiguille en place et on se guide sur elle pour pénétrer dans le foyer. L'instrument de choix est la lame du thermocautère, à peine chauffée au rouge sombre. On n'a recours au bistouri que lorsque la paroi pulmonaire qui limite la caverne est mince et sclérosée (encore vaut-il mieux ne pas s'y fier). Une fois la caverne ouverte, on y introduit le doigt et on agrandit l'orifice par pression. Si quelques cavernes secondaires s'ouvrent dans la première, on en déchire la cloison avec l'ongle. Mais on respecte les travées incomplètes de la poche pour ne pas déchirer les vaisseaux. On fait ensuite le drainage avec un tube de caoutchouc simple ou des bandelettes de gaze iodoformée. Pas de lavage.

Céphalématome.

— DESCROIZILLES. —

Ne pas ouvrir la tumeur. Compression. Résolutifs : chlorhydrate d'ammoniaque, acétate de plomb, vin, vinaigre, alcool.

Chancre induré.

— MAURIAC. —

Calomel.	āā 2 gr.
Oxyde de zinc.	
Lanoline	āā 15 gr.
Vaseline.	

Ou bien :

Extrait thébaïque.	1 centigr.
Pâte d'emplâtre de Vigo hydrargyrisée	āā 15 gr.
Onguent napolitain	

Si le chancre a de la tendance à devenir phagédénique.
Faire tomber les croûtes et panser 3 fois par jour avec charpie enduite de :

Calomel.	2 gr.
Cold-cream.	20 gr.

Si le chancre est douloureux, employer du cérat opiacé.

Chancre phagédénique de la vulve.

— TERRILLON. —

  Acide pyrogallique. . . . . . . 10 gr.
  Poudre d'amidon . . . . 40 gr.

Pour pansement.

— VIDAL. —

  Acide pyrogallique. . . . . . . 2 gr.
  Vaseline . . . . 20 gr.

Quand la plaie devient bourgeonnante, la laver avec :

  Chloral. . . . . 1 gr.
  Eau. . . . . 100 gr.

et la saupoudrer avec du sous-carbonate de fer.

Chancre simple.

— DU CASTEL. —

Toucher la surface malade avec un pinceau de blaireau imbibé de :

  Acide phénique cristallisé . . . 1 partie
  Alcool à 90°. . . . . 10 parties

Un seul attouchement suffit souvent, mais il vaut mieux répéter l'opération plusieurs jours de suite. Dans la journée, on panse avec du salol ou de l'aristol.

— FOURNIER. —

  Tartrate ferrico-potassique. . . 1 gr.
  Eau distillée . . . . 10 gr.

Pour pansements de la plaie.

La *cautérisation* est contre-indiquée : 1° quand le chancre est déjà à une période avancée de développement ; 2° quand il est trop anfractueux pour pouvoir être atteint dans toute sa surface ; 3° quand il y aurait danger d'une réinoculation de voisinage ; 4° quand on peut redouter des délabrements consécutifs à la cicatrisation ; 5° quand le chancre siège dans une région où la cicatrice serait très apparente.

Il faut *isoler* le chancre et le recouvrir d'un pansement protecteur. Bains locaux fréquents. *S'abstenir* de tout irritant, surtout des cautérisations au nitrate d'argent.

Éviter les pommades, surtout les pommades mercurielles.

Chloasma.

— E. BESNIER. —

Frictionner la peau avec le savon mou de potasse jusqu'à ce qu'elle présente un certain degré d'irritation. Mettre ensuite la pommade suivante :

> Onguent de Vigo . . . . . } āā 10 gr.
> Vaseline. . . . .

Appliquer cette pommade tous les soirs avec une mousseline et recouvrir d'un taffetas gommé. Enlever le matin la pommade avec de l'eau chaude. Dans la journée, pour dissimuler l'effet de la médication, mettre :

> Carbonate de bismuth . . . } āā 5 gr.
> Kaolin . . . .
> Vaseline. . . . . 20 gr.

Chlorose.

— HAYEM. —

S'il y a neurasthénie, repos au lit pendant 2 à 3 semaines. Régime alimentaire sévère : un verre de lait écrémé toutes les heures et 100 gr. de viande crue râpée à midi et 5 heures.

Au bout de 15 jours, s'il y a amélioration des fonctions digestives, donner deux fois par jour, au début des repas

> Protoxalate de fer. . . . . 10 à 20 centigr.

Contre la constipation : lavements, graines de psyllium.

Au bout d'un mois, laisser le malade se lever : d'abord 2 heures, puis 4, 6, etc.

— HUCHARD. —

  Tartrate ferrico-potassique. . . 10 gr.
  Extrait de gentiane . . . . . . 8 gr.
  — noix vomique . . ⎫ ââ 0 gr. 25
  — thébaïque . . . . . ⎭

Pour 100 pilules, 2 avant chaque repas. Dans la chlorose avec gastralgie.

Ou bien :

  Arséniate de soude . . . . . . 0 gr. 10
  Glycérine. . . . . Q. s.
  Extrait de quinquina. . . . ⎫ ââ 10 gr.
  — gentiane. . . . . ⎭

Pour 100 pilules. Prendre 2 pilules au commencement de chaque repas, pendant six semaines. S'il y a de l'anorexie, on peut ajouter à la formule 1 gr. de poudre de noix vomique.

Ou bien :

  Poudre de colombo . . . . ⎫ ââ 0 gr. 50
  Poudre de noix vomique. . ⎭

  Charbon de peuplier. . . . ⎫ ââ 5 gr.
  Bioxyde de manganèse. . . ⎭

Pour 20 paquets. Un paquet à chaque repas, dans la chlorose avec dyspepsie flatulente.

Ou bien :

  Lactate de manganèse . . . ⎫ ââ 5 gr.
  Extrait de quinquina. . . . ⎭

Pour 50 pilules. Prendre 2 pilules au début de chaque repas.

Ou bien :

  Extrait de noix vomique . . . . 0 gr. 50
  Huile essentielle d'anis. . . . . V gouttes.

Extrait de quinquina. . . . . ⎫
— gentiane. . . . . ⎬ āā 5 gr.
— rhubarbe . . . . ⎪
Tartrate ferrico-potassique . ⎭
Glycérine . . . . Q. s.

Pour 100 pilules argentées. Prendre 2 pilules au début du repas, 2 à 3 fois par jour.

S'il y a anorexie et tendance à la constipation :

Tartrate ferrico-potassique . . . 10 gr.
Extrait de quinquina. . . . ⎫
— rhubarbe . . . . ⎬ āā 5 gr.
— noix vomique . . 0,25 à 0 gr. 50
Glycérine. . . . . ⎫ āā Q. s.
Huile essentielle d'anis. . . ⎭

Pour 100 pilules. — 2 à chaque repas.

S'il y a gastralgie :

Tartrate ferrico-potassique. . . . 10 gr.
Extrait de gentiane. . . . . 8 gr.
— noix vomique . . . . 0 gr. 25
— thébaïque . . . . 0 gr. 25
Glycérine. . . . . ⎫ āā Q. s.
Huile essentielle d'anis. . . ⎭

Pour 100 pilules. — 2 à chaque repas.

Ou bien :

Acide chlorhydrique. . . . . . XXX gouttes
Sirop d'écorces d'oranges amères 30 gr.
Eau de mélisse . . . . . . ⎫ āā 60 gr.
— tilleul. . . . . . . ⎭

1 à 2 cuillerées à café au milieu du repas.

S'il y a aménorrhée :

Tartrate ferrico-potassique . . . 10 gr.
Extrait d'armoise . . . . . ⎫ āā 4 gr.
— d'absinthe . . . . . ⎭

Poudre d'aloès . . . . 2 gr.
Huile essentielle d'anis . . . . . Q. s.

Pour 100 pilules. — 2 à chaque repas.

S'il y a ménorrhagie :

Tartrate ferrico-potassique . ⎫ ââ 10 gr.
Ergotine . . . . ⎭
Huile essentielle d'anis. . . . . Q. s.

Pour 100 pilules. — Même dose.

Ne pas envoyer les chlorotiques dans les stations dépassant 800 à 1,000 mètres d'altitude.

— Jaccoud —

Tartrate ferrico-potassique. . . . 2 gr. 50
Rhum. . . . . ⎫
Sirop d'écorces d'oranges ⎬ ââ 100 gr.
amères . . . . ⎭

Une à deux cuillerées à bouche.

— C. Paul. —

Chlorose verte ou de la nutrition :

Limaille de fer porphyrisée. ⎫ ââ 0 gr. 20
Poudre de cannelle . . . . ⎭
Safran . . . . 0 gr. 05

pour un cachet. — 1 à 3 par jour avant les repas, pendant 3 mois. Cesser au moment des règles.

S'il y a constipation :

Citrate de fer. . . . . 0 gr. 25
Aloès. . . . . 0 gr. 25
Extrait de jusquiame . . . . . . 0 gr. 01

pour une pilule : une par jour.

S'il y a gastralgie : lactate, carbonate ou iodure de fer, hémoglobine.

Eaux de : Auteuil, Bussang, Orezza, Pardina, Pougues, Vittel, la Bourboule, Bains de mer ou salés.

Chlorose blanche ou nerveuse : Transfusion nerveuse. Eaux de St-Sauveur, Luxeuil, Néris.

— J. Simon. —

Une des meilleures préparations ferrugineuses dans la chlorose, l'anémie traumatique, les hémorrhagies et les maladies septiques est le *perchlorure de fer*.

Doses : de 4 à 5 ans, 3 gouttes.
Au-dessus de 5 ans, 5 à 6 gouttes.
Dans de l'eau pure ou sucrée.

Chlorose dyspeptique.

— Huchard. —

Alimentation : laitage, boissons chaudes, œufs, purées de légumes, poissons à chair maigre, volaille, fruits cuits.

Une demi-heure avant le repas donner 50 centigr. de *bicarbonate de soude*. Une demi-heure après le repas, un verre à madère de

Acide chlorhydrique.	2 gr.
Eau	500 gr.

Supprimer le vin pur, le vin de quinquina, les bières fortes, les alcooliques.

S'il y a des fermentations gastriques : *lavages* stomacaux avec eau pure ou

Acide salicylique	1 gr.
Eau	1000 gr.

Après 2 à 4 semaines : prescrire 20 à 40 centigr. de protoxalate de fer.

Choléra.

— Hayem. —

Chlorure de sodium	5 gr.
Sulfate de soude	10 gr.
Eau	1 litre

Pour injections intra-veineuses.

— C. Paul. —

    Laudanum de Sydenham. . . . XV gouttes.
    Ether. . . . . 4 gr.
    Eau de fleurs d'oranger . . } ãã 30 gr.
    Sirop de limons. . . . . . }
    Eau de tilleul. . . . . 90 gr.

Par cuillerées à bouche contre les vomissements.

Contre l'algidité et les vomissements persistants, donner un lavement avec :

    Éther . . . . 2 gr. 50
    Laudanum . . . . 0 gr. 50
    Eau. . . . . 100 gr.

Boissons excitantes.

S'il y a délire ataxique ou délire, affusion froides.

En cas d'accidents nerveux : antispasmodiques.

Choléra infantile.

— Descroizilles. —

    Poudre de Dower. . . . . . . 0 gr. 20
    Sous-nitrate de bismuth. . . . 1 gr.

En 4 paquets; à prendre dans la journée.

Lavement avec :

    Nitrate d'argent . . . . . 0 gr. 01 à 0 gr. 03
    Eau. . . . . 50 gr.

Bains salés ou sinapisés.

Frictions sur le ventre avec :

    Ammoniaque . . . . 20 gr.
    Huile camphrée. . . . . 80 gr.

— J. Simon. —

Contre les *vomissements* : eau glacée et alcoolisée ; petit vésicatoire camphré au creux de l'estomac.

Contre la *diarrhée* :

Salicylate de bismuth	4 gr.
Craie préparée	2 gr.
Élixir parégorique	V à X gouttes.
Teinture de cannelle	1 gr.
Eau de mélisse	10 gr.
Malaga	10 à 30 gr.
Julep gommeux	100 à 120 gr.

Par cuillerées à café ou à dessert toutes les heures.

Contre l'*algidité* : frictions avec alcoolats divers, bains sinapisés, bains de vin chaud.

(Voir *Diarrhée des enfants*.)

Chorée de Sydenham.

— CADET DE GASSICOURT. —

Arséniate de soude. Débuter par 5 milligr. Arriver à 20 et 30 milligr.

— DÉJERINE. —

Chez les enfants, médication inutile. — Hygiène ; toniques, massage, bains salés, frictions sèches, hydrothérapie.

Chez l'adulte, même traitement ; en plus les bromures à doses considérables.

— DESCROIZILLES. —

Valérianate de zinc	
Extrait de jusquiame	āā 1 gr.
Sous-nitrate de bismuth	

En 30 pilules, 3 à 6 par jour.

Ou bien :

Oxyde de zinc	0 gr. 05
Sucre	1 gr.

Pour 1 paquet : 2 à 5 par jour.

— D'Heilly. —

Dans les cas *légers*, recourir surtout au traitement hygiénique et chercher à diminuer l'éréthisme cérébral. Recourir à l'*arsenic*, surtout chez les sujets chlorotiques et lymphatiques. On le donne sous forme de granules de 1 milligr. (1 à 5 par jour ; ne pas dépasser 10) ou de liqueur de Fowler (4 à 5 gouttes, 3 fois par jour). Surveiller l'action du médicament. On peut employer aussi le *fer*, les *amers*, les *bains sulfureux*. L'*hydrothérapie* est contre-indiquée chez les rhumatisants.

En cas d'insomnie : *bromure de potassium* pendant peu de temps à cause de son action anémiante. Gymnastique rythmée.

Dans les cas graves : *chloral* ou *antipyrine*. Le chloral doit être donné à la dose de 4 à 6 gr. à partir de 5 à 6 ans. Il est avantageux de le donner par le rectum, à la dose initiale de 1 gr. 50 matin et soir. Le chloral est *contre-indiqué* chez les enfants atteints de complications cardiaques.

L'*antipyrine* est plus active. Elle est indiquée surtout dans les hyperchorées ; elle est moins efficace dans les cas moyens. Donner 2 à 3 gr. d'antipyrine aux enfants âgés de 5 ans. Fractionner les doses et les répartir sur la journée entière. Donner le remède en cachets, dans un sirop, en potion aromatisée.

— Joffroy. —

Emploi du chloral. — On prépare une solution aqueuse concentrée d'hydrate de chloral pur. On la mélange à de la gelée de groseille épaisse, de façon qu'une cuillerée à bouche (20 gr.) de gelée contienne 1 gramme de chloral.

Au-dessus de 10 ans, on donne 4 gr. de chloral en 3 prises administrées après les repas : 1 gr. vers 7 heures du matin, 1 gr. à midi, 2 gr. à 6 heures du soir. Pour les enfants de 6 à 7 ans, la dose est de 2/3 à 1/2 de la précédente, mais doit toujours être suffisante pour procurer sûrement le sommeil 15 minutes après l'ingestion de la dose. On donne le chloral pendant un mois au plus, sans interruption.

Quand la chorée est très grave, faire l'*enveloppement*, matin et soir, dans un drap trempé dans de l'eau à 10° ou 12°, puis exprimé modérément. La durée de l'application est de 2 à 3 minutes pendant lesquelles le malade est frictionné énergiquement et fouetté avec la paume de la main. Dès que la réaction commence à se faire, on enroule plusieurs fois, par-dessus le drap mouillé, une couverture de laine, la tête restant en dehors, et le malade reste une demi-heure dans une sorte de bain de vapeur.

— LE GENDRE. —

Dosage de l'antipyrine chez les enfants.

Au-dessus de six mois, il est plus prudent de ne pas l'employer.

De 6 mois à 1 an	0 gr. 10
Dans la 2ᵉ année	0 gr. 15 à 0 gr. 20
— 3ᵉ —	0 gr. 20 à 0 gr. 25
— 4ᵉ —	0 gr. 25 à 0 gr. 50
De 5 à 7 ans	0 gr. 50 à 1 et 2 gr.

Dans la coqueluche et la chorée, on peut élever les doses.

— ALBERT ROBIN. —

Antipyrine, 2 gr. par jour au maximum.

Antipyrine, 4 prises de 0 gr. 50 associées à 0 gr. 25 de bicarbonate de soude.

Après huit jours alterner avec :

Arséniate de soude 0 gr. 05 pour 300 gr. eau, 2 cuillerées à bouche par jour.

— G. SÉE. —

Dans les cas légers : bains sulfureux.
Dans les cas graves : inhalations de chloroforme.
Arsenic.
Toniques.

— SEVESTRE. —

Antipyrine, débuter par 1 gr. à 2 gr. par jour par 0 gr. 50 dans eau sucrée ; arriver rapidement à 3 et 4 gr. par jour.

En même temps l'arsenic. Liqueur de Fowler, VI à XII gouttes par jour.

— J. SIMON. —

>   Arséniate de soude . . . .   0 gr. 05
>   Eau de mélisse . . . .   5 gr.
>   Eau distillée . . . .   250 gr.

Chez les enfants, dans la chorée et l'hystérie naissante. Commencer par 1/4 de cuillerée. Augmenter d'un 1/4 chaque jour, jusqu'à la cuillerée entière. Continuer 3 ou 4 jours. Diminuer pour suspendre définitivement au bout de 3 semaines. Après 10 jours de repos, recommencer.

Ou bien :

Dans les premiers jours, *repos au lit* pendant une quinzaine. Révulsion quotidienne à la partie supérieure du dos avec frictions chaudes, cataplasmes sinapisés, ventouses sèches, 10 à 15 gouttes de teinture d'aconit ou de ciguë.

S'il y a de la fièvre : sulfate de quinine.

Au bout de quinze jours, laisser lever l'enfant s'il est calme.

Donner *l'antipyrine* pendant plusieurs semaines. Abaisser les doses à mesure que les mouvements s'atténuent. A la fin, gymnastique rhythmique.

Le 1er jour. Antipyrine 0,50. Augmenter de 0,50 par jour jusqu'à 4 gr. chez les enfants de 14 à 15 ans. On donne le remède par doses isolées de 0,50 réparties à intervalles égaux dans les 24 heures.

Chorée gravidique.

— Tarnier. —

Traitement ordinaire (bromures, morphine, chloral, arsenic). Si on échoue et que la maladie mette les jours de la malade en danger, on peut faire l'accouchement prématuré. Agir autant que possible quand l'enfant est viable et employer une méthode simple (bougie, dilatateur Tarnier).

Chromidrose.

— E. Barié. —

Frictions avec un corps gras.

Chute du rectum.

— Tillaux. —

Si l'intestin rentre facilement, essayer le traitement médical : toniques, hydrothérapie. On s'efforce de maintenir l'intestin réduit avec des pelotes, un pessaire Gariel introduit dans le rectum. Le malade ne doit s'accroupir que le moins possible pour aller à la garde-robe.

Si la chute rectale se reproduit facilement, on fait sur la tumeur quatre ou cinq raies de feu superficielles avec le thermocautère. On réduit l'intestin et on fait sur la peau qui entoure l'anus quatre cautérisations se coupant à angle droit. — Injection dans le tissu cellulaire voisin de l'anus de 2 ou 3 gouttes d'une solution de sulfate de strychnine à 1 0/00. — Repos au lit.

Si la tumeur est étranglée, on essaie de la réduire, en débridant au besoin. Si la tumeur est gangrenée, il faut l'enlever par la ligature élastique.

Cirrhose alcoolique hypertrophique.

— Hanot et Gilbert. —

Cette cirrhose est moins difficilement curable que la forme atrophique. La condition essentielle de la curabilité de la maladie consiste dans la suppression de l'alcool, l'observation d'un régime sévère (diète lactée), l'emploi des iodures, des mercuriaux, des diurétiques, des purgatifs, des ponctions répétées.

Sous l'influence du traitement, l'ascite peut disparaître.

Les urines reviennent à l'état normal et l'embonpoint reparaît.

Cirrhose du foie.

— C. Paul. —

Acide hippurique.	25 gr.
Lait de chaux pour saturer	Q. s.
Essence de citron.	50 gr.
Sirop.	500 gr.

3 ou 4 cuillerées par jour.

Purgatifs salins tous les matins pendant 2 à 3 semaines. Quand le foie est trop hypertrophié : iodure de potassium, iodure de mercure. Si le foie est rétracté : gomme-gutte 0 gr. 50 tous les 5 jours. Diurétiques. Benzoate d'ammoniaque. Pilules bleues.

— Lancereaux. —

Interdire le vin et l'alcool. Régime lacté absolu. En même temps, faire prendre chaque jour au malade 1 à 2 gr. d'iodure de potassium.

— Millard. —

Supprimer toute boisson alcoolique. — Régime lacté. Prescrire :

Baies de genièvre.	10 gr.
Faire infuser dans eau bouillante.	200 gr.

Ajouter :

Nitrate de potasse	} āā	2 gr.
Acétate de potasse		
Oxymel scillitique		30 gr.
Sirop des cinq racines		35 gr.

A prendre chaque jour en quatre ou cinq fois. Continuer pendant des mois entiers.

— Rendu. —

Au début, révulsion sur la région hépatique au moyen de sangsues, ou de ventouses scarifiées ou de vésicatoires.

Toutes les semaines, donner une légère purgation.

Quand l'ascite s'est produite, administrer des purgatifs salins et des diurétiques. Soutenir les forces du malade avec les remèdes toniques. Quant l'ascite est très abondante, faire la ponction avec précaution et lenteur.

Régime. Proscrire absolument l'alcool, le vin pur, les aliments gras. Comme boisson : eau de Vichy ou de Vals.

Cœur (affections du).

Voir: *Mitrales (affections), aortiques (affections). Dypsnée cardiaque.*

Cœur (affections du) dans la grossesse.

— Tarnier. —

Traitement médical. Saignée.

Si les accidents mettent les jours de la femme en danger, recourir à l'avortement provoqué ou à l'accouchement prématuré artificiel. Attendre, autant que possible, que le fœtus soit viable. Mais, en cas de danger imminent, provoquer l'avortement.

Si la femme entre en travail, à terme ou avant, l'empêcher de faire des efforts et hâter autant que possible (forceps ou version au besoin) l'accouchement. Si la femme meurt subitement sans être accouchée, faire l'opération césarienne ou procéder à l'extraction par les voies naturelles, suivant les cas.

Colite muco-membraneuse.

— POTAIN. —

Prendre le matin, à jeun, un des paquets suivants :

    Fleur de soufre . . . . . . } ââ 10 gr.
    Magnésie décarbonatée. . .

Pour 20 paquets.

Immédiatement après, prendre un verre d'eau de Châtel-Guyon par demi-verre à intervalle de dix minutes.

Appliquer, sur le trajet du côlon, une couche de coton iodé recouverte de baudruche ou, si c'est insuffisant, une série de vésicatoires volants de 5 centimètres de diamètre.

Une fois par semaine, prendre 10 gr. d'huile de ricin.

Avant chaque repas, prendre dans un peu d'eau 20 gouttes de :

    Teinture de rhubarbe. . . . . . 6 gr.
    —   badiane. . . . . } ââ 2 gr.
    —   noix vomique . .

Au besoin, *électrisation* sur le trajet du côlon ; le pôle positif sur la colonne vertébrale, le négatif sur l'abdomen.

Colique hépatique.

— CHAUFFARD. —

Grande attaque. — Injection de morphine. Antipyrine à haute dose. Applications calmantes ou révulsifs légers. Chloral, bains prolongés. Pas de cholagogues.

Formes atténuées et prolongées. — Cholagogues. Huile d'olives, le soir, tous les 4 ou 5 jours, à dose de 100 gr., ou glycérine, 20 à 30 gr. par jour.

Diète lactée.

— GILBERT. —

Huile d'olives, 150 à 200 gr. en une fois.

Ou :

Antipyrine, 2 à 3 gr. en lavements.

— Le Gendre. —

Attaque. — S'il n'y a pas de vomissements, mixture suivante :

Glycérine neutre.	50 gr.
Eau chloroformée saturée.	50 gr.
Eau de tilleul	50 gr.
Teinture de belladone.	XXX gouttes
Teinture de badiane.	XX gouttes

Mêlez. A prendre par cuillerées à bouche de quart d'heure en quart d'heure.

Grand cataplasme très chaud, renouvelé. Lavement, 2 gr. chloral ou antipyrine.

Quand il y a intolérance gastrique :

Injection d'une solution de morphine et d'atropine, 1 centimètre cube contenant 1 centigr. de morphine et 1/2 milligr. d'atropine ; puis 1/2 centimètre cube à intervalles plus ou moins éloignés.

Huile d'olives, 200 gr. d'un coup après avoir fait rincer la bouche avec un peu de chartreuse. Faire boire dans l'obscurité.

Le lendemain de l'attaque, grande irrigation intestinale d'eau boriquée.

— Huchard. —

Si les souffrances sont vives, injections de morphine. Ne pas en abuser pour éviter de prolonger la crise en entravant la progression des calculs. Si la douleur est modérée, prescrire un suppositoire de :

Extrait de belladone.	} ââ 0 gr. 02
— d'opium.	
Beurre de cacao	2 gr.

Ordinairement 2 à 4 suppositoires suffisent.

Localement, cataplasmes laudanisés, pommade belladonée, linges chauds ou vessie de glace. Onctions avec :

Baume de Fioraventi.	
Alcoolat de menthe	} ââ 25 gr.
Glycérine.	
Chloroforme.	

Pendant la crise, on nourrit le malade avec du lait et du bouillon dégraissé.

Si la douleur ne se calme pas, prescrire des bains très chauds d'une demi-heure de durée au moins. Quand il existe un état nauséeux, on peut, *par exception*, provoquer les vomissements par des boissons tièdes ou la titillation de la luette. Ne jamais donner, pendant la crise, de purgatif salin qui pourrait augmenter le spasme biliaire.

Au bout de quelques jours, quand la crise est terminée, expulser les calculs avec l'*huile de ricin* (30 à 40 gr.).

Repos absolu.

— POTAIN. —

Comme prophylactique, remède de Durande ou perles d'éther et d'essence de térébenthine.

Voir : *Lithiase biliaire.*

Colique néphrétique.

— DUJARDIN-BEAUMETZ. —

Injections hypodermiques de morphine. Suppositoires avec extrait de belladone ou d'opium. — Chloral en lavement. — Au besoin, inhalations de chloroforme.

Voir : *Lithiase urinaire.*

Coliques de plomb.

— C. PAUL. —

Purgatifs. — Limonade sulfurique. — Bains sulfureux.

— DUJARDIN-BEAUMETZ. —

Soufre . . . . } āā 100 gr.
Miel . . . .

1 à 2 cuillerées à bouche par jour.

Iodure de potassium : 1 gr. par jour.

Coma diabétique.

— A. ROBIN. —

Pas de traitement connu.

Comédons. (Voir *Acné.*)

Congestion cérébrale.

— Huchard. —

  Ergotinine . . . . 1 centigr.
  Acide lactique. . . . . 2 centigr.
  Eau de laurier-cerise. . . . . . 10 gr.

Une à quatre injections hypodermiques par jour.

Congestion du foie.

— Rendu. —

Dans les formes aiguës : émissions sanguines locales. Décongestionner le foie en donnant tous les jours une pilule de :

  Calomel . . . . } ââ 0 gr. 05
  Aloès . . . .
  Gomme-gutte. . . . . 0 gr. 02

Emplâtre de Vigo sur la région hépatique.
Pour faciliter les digestions : pepsine et pancréatine.

Congestion pulmonaire.

— Huchard. —

  Poudre de Dower . . . . . . } ââ 3 gr.
  Poudre de scille . . . . . .

Pour 30 cachets. Prendre 3 à 4 par jour.

— Rendu. —

Chez l'*enfant*. — Il ne faut pas craindre l'emploi des sangsues et des ventouses scarifiées. Chez un enfant de 10 à 12 ans, on peut prescrire, par doses fractionnées :

  Extrait d'opium . . . . 0 gr. 05
  Tartre stibié. . . . . 0 gr. 05 à 0 gr. 08

Pour un enfant de 2 à 3 ans, prescrire :

  Tartre stibié. . . . . 0 gr. 02 à 0 gr. 03
  Sirop diacode . . . . 15 gr.

Ne pas employer les *vésicatoires* hâtivement.

Congestion rénale aiguë primitive.

— A. ROBIN. —

Appliquer 3 à 4 ventouses scarifiées de chaque côté, au niveau du triangle de J. L. Petit. Repos au lit. Régime lacté. S'il y a de l'hématurie, donner toutes les heures par cuillerées à soupe :

  Solution de perchlorure de fer à 30° 1 à 2 gr.
  Sirop . . . . 30 gr.
  Eau. . . . . 100 gr.

Maintenir le malade au lit jusqu'à guérison parfaite. Plus tard, cure à Royat, St-Nectaire, Forges, Bussang.

Congestion rénale passive.

— A. ROBIN. —

3 litres de lait par jour. S'il est mal supporté : lactose 100 gr. dans 2 litres d'eau. S'il y a oligurie, donner toutes les 6 heures une cuillerée à soupe de

  Poudre feuilles digitale. . . . . 0 gr. 60

faire infuser dans 150 gr. d'eau bouillante et ajouter

  Iodure potassium . . . . . ⎫
  Acétate de potasse. . . . . ⎬ ââ 2 gr.
  Ergotine. . . . . ⎭
  Sirop des cinq racines . . . . 30 gr.

Augmenter la dose des cuillerées si la diurèse ne se produit pas avant trente-six heures.

Grands lavements d'eau froide, bains de pieds sinapisés, inhalations d'oxygène, bains tièdes.

Conjonctivite blennorrhagique. (Voir *Conjonctivite purulente.*)

Conjonctivite catarrhale.

— TILLAUX. —

Supprimer la cause, quand on le peut. Compresses fraîches ou chaudes sur l'œil. Lavages répétés. Instiller trois fois par jour quelques gouttes de :

Nitrate d'argent.	5 à 10 centigr.
Eau distillée.	30 gr.

Conjonctivite granuleuse.

— Kirmisson. —

Cautérisations fréquemment répétées avec le sulfate de cuivre, le sous-acétate de plomb et même le crayon de nitrate d'argent mitigé. Dans ce cas, neutraliser l'excès de sel d'argent avec de l'eau salée.

Lavages antiseptiques (eau phéniquée, chlorurée, boriquée), massage des paupières, après introduction entre ces organes, de pommade au précipité rouge. Insufflation d'iodoforme finement pulvérisé.

Conjonctivite purulente.

— Budin. —

Lotions avec :

Naphtol α.	0 gr. 20
Eau	1000 gr.

Cette lotion ne dispense pas des cautérisations au nitrate d'argent.

— Kirmisson. —

Débarrasser soigneusement la conjonctive du pus qui la recouvre. Une fois la conjonctive mise à nu, faire une cautérisation avec une solution de nitrate d'argent au 10e ou au 30e, ou avec le crayon de nitrate d'argent mitigé à 1/3. Neutraliser l'excès de sel d'argent avec de l'eau salée. Les cautérisations seront faites une à deux fois dans les 24 heures.

Douche oculaire avec une solution antiseptique. Dans l'intervalle, recouvrir les paupières avec des compresses imbibées d'une solution antiseptique par-dessus lesquelles on mettra un petit sachet de glace. Si le chémosis est très prononcé, pratiquer de larges scarifications.

Constipation.

— DUJARDIN-BEAUMETZ. —

Il faut savoir si la constipation dépend :

1º De cause mécanique ;
2º De cause alimentaire ;
3º D'un défaut de sécrétion des liquides intestinaux ;
4º D'un défaut de contractilité de la couche musculaire de l'intestin ;
5º D'une affection de la moelle ou d'un obstacle mécanique.

Régime. — Aliments végétaux. Eau en abondance. Exercice ; gymnastique, marche. Se présenter à la garde-robe à la même heure tous les jours. Hydrothérapie : douches sur le ventre, douches périnéales, anales et rectales.

(Voir *Purgatifs*.)

Constipation chez les enfants.

— J. SIMON. —

Tous les matins, donner :

Huile d'amandes douces.	15 gr.
Huile de ricin	20 à 30 gouttes

ou bien, une cuillerée à soupe de sirop de rhubarbe.

Avant les deux repas, pendant 7 jours, donner :

Extrait jusquiame . . . . . } āā 0 gr. 01
Jusquiame en poudre . . .

Après le repas, donner un cachet de :

Crème de tartre	0 gr. 10 à 0 gr. 15
Charbon végétal.	0 gr. 05 à 0 gr. 10
Magnésie calcinée	0 gr. 20

Si la constipation persiste, remplacer les remèdes par un demi-verre d'une eau minérale laxative naturelle pris une demi-heure avant le repas.

Frictions, massage du ventre. Au besoin, courants continus sur le ventre. S'il y a de la congestion du cœcum

révulsion avec la teinture d'iode ou de petits vésicatoires.
Tous les aliments solides seront pris en purée.

Contusion.

— RECLUS. —

1er *degré*. — Repos, application de compresses trempées dans un liquide astringent.

2e *degré*. — Compresses imbibées d'eau froide, position élevée si la région le permet, massages prudents, compression méthodique avec la bande élastique modérément serrée. L'enlever dès que le malade la tolère difficilement.

Dans les hématomes déjà organisés, si le liquide ne se résorbe pas spontanément, aspiration avec l'appareil Potain. Si les caillots ne peuvent s'évacuer par la canule, incision antiseptique.

3e *et* 4e *degrés*. — Repos absolu, lavages antiseptiques, grands bains locaux, pulvérisations phéniquées. Amputation.

Contusion de l'abdomen.

— CHAPUT. —

S'abstenir en cas de shock violent, s'abstenir momentanément avec un shock léger, à moins qu'il n'y ait des signes nets d'hémorrhagie qui rendent l'opération immédiatement nécessaire. Opérer sur la seule notion d'un shock antérieur et suivant les modifications du pouls, de la température, devant la constatation d'une douleur abdominale, d'une rétraction du ventre, de nausées, de vomissements bilieux.

— MICHAUX. —

La laparotomie exploratrice s'impose absolument. Elle doit être précoce et faite avec la plus grande rapidité possible.

Contusions de l'œil.

— PANAS. —

Après un traumatisme de l'œil, recourir aux antiphlogistiques (glace, sangsues, vésicatoires, pommade mercurielle), n'instiller d'*atropine* que si le tonus oculaire est normal. S'il est exagéré, employer les *myotiques* (ésérine, pilocarpine). Si les accidents continuent avec hypertension de l'œil, employer les ponctions répétées en continuant l'usage des myotiques. Ne procéder à l'extraction du cristallin que si tous les autres moyens ont échoué.

Ne recourir à l'intervention que beaucoup plus tard, quand tous les phénomènes aigus ont disparu. Si le traumatisme produit plus tard un strabisme, opérer la cataracte le plus tôt possible.

— Tillaux. —

En cas de douleurs violentes : sangsues à la tempe. Instillation d'atropine dans l'œil et recouvrir la région avec des compresses glacées. Éviter autant que possible d'ouvrir les foyers sanguins dans l'œil et dans l'orbite. En cas de distension considérable avec douleurs vives, débrider la cornée ou faire un débridement au niveau d'un des culs-de-sac oculo-palpébraux.

S'il existe une luxation sous-conjonctivale du cristallin, extraire cet organe par une incision de la conjonctive, quelques jours après l'accident.

Contusion du poumon.

— Peyrot. —

Dans les cas graves : injections d'éther, applications chaudes, boissons stimulantes. Combattre la dyspnée par les injections de morphine, l'hémorrhagie par l'immobilité, les ventouses sèches, la ventouse Junod, la ligature des membres.

Convulsions des enfants. (Voir *Eclampsie.*)

Coqueluche.

— Descroizilles. —

    Poudre de racine de belladone.   1 gr.
    Sucre. . . . .   20 gr.

Pour 100 paquets : 2 à 6 par jour.

Ou bien :

  Valérianate de caféine . . . . . 1 gr. 25
  Sucre. . . . . 3 gr.

Pour 25 paquets : 2 à 6 jour.

Ou bien :

  Sirop d'opium. . . . . . . ⎫
  — d'éther . . . . ⎬ ââ 40 gr.
  — de belladone. . . . ⎪
  — de fleurs d'oranger. . ⎭

2 à 4 cuillerées à café par jour.

— Huchard. —

  Bromoforme. . . . . . . de 4 à 20 gouttes

par jour en 6 ou 8 fois, très diluées dans une potion ou une infusion chaude.

— Moizard. —

  Sulfate de quinine. . . . . 1 gr.
  Poudre de benjoin. . . . . ⎱ ââ 5 gr.
  Salicylate de bismuth . . . ⎰

Pour insufflations nasales.

— N. Gueneau de Mussy. —

  Musc. . . . . 0 gr 20
  Bromure de potassium . . . 2 à 3 gr.
  Sirop de fleurs d'oranger . . 45 gr.
  —   d'éther. . . . . . 15 gr.
  Eau de laurier-cerise . . . . 6 gr.

Aux enfants de 8 à 10 ans : 3 cuillerées à dessert dans les 24 heures, une le matin, une dans la soirée, une dans la nuit.

— G. Sée. —

  Poudre de racine de belladone. 0 gr. 20
  Poudre de Dower. . . . . 0 gr. 20
  Soufre sublimé . . . . 4 gr.
  Sucre en poudre . . . . Q. s.

1 à 2 prises par jour.

— J. Simon. —

Teinture de belladone . . .	
Alcoolature de racine d'aconit	ââ X gouttes.
Eau de laurier-cerise	10 gr.
— de tilleul.	60 gr.
— de fleur d'oranger.	10 gr.
Sirop de lactucarium	30 gr.

Par cuillerées à café.

Ou bien :

Teinture de belladone . . .	
Alcoolature de racine d'aconit	ââ 5 gr.

X gouttes matin et soir.

Ou bien :

Sirop de tolu	
— belladone.	ââ 30 gr.
— codéine	

Une cuillerée à café, matin et soir, chez les enfants au-dessus de 2 ans.

Cor et Durillon.

— Tillaux. —

Ramollir l'épiderme par un bain.
Enlever par grattage, ou couche par couche avec le bistouri, les lamelles épidermiques, sans intéresser le derme ou bien mettre sur le cor :

Acide salicylique	1 gr.
Collodion.	15 gr.

Corps flottants articulaires.

— Reclus. —

Par une incision directe et large, arriver sur le corps étranger que l'on saisit et qu'on extirpe. Appliquer ensuite l'appareil ouaté de Guérin.

Corps étrangers de l'estomac.

— Peyrot. —

Si les corps étrangers peuvent être rejetés facilement, on peut provoquer le vomissement, mais s'ils ne sont pas toxiques, mieux vaut les laisser passer dans l'intestin. On facilite ce passage en faisant prendre des matières féculentes.

Si le corps étranger est volumineux, on a recours à la taille stomacale ou gastrostomie.

Corps étrangers de l'œil.

— Tillaux. —

Extraire le corps étranger. S'il siège dans la chambre antérieure, l'enlever avec une curette ou une pince après paracentèse de la cornée. S'il est fixé sur l'iris, l'enlever en excisant la partie de l'iris dans laquelle il est implanté. Si le globe est détruit, on fait l'énucléation.

Corps étrangers de l'œsophage.

— Peyrot. —

L'*œsophagotomie externe* est la seule ressource qui reste pour les corps étrangers qui ne peuvent être extraits par la bouche ou refoulés dans l'estomac. Elle n'est praticable que si le corps étranger occupe la région cervicale ou la partie tout à fait supérieure de la région thoracique. Pourvu qu'il ne dépasse pas la première pièce du sternum, on peut encore avoir avantage à aller saisir le corps étranger par la plaie œsophagienne, au moyen de longues pinces.

Corps étrangers de l'urèthre.

— Guyon. —

Quand le corps étranger occupe la portion profonde de l'urèthre, ne pas chercher à l'attirer en avant. Chercher à le rejeter dans la vessie. Une fois ce but atteint, lithotritie. Pour refouler le corps étranger, se servir d'une grosse bougie de cire. Si on ne peut refouler le corps étranger, prendre une bougie fine et la faire cheminer jusqu'au delà du corps étranger. L'écoulement de l'urine se fait mieux et le corps étranger se dégage. Le malade doit rester couché et uriner dans cette position et le calcul retombe de lui-même dans la vessie ou devient mobile dans le canal.

S'il s'agit d'un calcul arrêté dans la région *pénienne*, surtout dans la fosse naviculaire, débrider le méat ou introduire une sonde cannelée entre le calcul et la paroi inférieure de l'urèthre et basculer.

S'il s'agit d'un corps étranger arrêté dans la région pénienne, se garder de faire une boutonnière uréthrale. Recourir à la curette articulée. On saisit le corps étranger entre la cuiller et la curette, passée derrière lui, et une bougie en cire fortement appliquée sur sa face antérieure. Faire l'extraction en suivant la paroi supérieure de l'urèthre.

Corps étrangers de la vessie.

— Bouilly. —

Extraction par les voies naturelles.

En cas d'incertitude sur la nature, le volume, le siège des corps étrangers, faire la taille hypogastrique. Celle-ci est indispensable quand le corps étranger est volumineux, incrusté de concrétions calcaires et fixé sur un point de la vessie.

Chez la *femme*, taille vaginale suivie de suture immédiate ou consécutive de la vessie, quand on ne peut retirer le corps étranger après dilatation de l'urèthre.

Corps étrangers des voies aériennes.

— Peyrot. —

La laryngotomie et la trachéotomie sont indiquées seulement dans le cas où les corps étrangers provoquent des spasmes dangereux ou menacent, par leur volume, d'amener l'asphyxie. Il faut toujours penser à la possibilité d'une expulsion spontanée hâtive ou tardive pour les corps d'un petit volume.

Coryza aigu.

— LERMOYEZ. —

Traitement abortif.

Acide phénique pur .... ⎱ ââ	5 gr.
Ammoniaque .... ⎰	
Alcool à 90°.	10 gr.
Eau distillée.	15 gr.

Toutes les heures, verser 10 gouttes sur du papier buvard et en respirer les vapeurs par le nez.

Ou bien priser, toutes les heures, une forte pincée de

Chlorhydrate de cocaïne	0 gr. 50
Menthol	0 gr. 25
Salol	5 gr.
Acide borique	15 gr.

Ou bien : prendre en deux fois, trente gouttes de

Teinture de belladone ... ⎱	
Alcoolature de racines d'aco- ⎰ ââ	4 gr.
nit	

Traitement palliatif. Pulvérisations d'une solution tiède et bouillie de cocaïne au 100ᵉ, toutes les 2 ou 3 heures.

Ou bien priser

Chlorhydrate de cocaïne ...	0 gr. 50
Menthol	0 gr. 25
Salicylate de bismuth ... ⎱ ââ	5 gr.
Sucre de lait .... ⎰	

Ou bien pulvériser dans le nez.

Menthol.	1 gr.
Huile d'olives.	20 gr.

Pour calmer les névralgies et l'infection générale, prendre à chacun des trois repas un cachet de

Chlorhydrate de quinine ...	0 gr. 25
Antipyrine.	0 gr. 50

Pour prévenir l'*érythème* des narines, graisser l'orifice du nez avec de la vaseline boriquée.

Pas de *lavages* du nez à la période aiguë.

Coryza aigu des nouveau-nés.

— LERMOYEZ. —

Instiller dans les narines quelques gouttes d'huile mentholée à 2 0/0. *Pas de cocaïne*.

Avant chaque tétée, débarrasser mécaniquement le nez avec une douche d'air donnée avec la poire de Politzer.

Corps fibreux. (Voir *Fibromes*.)

Couperose. (Voir *Acné rosacea*.)

Coxalgie. (Voir *Tumeur blanche*.)

Crampes douloureuses des femmes enceintes.

— TARNIER. —

Pour prévenir le retour des crampes, entretenir la liberté du ventre ; calmer l'irritabilité du ventre par les opiacés. Au moment où surviennent les crampes, masser les muscles contracturés. Étendre fortement la jambe, le pied et les orteils si la crampe siège dans les fléchisseurs, les fléchir si elle siège dans les extenseurs.

Crevasses du sein. (Voir *Excoriations du mamelon*.)

Croup. (Voir *Diphtérie et Trachéotomie*.)

Cure radicale des hernies.

— TILLAUX. —

Réduire la hernie. Ouverture large et dissection du sac. Si celui-ci contient de l'épiploon adhérent, on le réséque aussi haut que possible. On détruit les adhérences de l'intestin quand il y en a et on le réduit. Arrivé au collet du sac, on l'attire en bas. On sectionne le péritoine aussi haut que possible et on le suture en forme de bourse. On essaie ensuite de diminuer la largeur de l'anneau en rapprochant les piliers par des sutures. Si le sac contient de l'épiploon, on s'en sert pour former une sorte de bouchon qui oblitère le collet. — Suture de la peau. Drainage. Pansement compressif.

Curettage de l'utérus. (Voir *Endométrite septique*.)

Cystite aiguë.

— Bouilly. —

Sangsues à l'hypogastre, au périnée ou à l'anus. Grands bains prolongés, cataplasmes. Injections émollientes chaudes dans le rectum. A l'intérieur : opium, lavements au chloral. Suppositoires belladonés contre la douleur et le ténesme vésical. Boissons émollientes chaudes. Térébenthine, lithine, essence de santal, eaux de Vichy, de Vittel, de Contrexéville, pour modifier la composition des urines.

Si la cystite reconnaît pour cause un corps étranger ou des fragments de calcul après une lithotritie, faire la taille. Combattre la rétention d'urine par le cathétérisme répété 3 ou 4 fois par jour. Évacuer *lentement* et *incomplètement* la vessie. Si les urines sont altérées, injections modificatrices.

— Guyon. —

Hygiène sévère. Prohiber les boissons alcooliques. Régime lacté. Boissons alcalines. Bains. Réserver les émissions sanguines (sangsues) pour les cas suraigus.

Injections hypodermiques de morphine.

Les lavages vésicaux sont contre-indiqués dans toute cystite aiguë, d'autant plus que celle-ci est plus douloureuse.

Quand la douleur ne cède pas aux antiphlogistiques et aux calmants, recourir aux *instillations de nitrate d'argent*. Cette méthode est applicable aux cas les plus aigus, même et surtout à ceux qui s'accompagnent de petites hémorrhagies à la fin de la miction.

Faire uriner le malade avant l'opération. Éviter tout lavage boriqué avant ou après. Choisir un instillateur n° 13 ou 14. Une fois la région membraneuse dépassée, on ramène le talon vers le sphincter. Pour être sûr de ne pas s'être trop avancé, on commence l'instillation dans la portion prostatique.

La dose employée est de 20 à 30 gouttes d'une solution de nitrate d'argent à 1/50. Au bout de quelques jours, on peut employer une solution au 1/40 et même au 1/20.

— HUCHARD. —

> Chlorhydrate de morphine. . . 0 gr. 12
> Beurre de cacao. . . . . 12 gr.

Pour 6 suppositoires : 2 par jour.

D'après ULTZMANN (de Vienne) :

> Lupulin. . . . . 1 gr.
> Chlorhydrate de morphine. . . 0 gr. 05
> Sucre en poudre . . . . 4 gr.

En 5 paquets : 2 par jour.

Ou bien :

> Aloès pulvérisé . . . . 1 gr.
> Chlorhydrate de morphine. . . 0 gr. 05
> Sucre en poudre . . . . 3 gr.

En 10 paquets : 2 à 3 par jour.

Cystite blennorrhagique.

— BOUILLY. —

Pour les cas aigus, voir *Cystite aiguë*.

Dans les cas chroniques, le meilleur moyen de combattre la fréquence et la douleur des mictions consiste dans l'instillation d'une solution au 50ᵉ de nitrate d'argent dans l'urèthre profond et, au besoin, dans la vessie (voir *Blennorrhagie chronique*). On peut également recourir à la dilatation progressive à l'aide des bougies Béniqué.

— GUYON. —

Instillation dans la vessie d'une solution de nitrate d'argent au 50ᵉ, qu'on renouvelle au besoin les jours suivants.

Cystite chronique.

— Bouilly. —

Toutes les fois qu'elle dépend d'un obstacle au cours des urines, la première indication est de le supprimer. Eaux d'Evian, de Vittel, de Contrexéville, Vals, Vichy, pour agir sur les parois vésicales ou sur l'urine altérées. Balsamiques.

Contre l'alcalinité des urines :

Acide benzoïque	2 à 6 gr.
Glycérine neutre	4 à 6 gr.
Julep gommeux.	120 gr.

Traitement local. — Révulsifs sur la région hypogastrique. Quand il y a rétention d'urine, évacuer la vessie deux à quatre fois par jour. Ne pas évacuer complètement la vessie et retirer la sonde avant que la vessie soit vide.

Agir avec précaution, s'il y a pyélo-néphrite. Les *injections intra-vésicales* sont indiquées quand l'urine stagne et se décompose dans la vessie. Elles seront faites doucement avec une seringue et une sonde béquille à calibre intérieur aussi large que possible et munie d'yeux larges. Le liquide, à une température de 37° à 38°, sera injecté par petits coups. Dès que 40 à 50 grammes auront été introduits, les laisser ressortir. Les lavages seront très courts, si la muqueuse est très sensible.

Les liquides à employer sont : le nitrate d'argent en solution à 1/500, l'acide phénique à 1 0/0, l'acide borique à 3 ou 4 0/0, le sulfate de cuivre à 1 ou 2 0/0, le tanin à 1 ou 2 0/0 surtout dans l'hémorrhagie vésicale. L'acide borique empêche bien la fermentation ammoniacale.

Quand il y a uréthro-cystite, dans la cystite blennorrhagique chronique, le traitement par excellence est l'instillation de 10 à 25 gouttes d'une solution de nitrate d'argent à 1/50 déposées à la région prostatique de l'urèthre.

Contre certaines cystites chroniques, rebelles, chez la *femme*, on peut recourir à la création d'une fistule vésico-vaginale qu'on maintient ouverte à l'aide d'un petit tube de verre ayant la forme d'un bouton de chemise.

— Guyon. —

Diluer l'urine. Eaux de Vittel, Contrexéville, Capvern,

Térébenthine de Venise . . } ââ 10 centigr.
Extrait de quinquina. . . .
Magnésie calcinée. . . . . . . Q. s.

Pour une pilule, 4 à 6 par jour.

Injections vésicales. Introduire peu de liquide à la fois, 50 à 80 gr. au plus. S'arrêter quand le liquide injecté ressort limpide. On peut employer :

Nitrate d'argent . . . . 1 gr.
Eau distillée. . . . . 500 gr.

— Guyon. —

Instillations de sublimé. Indiquées quand la cystite résiste au nitrate d'argent.

Titrage de la solution. Dans les cystites récentes : titrage maximum 1 pour 2000. Dans les anciennes : 1 pour 1000 à 1 pour 500. — *Dose* de chaque instillation : 2 à 5 gr. dans la vessie, 10 à 15 gouttes dans l'urèthre postérieur.

Il faut que la vessie soit *vide* avant de faire l'instillation. L'instillateur sera du calibre 12 ou 14. Avoir soin de retirer la seringue munie de l'instillateur, une fois l'opération terminée.

Le malade ne doit pas rester sur le dos. Il faut le mettre dans le décubitus latéral droit et gauche, puis sur le ventre pour promener le liquide dans toute la vessie.

Cystite tuberculeuse.

— Guyon. —

Traitement général : Huile de foie de morue, créosote; Régime lacté. Éviter les instillations de nitrate d'argent. — Voir : *Cystite chronique.*

Cystocèle.

— Bouilly. —

La cystocèle inguinale réductible doit être maintenue à

l'aide d'un bandage herniaire. Si elle est irréductible par adhérence aux parties voisines, disséquer ces adhérences et réduire l'organe. — Contre l'engouement, ponctionner la poche et faire un lavage. — S'il y a des calculs, les retirer par la cystotomie et tenter la cure radicale de la cystocèle en excisant et suturant les parois vésicales herniées.

D

Dartres. (Voir *Pityriasis, Eczéma, Séborrhée*.)

Dentition (accidents de la).

— Descroizilles. —

Faire mâcher à l'enfant une racine de guimauve. Débrider la gencive avec une lancette.

— E. Besnier. —

Lorsque la dentition laborieuse s'accompagne de dermatite prurigineuse.

1º Quatre fois par jour, frictionner les gencives avec :

Borate de soude	0 gr. 50
Teinture de safran	11 gouttes.
Glycérine.	} āā 25 gr.
Eau de roses	

2º Donner, au premier déjeuner, un paquet de :

Phosphate de chaux.	} āā 0 gr. 10
Phosphate de soude.	

3º Lotions matin et soir avec de l'eau amidonnée. On ajoutera dans un litre une cuillerée à café de :

Salol.	2 gr.
Alcool.	} āā 50 gr.
Glycérine.	

Poudrer ensuite avec de l'amidon.

— Comby. —

Attouchements avec :

Cocaïne	0 gr. 50
Sirop de belladone.	10 gr.

Dermalgie.

— HARDY. —

Donner le sulfate ou valérianate de quinine ; les opiacés (poudre de Dower) ; les préparations de valériane et de datura (pilules de Méglin) ; l'antipyrine.

Désinfection des éponges.

— TERRIER. —

Commencer par les battre avec un maillet, pour les débarrasser des débris calcaires. Les laver à grande eau et les exprimer. Les plonger successivement pendant une heure dans l'acide chlorhydrique à 1/50 et, pendant 20 minutes, dans une solution de permanganate de potasse à 5 0/00. Deuxième lavage à grande eau. Les blanchir ensuite dans une solution de bi-sulfite de soude à 2 0/0, additionnée d'un peu d'acide chlorhydrique. Laver à l'eau bouillie et conserver dans une solution antiseptique.

Diabète.

— HUCHARD. —

Antipyrine. . . . . 2 à 3 gr.

A prendre chaque jour pendant 3 semaines à un mois. On cesse ensuite pendant 15 jours et on reprend une autre série. Pour éviter les effets fâcheux sur les voies digestives, on peut prescrire :

Antipyrine . . . . 20 gr.
Bicarbonate de soude. . . . . . 10 gr.

Pour 20 paquets, 3 à 4 par jour à 4 ou 5 heures d'intervalle.

Le *bromure de potassium* peut amener une dépression nerveuse fâcheuse. Si on l'emploie, il ne faut pas dépasser 3 à 4 grammes par jour et on doit en cesser l'emploi pendant 10 jours au moins, chaque mois.

Les *eaux de Vichy* sont contre-indiquées dans tous les cas où il existe des signes d'épuisement nerveux ou d'épuisement consomptif, surtout dans la tuberculose pulmonaire, chez les congestifs, les artérioscléreux, les cardiopathes. Elles sont indiquées chez les diabétiques hépatiques avec congestions répétées du foie, chez les diabétiques obèses, chez ceux atteints de goutte et de gravelle, chez ceux qui ne font pas d'exercice et éliminent beaucoup d'acide urique.

Chaque mois, on peut prescrire l'antipyrine pendant 10 jours et pendant 20 jours l'arsenic :

    Arséniate de soude . . . . 0 gr. 10
    Chlorure de sodium . . . . ⎫
    Carbonate ou benzoate de ⎬ āā 10 gr.
       lithine . . . . ⎭

pour 100 pilules recouvertes de gélatine ou de tolu fluidifié par l'éther, 5 à 15 par jour.

— RENAULT. —

Antipyrine. — 3 gr. par jour, 1 gr. de 4 heures en 4 heures et loin du repas. On peut ajouter 0 gr. 50 de bicarbonate de soude par gramme d'antipyrine.

L'antipyrine est contre-indiquée quand : 1° après 6 à 8 jours de traitement, le sucre ne s'abaisse pas rapidement, de 25 0/0, par exemple ; 2° la diminution de la polyurie s'accompagne d'une densité plus grande de l'urine ; 3° il y a diminution de l'appétit et affaiblissement général ; 4° le diabète se complique d'albuminurie.

— A. ROBIN. —

Aliments et boissons défendus. Sucre ; miel ; fruits sucrés, fruits secs. Confitures, glaces, pâtisseries. Melon, betteraves, carottes, navets, radis, farineux. Pain, riz, maïs, fécule, tapioca. Pâtes alimentaires.

Vins mousseux, doux, bière, limonade, eaux très gazeuses, liqueurs, lait, chocolat.

Le pain est remplacé par 100 à 150 grammes de pommes de terre.

Médication alternante. 1ʳᵉ *période.* Pendant 4 à 5 jours, prendre, une heure avant le déjeuner et le dîner, un paquet de :

| Antipyrine. . . . . | 0 gr. 75 à 1 gr. |
| Bicarbonate de soude. . . . | 0 gr. 50 à 0 gr. 75 |

dissous dans un peu d'Eau de Vals.

2e *période*. Pendant 15 jours : avant le déjeuner prendre un cachet de :

| Sulfate de quinine . . . . | 0 gr. 40 |

Continuer 6 jours, cesser 4 jours, reprendre 6 jours.

Avant le déjeuner et le dîner, prendre un cachet de :

Arséniate de soude	0 gr. 002 à 0 gr. 003
Carbonate de lithine . . .	0 gr. 10 à 0 gr. 15
Codéine	0 gr. 02 à 0 gr. 05
Poudre de thériaque. . . .	0 gr. 25
Extrait de quinquina sec .	0 gr. 40

3e *période*. Pendant 8 jours : les 1er et 2e jours, une pilule toutes les 6 heures ; les 3e et 4e jours, une toutes les 4 heures ; les 5e et 6e jours, une toutes les 3 heures ; les 7e et 8e jours, une toutes les 6 heures ; les 9e et 10e jours, toutes les 8 heures, de :

Extrait de belladone.	0 gr. 005
— thébaïque.	0 gr. 01
— valériane.	0 gr. 10
Poudre de quinquina	Q. s.

pour une pilule.

Faire boire, dans la journée, de préférence aux repas, de l'eau bouillie additionnée de 8 gr. de *bicarbonate de soude* par litre.

Si la belladone est mal supportée, remplacer les pilules par 2 à 3 gr. de *bromure de potassium* pris en 3 fois.

Au bout d'un mois de traitement : continuer les eaux alcalines, s'il y a de l'azoturie. Si l'urée tombe au-dessous de la normale ou si le malade s'affaiblit, cesser les alcalins et donner, aux repas, une pilule de :

Tartrate ferrico-potassique. . .	0 gr. 10
Poudre rhubarbe	0 gr. 05
— noix vomique	0 gr. 02
Extrait de quinquina.	0 gr. 20

Diabète infantile.

— A. ROBIN. —

Combiner les traitements alternant et tonique. Insister sur l'alimentation grasse : huile de foie de morue. N'employer les opiacés qu'avec une grande réserve. Essayer le *glycéro-phosphate de fer*.

Diabète avec azoturie.

— A. ROBIN. —

Huile de foie de morue : alimentation grasse, préparations ferrugineuses, glycéro-phosphate de fer. Amers, strychniques.

Traitement hydro-minéral. Vichy et Carlsbad pour les diabétiques gros mangeurs chez qui il y a excès d'urée urinaire. Quand l'affaiblissement du diabétique frise la cachexie : *Ems, Royat, Pougues* et ensuite *Forges, Spa*. Les eaux minérales chlorurées sodiques fortes sont contre-indiquées au début et dans la période d'activité du diabète. Elles sont indiquées chez les malades dont la nutrition fléchit et chez qui l'urée tend à s'abaisser.

Diabète avec oxydations abaissées.

— A. ROBIN. —

Toniques. Sulfate de quinine avec quinquina, amers. Inhalations d'oxygène. Frictions, massage, hydrothérapie. 3 pilules par jour, au début du repas, de :

Sulfate de quinine	0 gr. 10
Poudre de fève St-Ignace . . .	0 gr. 01
— d'ipéca	0 gr. 01 à 0,02
Extrait quinquina.	0 gr. 10

pour une pilule.

Diarrhée.

— DEBOVE. —

De 200 à 400 gr. de *silicate de magnésie* par jour, dans une boisson aromatique ou dans du lait.

— Dujardin-Beaumetz. —

    Sous-nitrate de bismuth . . . . 1 à 10 gr.
    Gomme adragante . . . . 1 gr.
    Sirop . . . . 30 gr.
    Eau de laitue . . . . 120 gr.

Par cuillerées à bouche.

Ou bien :

    Opium brut en poudre . . . . . 0 gr. 20
    Craie préparée . . . . } ââ 10 gr.
    Sous-nitrate de bismuth . .

En 10 paquets : un paquet avant le repas.

Ou bien :

    Tanin . . . . 0 gr. 50
    Laudanum de Sydenham . . . . X gouttes.
    Conserve de roses . . . . 10 gr.

Pour un électuaire.

    Laudanum de Sydenham . . . . X gouttes.
    Sous-nitrate de bismuth . . . . 10 gr.
    Sirop de ratanhia . . . . 30 gr.
    Eau de menthe . . . . 10 gr.
      — laitue . . . . 70 gr.

Par cuillerées à bouche.

Ou bien :

    Racine de ratanhia . . . . . . 20 gr.
    Eau . . . . 1000 gr.

Pour tisane.

Ou bien :

    Cachou concassé . . . . 8 gr.
    Eau bouillante . . . . 1 litre.

Pour tisane.

    Tanin . . . . 1 gr.
    Laudanum de Sydenham . . . . VI gouttes.
    Eau . . . . 300 gr.

Pour un lavement.

Ou bien :

    Extrait de ratanhia . . . . 5 gr.
    Eau. . . . . 300 gr.

Faire bouillir une demi-heure. Pour un lavement.

    Poudre de cachou . . . . 2 à 10 gr.
    Eau chaude. . . . . 250 gr.

Pour lavement.

— MARFAN. —

    Benzo-naphtol. . . . . 0 gr. 50

pour un cachet. — Faites 10 cachets semblables. Un cachet trois fois par jour, à chacun des trois repas. Si la diarrhée est intense et si les coliques sont vives, prendre en même temps que chaque cachet, 4 gouttes de laudanum de Sydenham dans un peu d'eau.

Diarrhée infantile.

— DESCROIZILLES. —

    Calomel. . . . . 0 gr. 15
    Sucre de lait . . . . 1 gr.

En 3 paquets, à donner dans la journée, dans la diarrhée bilieuse.

    Diascordium. . . . .   ⎱ āā 1 gr.
    Sous-nitrate de bismuth . . ⎰
    Eau de mélisse . . . . 10 gr.
    Eau de fleurs d'oranger . . . . 50 gr.
    Sirop de grande consoude . . . 20 gr.
    Sirop simple . . . . 10 gr.

Par cuillerées à bouche.

    Sous-nitrate de bismuth. . . . 4 gr.
    Eau de menthe. . . . . 10 gr.
    Eau de tilleul . . . . 50 gr.
    Sirop de ratanhia . . . . . ⎱ āā 10 gr.
      —   coings . . . . . . ⎰
      —   simple. . . . . 20 gr.

— Grancher. —

> Acide lactique . . . . 2 gr.
> Eau distillée. . . . . } ââ 50 gr.
> Sirop de framboise . . . .

Par cuillerées à café, tous les quarts d'heure ou toutes les demi-heures.

— Hayem. —

> Acide lactique . . . . 2 gr.
> Essence de menthe . . . . . . I à II gouttes.
> Eau distillée. . . . . 95 gr.
> Sirop. . . . . 15 gr.

Une cuillerée à café un quart d'heure après chaque tétée et, dans les cas graves, tous les quarts d'heure.

— Le Gendre. —

Examiner les déjections avec du papier de tournesol. Dans la diarrhée par *polycholie*, elles sont en général *acides*. Prescrire alors le *bicarbonate de soude* : 1 gr. 25 par kilogramme du poids de l'enfant.

Dans la *diarrhée verte microbienne*, les garde-robes sont neutres ou *alcalines*. Donner alors

> Acide lactique . . . . 2 gr.
> Sirop. . . . . 20 gr.
> Eau. . . . . 80 gr.

Une cuillerée à café toutes les demi-heures.

— J. Simon. —

I. *Nouveau-né*. — 1° Surveiller la nourriture de la nourrice. Régler les tétées toutes les deux heures. Si l'enfant n'est pas nourri au sein, vérifier la qualité du lait, la propreté du biberon.

2º Avant et après chaque tétée, donner une cuillerée à café d'eau de Vals (St-Jean) ou d'eau de chaux.

3º Lavement d'eau de guimauve matin et soir.

4º Tous les jours, une pincée de magnésie calcinée dans une cuillerée d'eau très sucrée.

II. *Enfant récemment sevré*. — 1º Alimentation modérée et choisie : aliments liquides ou réduits en pulpe ; lait, laitage ; œufs, panade ; bouillon bien dégraissé ; purée de volaille. Heures des repas très régulières.

2º Au repas : eau vineuse. Remplacez l'eau ordinaire par de l'eau de Vals (St-Jean) pendant 4 à 5 jours, puis par l'eau d'Alet.

3º Matin et soir, lavement d'eau de guimauve.

4º Une 1/2 cuillerée à café de magnésie comme laxatif.

III. *Au-dessus de 2 ans*. — Mêmes règles hygiéniques. De plus :

1º Le matin, une tasse à café de houblon sucré avec une cuillerée à dessert de sirop d'écorces d'oranges amères.

2º A la fin du repas de midi, une cuillerée à soupe de vin de pepsine additionné de quantité égale d'eau d'Alet.

3º Veiller à ce que les enfants mâchent bien. Viandes très cuites hachées, légumes bien cuits et passés au tamis.

4º Avant chaque repas, deux fois par jour, 5 gouttes de la solution ci-dessous dans une cuillerée à soupe d'eau :

Teinture de quinquina. . . . . 5 gr.
—   rhubarbe. . . . } āā 2 gr.
—   colombo. . . . }

Ou bien :

Noix vomique. . . . . 0 gr. 50
Laudanum de Sydenham. . . . 1 goutte.
Sous-nit. de bismuth . . . . . 2 gr.
Diascordium . . . . 0,50 à 2 gr.
Julep. . . . . 120 gr.

Par cuillerée à bouche.

Diarrhée des tuberculeux.

— Hérard. —

> Oxyde de zinc. . . . . 3 gr. 50
> Bicarbonate de soude . . . . . 0 gr. 50

Diviser en 4 paquets, à prendre séparément dans les 24 heures.

Dilatation de l'estomac.

— Barth. —

Régime. — Interdire plus ou moins complètement les potages liquides, les ragoûts, les sauces grasses, les condiments épicés, les salades, les féculents en coque, les entremets sucrés, les pâtisseries et les fruits crus. Supprimer la mie de pain, les pâtes fermentées, le vin rouge et les liqueurs alcooliques.

Permettre les œufs, les viandes bien cuites, le poisson bouilli, les purées de légumes passées, le fromage pas trop fort, les fruits cuits. Pain grillé ou en croûte. Boisson : thé léger avec lait, bière coupée avec moitié eau de Vals, eau pure aromatisée avec une très petite quantité de bonne eau-de-vie. Les repas seront pris à 8 heures d'intervalle, ils seront modérément abondants. La quantité de boisson ne dépassera pas un verre et demi par repas. Le malade ne prendra rien dans l'intervalle. On peut permettre, entre 7 et 8 heures du matin, un œuf à la coque ou une tasse de cacao sans pain.

S'il y a des signes de stagnation alimentaire : alcalins, poudres absorbantes, acide chlorhydrique. Celui-ci est prescrit à la dose de 2 à 4 gouttes, dans un quart de verre d'eau, 2 ou 3 heures après le repas. De temps en temps, léger purgatif. Au début, le lavage de l'estomac est souvent utile. Ne le répéter que si l'estomac ne se vide pas bien.

— Bouchard. —

Faire, par jour, 2 repas séparés par un intervalle de 9 heures ou 3 repas. L'intervalle sera alors de 4 heures entre le premier et le second et de 8 heures entre le deuxième et le troisième. Le malade mangera lentement en mâchant avec soin. Eviter les aliments liquides. Prescrire la croûte de pain ou le pain grillé. On pourra, pour le déjeuner, prendre un œuf à la coque et des fruits cuits. Pour le dîner : viandes chaudes braisées, viandes froides, viandes en purée, poisson bouilli, légumes en purée, crême, riz au lait, fruits en compote. Ne permettre, parmi les fruits frais, que les fraises, les pêches et le raisin. Ne boire qu'un verre et demi par repas. Pas de vin pur. Couper le vin avec des eaux minérales.

— Huchard. —

Quand la dilatation est peu considérable avec un léger état de putridité stomacale et intestinale.

Salicylate de bismuth . . .
Magnésie anglaise. . . . . } ââ 10 gr.
Bicarbonate de soude . . .

En 30 cachets, un à chaque repas.

Quand la maladie est plus avancée.

Salicylate de bismuth . . .
Naphtol α. . . . . } ââ 10 gr.
Charbon. . . . .

Pour 30 cachets, même administration.

Ne permettre que 300 gr. de boisson par repas. Mettre, entre les deux repas, un intervalle de 7 heures. Ordonner les viandes rôties ou grillées, les œufs, les légumes en purée. Défendre la soupe.

Dilatation bronchique.

— Rendu. —

Contre les accidents inflammatoires pulmonaires : révulsifs.

Contre le catarrhe : balsamiques (térébenthine, créosote, tolu, eucalyptol). Dans certains cas, la *pneumotomie* est indiquée.

Diphtérie.

— CADET DE GASSICOURT. —

Technique des injections de sérum antidiphtérique : Doses :

Chez les enfants de 1 mois à 2 ans. 5 cm. cubes.
              après 2 ans . . . . 10 —
              après 12 ans. . . . 10 à 20 —

L'injection est renouvelée en se guidant sur l'état de l'enfant. Le *lieu d'élection* pour l'injection est le flanc.

En même temps on fait de grandes irrigations avec l'eau boriquée à 40 0/00 ou l'eau chlorurée : 50 gr. de liqueur de Labarraque pour un litre d'eau. Trois fois par jour, on bourre *les narines* avec de la vaseline boriquée à 10 0/0.

— GAUCHER. —

1° *Ablation des fausses membranes*. Elle doit être faite avec la plus grande douceur. Il faut enlever toutes les fausses membranes, mais on ne doit produire que le moins de lésions possible. Se servir de pinceaux de molleton.

2° *Badigeonnage de la muqueuse*. On se sert de :

    Camphre. . . . . 20 gr.
    Huile de ricin. . . . . 15 gr.
    Alcool à 90°. . . . . 10 gr.
    Acide phénique cristallisé. . . 5 gr.
    Acide tartrique . . . . 1 gr.

L'ablation de la fausse membrane et l'application de la mixture doivent être répétées toutes les 3 ou 4 heures et même plus souvent si les fausses membranes se reproduisent rapidement.

Il est permis de faire, toutes les 2 heures, des irrigations phéniquées avec la solution au centième.

— HUTINEL. —

Pour les attouchements, prescrire :

> Acide phénique cristallisé . . . 5 gr.
> Camphre . . . . 20 gr.
> Alcool à 90° . . . . 10 gr.
> Glycérine pure . . . . 25 gr.

Badigeonner toutes les 3 ou 4 heures.

Toutes les 2 heures, injection avec :

> Acide borique. . . . . 40 gr.
> Eau distillée . . . . 1000 gr.

Pulvérisation toutes les demi-heures avec ce même liquide. Se servir du pulvérisateur de Lucas-Championnière. Approcher l'instrument le plus près possible de la bouche.

Vaporisations, dans la chambre du malade, avec un fourneau de cuisine sur lequel on met deux casseroles contenant chacune environ 2 litres d'eau. Dans ces casseroles on verse, toutes les 3 heures, une cuillère à soupe de :

> Acide phénique. . . . . 280 gr.
> — salicylique . . . . 56 gr.
> — benzoïque. . . . . 112 gr.
> Alcool pur . . . . 468 gr.

— HUCHARD. —

Pulvérisations continuelles d'acide phénique dans la chambre, d'après le procédé de Renou.

Toutes les heures ou toutes les demi-heures, irrigation par la bouche avec une solution d'acide salicylique à 1,5 ou 2 pour 1000.

Badigeonnages fréquents avec un pinceau trempé dans une solution d'acide salicylique.

> Acide salicylique . . . . 4 gr.
> Alcool à 90°. . . . . 40 gr.
> Eau distillée . . . . 80 gr.

(D'après Bergeron.) Ne pas excorier la muqueuse.

DIPH

Huchard préfère :

Acide salicylique	5 gr.
Alcool à 60°.	
Eau distillée	ââ 40 gr.
Glycérine.	

A l'intérieur : acide salicylique 0 gr. 50 à 1 gr.

— SEVESTRE. —

Dans les cas de *diphtérie pure, non associée*, le sérum de Roux ne détermine pas d'accidents sérieux. *L'injection est donc de règle.*

Dans les cas de *diphtérie associée au streptocoque*, le sérum peut causer des accidents, parfois effrayants, mais sans gravité réelle. La crainte de ces accidents ne doit pas empêcher de recourir aux injections de sérum.

Les seuls cas où l'hésitation est permise sont ceux dans lesquels il y a des streptocoques abondants associés au bacille court.

Dans les cas où l'examen révèle le streptocoque sans bacille de Lœffler, le sérum ne peut avoir aucune action favorable. Il est au moins inutile. *Mieux vaut s'abstenir.*

Quand on ne peut faire l'examen bactériologique, s'il s'agit d'une angine *légère*, au début, il vaut mieux attendre le résultat de l'examen, à condition de suivre le malade et de se tenir prêt à faire l'injection si le mal fait des progrès.

Si la maladie présente quelques caractères de gravité, surtout s'il s'agit d'un croup, ne pas attendre le résultat de la culture et faire l'injection.

— J. SIMON. —

Acide salicylique.	0,50 à 1 gr.
Alcool	Q. s. pr diss.
Glycérine.	40 gr.
Infusion d'eucalyptus.	60 gr.

Frotter avec une certaine force avec un pinceau imbibé de ce liquide, de façon à détacher les parties les moins adhérentes, sans toutefois excorier la muqueuse sous-jacente. Répéter le badigeonnage toutes les heures pendant le jour et trois fois dans la nuit, à partir de 9 heures du soir.

Perchlorure de fer. . . . . } ââ 10 gr.
Glycérine. . . . .

Pour faire, 2 à 4 fois par jour, un attouchement si les membranes sont très épaisses et très adhérentes.

Irrigations toutes les deux heures avec : eau de chaux médicinale, acide borique à 4 0/0, eau de Vichy, eau phéniquée à 1 0/0.

Ou bien :

Badigeonnages avec du jus de citron, toutes les heures le jour, toutes les deux heures la nuit.

A l'intérieur. — Perchlorure de fer à la dose de 20 gouttes par jour données en 4 fois.

Pour la diphtérie nasale :

Soufre sublimé . . . .   4 gr.
Axonge . . . . 30 gr.

En cas d'engorgement ganglionnaire douloureux et volumineux, mettre une cravate ouatée, sur laquelle on étend de cette pommade :

Extrait de belladone. . . . . .   2 gr.
Iodure de potassium. . . . . .   1 gr.
Axonge. . . . . 30 gr.

Diurétiques.

— HUCHARD. —

Calomel . . . .   2 gr.
Poudre d'opium. . . . .   0 gr. 20

Pour 10 paquets. Prendre 4 paquets par jour pendant deux jours.

Queues de cerises . . . . . } ââ 5 gr.
Chiendent. . . . .
Racine de caïnça . . . .   2 gr.

Pour un paquet.

Faire bouillir un paquet dans un litre d'eau pendant un quart d'heure et jeter sur :

DURI — 114 —

    Uva-ursi. . . . . ⎫
    Pariétaire. . . . . ⎬ ââ 4 gr.
    Arenaria rubra . . . . . . ⎭

Laisser infuser jusqu'à refroidissement, passer et ajouter :

    Nitrate de potasse. . . . . ⎫
    Benzoate de soude. . . . . ⎬ ââ 0 gr. 50
    Carbonate de potasse. . . . ⎭

— Millard. —

Dans la cirrhose du foie et la pleurésie.

    Baies de genièvre. . . . . 10 gr.

Faites infuser dans : eau bouillante, 200 gr. et ajoutez :

    Nitrate de potasse. . . . . ⎫
    Acétate de potasse . . . . ⎬ ââ 2 gr.
    Oxymel scillitique. . . . . 30 gr.
    Sirop des cinq racines. . . . . 35 gr.

A prendre dans la journée.

— G. Sée. —

    Extrait de scille. . . . . 1 gr.
    Poudre de scille. . . . . 0 gr. 50
    Extrait hydro-alcoolique d'aconit . . . . 0 gr. 10

Pour 10 pilules : à prendre en 24 heures, une toutes les deux heures.

Ou bien :

    Lactose. . . . . 100 gr.

Dissoudre dans un litre d'eau. A prendre dans la journée.

Durillon. (Voir Cor.)

Douleurs ostéocopes.

— Peter. —

    Calomel à la vapeur . . . . . . 0 gr. 02
    Sucre en poudre. . . . . 2 gr.

En 20 prises, 10 dans la journée.

Dysenterie.

— DESCROIZILLES. —

  Poudre d'ipéca . . . . 4 gr.
  Eau. . . . . 80 gr.

Faire bouillir pendant un quart d'heure et donner en lavement. Chez les enfants.

Ou bien :

  Sirop d'ipéca . . . . 16 gr.
  Gomme arabique . . . . 1 gr.
  Eau de tilleul. . . . . 60 gr.

A prendre en 1 ou 2 jours.

— DUJARDIN-BEAUMETZ. —

L'ipéca est supérieur au calomel. Prescrire la potion suivante :

  Poudre d'ipéca . . . . 4 gr.

Faire bouillir cinq minutes dans l'eau. Filtrer et ajouter :

  Eau de cannelle. . . . . . } ââ 30 gr.
  Sirop d'opium. . . . . . . }

Donner par cuillerées à bouche d'heure en heure. Prescrire en même temps :

  Extrait de Saturne . . . . . . 3 à 5 gr.
  Eau. . . . . 250 gr.

Pour un lavement.

Entretenir la chaleur du corps par tous les moyens possibles.

Ou bien :

  Teinture d'ipéca. . . . . 10 à 20 gr.
  Menthol . . . . 1 gr.

A prendre par doses fractionnées. Le menthol a l'avantage d'empêcher les vomissements.

Dysménorrhée.

— HUCHARD. —

Teinture d'hydrastis canadensis .... } ââ 15 gr.
Teinture de viburnum prunifolium.

Dix gouttes, toutes les deux heures, dans un peu d'eau sucrée. Dans la dysménorrhée avec ménorrhagie.

Dysménorrhée membraneuse.

— G. SÉE. —

Quand il y a des douleurs vives, au moment des règles, donner, au début de celles-ci, l'*antipyrine* à la dose de 2 à 4 gr. par jour.

Dyspepsie.

— BARIÉ. —

Liqueur de Fowler .... 3 gr.
Teinture de noix vomique ... 8 gr.

12 à 15 gouttes avant le repas.

Ou bien :

Teinture de quinquina. . . }
— colombo. . . . } ââ 5 gr.
— gentiane. . . . }
— rhubarbe. . . . . 3 gr.
— noix vomique. . . 2 gr.

Filtrez : 15 à 20 gouttes avant le déjeuner et le dîner.

Ou bien :

Teinture de gentiane ...... 5 gr.
— d'écorces d'oranges amères. . . . . 5 gr.
Teinture de badiane. . . . . . 8 gr.
— cardamome composée. 1 gr. 50
— amère de Baumé. . . 1 gr.
Eau distillée de menthe. . . . 125 gr.

Une cuillerée à café, 2 fois par jour.

Ou bien :

Maltine.	5 centigr.
Pepsine.	15 centigr.
Magnésie calcinée.	5 centigr.
Bicarbonate de soude en poudre.	5 centigr.
Sucre blanc.	Q. s.

Pour un cachet. Un aux repas, 2 fois par jour.

Ou bien :

Acide chlorhydrique.	1 gr.
Julep gommeux.	125 gr.

A prendre par cuillerées.

Ou bien :

Acide chlorhydrique officinal.	VI gouttes.
Sirop de limons.	20 gr.
Eau filtrée	120 gr.

Une cuillerée à bouche à la fin du repas.

— DE BEURMANN. —

Eau chloroformée saturée.	150 gr.
Eau de fleurs d'oranger.	50 gr.
Eau	100 gr.

Une cuillerée à dessert dans les digestions pénibles.

— BUCQUOY. —

Liqueur de Fowler	1 gr.
Teinture de noix vomique.	2 gr.
Sirop de goudron.	300 gr.

Une cuillerée à soupe avant les deux repas.

— DUJARDIN-BEAUMETZ. —

I. *Dyspepsie par défaut de sécrétion du suc gastrique.* — Viande en poudre ou en pulpe, bouillon, lait, mélange de lait ou de bouillon, vin ou eau additionnée d'eau-de-vie.

II. *Dyspepsie par exagération de sécrétion du suc*

7.

gastrique. — Régime purement végétal ; féculents, légumes, fruits, lait, jamais de vin, quelquefois de la bière.

III. *Dyspepsie avec troubles sympathiques (vertige stomacal)*. — Régime exclusivement composé de féculents, légumes, fruits, lait. Ordonner :

Rhum	5 gr.
Dextrine	10 gr.
Sirop	30 gr.
Eau	60 gr.

Par cuillerées, ou :

Aloès	0 gr. 25
Rhubarbe	0 gr. 25
Gentiane	0 gr. 25

Pour une pilule. Une à chaque repas.

— G. Sée. —

I. — Digestifs, nutritifs, auxiliaires indirects : Acide chlorhydrique. Pepsine animale et végétale. Peptones. Substances antifermentescibles (acide salicylique, iode).

II. — Substances pepsinogènes : Alcalins sodiques. Alcool.

III. — Médicaments gastriques : Amers. Noix vomique. Tanin. Nitrate d'argent.

IV. — Évacuants mécaniques pour les dyspepsies par excès de mucus ou de peptones. Lavage de l'estomac.

V. — Évacuants éméto-purgatifs.

VI. — Absorbants : Charbon. Bismuth. Craie.

VII. — Sédatifs. Emollients : Opium. Belladone. Jusquiame. Aconit. — Émissions sanguines locales.

X. — Eaux thermales. Hydrothérapie. Électricité.

— Marfan. —

Pour calmer les douleurs et les vomissements dans les dyspepsies qui ne sont pas dues à l'hyperchlorhydrie :

Alcool rectifié . . . . ⎫
Teinture d'iode . . . . . . ⎬ ââ 4 gr.
Acide phénique pur . . . . ⎭

cinq gouttes dans un peu d'eau à chacun des deux principaux repas.

Dyspepsie acide et avec gastralgie.

— EMPIS. —

Strychnine . . . . 0 gr. 01
Alcool . . . . 1 gr.
Eau distillée . . . . 100 gr.

1 à 3 cuillerées à bouche par jour dans la dyspepsie avec vomissements.

— HÉRARD. —

Poudre de noix vomique. . . . 1 gr.
    —   rhubarbe . . . . . 4 gr.
Carbonate de chaux. . . . . . 3 gr.
Oléo-saccharure de menthe . . 4 gr.

Pour 20 paquets. — 1 à chaque repas.

— HUCHARD. —

Pancréatine . . . . ⎫
Bicarbonate de soude. . . ⎬ ââ 4 gr.
Magnésie . . . . ⎭
Poudre de noix vomique. . . . 0 gr. 40

Ou bien :

Eau chloroformée saturée . . . 150 gr.
  — distillée de menthe. . . . 30 gr.
  — distillée . . . . 120 gr.

Une cuillerée à dessert avant le repas.

Ou bien :

Teinture de noix vomique . ⎫
    —   gentiane. . . . ⎬ ââ 4 gr.
    —   badiane . . . . ⎭
Chloroforme. . . . . XL gouttes.

8 à 10 gouttes dans un verre à madère d'eau avant le repas.

Ou bien :

Teinture d'écorces d'oranges amères	} ââ 4 gr.
Teinture de badiane	
— Baumé	2 gr.

10 gouttes, matin et soir, dans un verre à madère d'eau, dix minutes avant le repas.

Ou bien :

Magnésie calcinée	25 gr.
Crème de tartre	20 gr.
Fleur de soufre	15 gr.
Bicarbonate de soude	10 gr.
Sucre de vanille	5 gr.

Une cuillerée à café par jour.

Maltine	0 gr. 05
Pepsine	0 gr. 15
Magnésie calcinée	0 gr. 05
Bicarbonate de soude	0 gr. 05
Sucre	Q. s.

Pour un paquet ou un cachet au repas.

Quand il y a insuffisance de la sécrétion chlorhydropepsique, prendre, à la fin du repas, une cuillerée à bouche de :

Acide chlorhydrique officinal	VI gouttes.
Sirop de limon	20 gr.
Eau filtrée	120 gr.

Quand il y a des douleurs, éviter d'administrer de la quinine et des narcotiques. Il faut lutter contre l'hyperacidité du suc gastrique.

Supprimer l'alcool, le thé, le café, les mets épicés, les salades, les acides, le gibier, la charcuterie, les salaisons, les fromages faits, les féculents, les légumes verts riches en cellulose, la pâtisserie, les corps gras, le pain frais. Supprimer les eaux de table riches en acide carbonique. On peut prescrire le lait à petites doses, les viandes hachées, les œufs. On peut instituer le régime ainsi : le matin, un verre de lait ; à 11 heures, déjeuner avec des œufs et de la viande hachée ; vers 3 heures, une tasse de lait ; vers 7 heures, un léger repas ; pendant la nuit une à deux tasses de lait.

Prescrire les *alcalins* à haute dose (10 à 20 gr. par jour) à distance du repas quand les douleurs sont très intenses. Employer le bicarbonate de soude ou la magnésie décarbonatée. On peut encore prescrire :

Bicarbonate de soude . . . } ââ 50 gr.
Craie lavée . . . .

Pour 50 paquets : un toutes les heures pendant 4 heures en commençant après le repas.

Quand il y a constipation, prescrire :

Benzoate de soude. . . . . } ââ 5 gr.
Poudre de rhubarbe. . . .
— noix vomique . . 0 gr. 25

Pour 10 cachets, 2 à 3 par jour.

Eaux minérales à prescrire : Vichy, Carlsbad, Vals, Pougues, Alet, Saint-Nectaire.

— A. ROBIN. —

Teinture de rhubarbe . . . } ââ 3 gr.
— badiane . . . .
— menispermum cocculus.)
— d'ipéca. . . . . } ââ 1 gr.
— thébaïque. . . . .)

6 gouttes dans une cuillerée d'eau quelques minutes avant le repas.

— LEGROUX. —

Gouttes noires anglaises. . . . 1 gr.
Teinture de belladone. . . . . 4 gr.
— de gentiane. . . . . . 10 gr.
Eau de laurier-cerise . . . } ââ 20 gr.
— menthe . . . . . .
— fleurs d'oranger. . . . 60 gr.
Chloroforme . . . . 80 gr.

Une cuillerée à café au repas.

— Potain. —

Teinture de badiane. . . . ⎫
— noix vomique . ⎬ ââ 5 gr.

20 gouttes, au repas, dans de l'eau.

Magnésie . . . . ⎫
Poudre de charbon . . . . ⎬ ââ 10 gr.

Pour 20 cachets. — Un à chaque repas.

Liqueur d'Hoffman . . . . ⎫
Teinture de badiane. . . . ⎬ ââ 3 gr.
— rhubarbe . . . ⎭
— noix vomique. . . . 1 gr.

20 gouttes au repas.

— G. Sée. —

Teinture de ciguë. . . . . ⎫
— jusquiame . . ⎬ ââ 5 gr.
— gentiane . . . . . . 2 gr. 50
Essence d'anis . . . . V gouttes

De 10 à 30 gouttes dans la dyspepsie avec gastralgie.

Magnésie calcinée. . . . . ⎫
Craie lavée . . . . ⎬ ââ 15 gr.
Poudre de colombo. . . . . . . 1 gr.
— vanille. . . . . 0 gr. 50

Une demi-cuillerée à café avant chaque repas. Dans la dyspepsie avec atonie gastro-intestinale.

Dyspepsie hyperchlorhydrique.

— A. Robin. —

Donner, après chaque repas, un cachet de :

Magnésie calcinée. . . . . 60 centigr.
Opium brut pulvérisé . . . . . 2 centigr.
Sous-nitrate de bismuth . . . . 30 centigr.

Eaux minérales faibles. — Éviter les émotions, les excès alimentaires. — Douches avec de l'eau à 25 ou 30°. Promener le jet d'abord sur le rachis. Au bout de 10 minutes, doucher pendant 15 secondes avec de l'eau à 8 ou 10°. Pas de douche en pluie. — *Contre-indication* : cardiopathie, coliques hépatiques.

Dyspepsie des enfants.

— Descroizilles. —

Teinture de colombo	50 gr.
— noix vomique	XX gouttes.

1 à 2 cuillerées à café par jour au repas.

Acide chlorhydrique	0 gr. 50
Vin de quinquina	50 gr.

Par cuillerées à café. Dyspepsie par défaut d'acide.

Bicarbonate de soude	2 gr.
Teinture de rhubarbe	6 gr.
Sirop de chicorée	20 gr.
Infusion de colombo	60 gr.

Par cuillerées à café. Dyspepsie par excès d'acide.

— J. Simon. —

Donner à chaque tétée, une pincée de *carbonate de magnésie*. Chez les enfants plus âgés, donner une demi-cuillerée de ce sel, matin et soir.

Ou bien : *Eau de chaux*, 10 à 15 grammes dans une potion prise en 24 heures.

Teinture de cascarille	
— cannelle	
— gentiane	āā 5 gr.
— colombo	
— rhubarbe	
— noix vomique	1 à 2 gr.

10 gouttes, avant le repas, dans une cuillerée à dessert de vin de Bugeaud ou de gentiane coupé d'eau.

DYSP

Ou bien :

Teinture de rhubarbe.	10 gr.
— belladone.	5 gr.
— noix vomique . . .	1 gr.

Ou bien :

Poudre d'yeux d'écrevisses . .	0 gr. 20
Magnésie calcinée.	0 gr. 15
Rhubarbe	0 gr. 10
Noix vomique	0 gr. 05
Pepsine.	0 gr. 05

Pour un cachet. En cas de constipation.

Teinture de colombo . . . } ââ	5 gr.
— cascarille. . . }	
Teinture de belladone.	2 gr.
Élixir parégorique	5 gr.

Dans la dyspepsie douloureuse : 10 gouttes avant chaque repas, dans un peu d'infusion de camomille froide.

Dans la dyspepsie liée à la chlorose, chez les filles aux approches de la menstruation.

Poudre de quinquina . . . } ââ	10 gr.
Craie préparée . . . . . . }	
Rhubarbe	5 gr.
Sous-carbonate de fer.	4 gr.

Une pincée pendant le repas.

Dans la dyspepsie avec atonie et spasme, ordonner :

Craie préparée	0 gr. 50
Colombo.	0 gr. 20
Rhubarbe.	0 gr. 10
Codéine.	0 gr. 01
Noix vomique	0 gr. 10

Pour un paquet.

Dans la dyspepsie des jeunes enfants, s'il y a du météorisme prescrire :

Sous-nitrate de bismuth. . . .	4 gr.
Laudanum de Sydenham . . .	I goutte.
Sirop.	20 gr.
Eau de gomme.	100 gr.
— chaux.	10 gr.

Par cuillerées à bouche.

Ou bien :

Teinture de noix vomique .	
— belladone . . .	ââ 5 gr.
Huile de camomille camphrée .	15 gr.

En onctions sur le ventre.

Codéine.	1/4 à 1/2 centig.
Poudre d'yeux d'écrevisses. . .	10 centig.
Magnésie	10 centig.
Rhubarbe.	5 centig.
Noix vomique	1 centig.

Pour un paquet. Un avant le repas.

Dysphagie des phtisiques.

— LERMOYEZ.

Faire faire au malade quelques inspirations profondes. Introduire l'index gauche sur le bord droit de la langue jusqu'à l'épiglotte, glisser la tige du lance-poudre à poire et insuffler, dès que le bec arrive au-dessus du rebord épiglottique.

Chlorhydrate de morphine.	
Sucre de lait.	ââ 2 gr.
Gomme arabique en poudre . .	1 gr.

Chaque insufflation est faite avec 5 centig. de ce mélange.

Dyspnée cardiaque.

— HUCHARD. —

Régime lacté exclusif : 3 à 4 litres par jour pendant 10 à 12 jours. Plus tard, éviter les bouillons, potages gras, viandes peu cuites et faisandées, gibier, fromages forts, poissons, conserves, charcuterie. Insister sur : laitage, légumes en purée, œufs frais, viandes bien cuites.

Tous les mois pendant 5 à 6 jours, ou tous les 15 jours, régime lacté exclusif. De temps en temps, lavement froid à 20° et, pendant 3 jours, dose quotidienne de 2 gr. 50 de *théobromine*.

En même temps :

Benzonaphtol	25 gr.
Charbon	15 gr.

pour 50 cachets : 4 à 6 par jour.
ou

Benzonaphtol	25 gr.
Charbon	15 gr.
Pancréatine	5 gr.

pour 50 cachets.

S'il y a besoin de purgatif,

Calomel	0 gr. 60
Scammonée	} āā 0 gr. 30
Jalap	

en 2 cachets.

— G. Sée. —

Chloral	2 à 4 gr.
Iodure de potassium	1,50 à 2 gr.
Julep gommeux	120 gr.

Donner par cuillerées à bouche toutes les deux heures.

Ou bien :

Sirop de raifort	} āā 150 gr.
— diacode	
Teinture d'iode	5 gr.

De 3 à 6 cuillerées à café par jour.

E

Éclampsie gravidique.

— CHARPENTIER. —

Régime lacté, comme préventif.

Si l'éclampsie éclate, saignée de 300 à 500 gr. Chloral, de 4 à 16 gr., en lavement. Au besoin quelques inspirations de chloroforme pendant les accès.

Si le travail se déclare, terminer l'accouchement le plus tôt possible par le forceps ou la version. Attendre, par conséquent, que le col soit dilaté ou dilatable. Dans les cas exceptionnels, débrider le col si l'enfant est vivant et si les attaques continuent avec violence.

Ne jamais provoquer l'accouchement, à plus forte raison l'avortement.

Si l'éclampsie se produit après la délivrance, chloral ou, au besoin, chloroforme.

— TARNIER. —

Régime lacté,

1er jour. 1 litre de lait. Quelques aliments.
2e jour. 2 litres de lait. Quelques aliments.
3e jour. 3 litres de lait. Peu d'aliments.
4e jour et suivants. 4 litres de lait sans autre aliment.

Accouchement prématuré quand: 1º la grossesse a atteint la fin du 8e mois ; 2º l'albuminurie est parvenue à un haut degré ou si la malade ressent quelque signe précurseur de l'éclampsie ; 3º la femme est primipare ou quand elle a été atteinte d'éclampsie à un accouchement précédent ; 4º on a constaté l'inefficacité du traitement médical.

Éclampsie infantile.

— J. Simon. —

Bromure de potassium.	1 à 2 gr.
Musc.	0 gr. 10
Eau de laurier-cerise	15 gr.
Sirop de codéine.	5 gr.
Sirop.	Q. s. p^r sucrer.
Eau de tilleul.	100 gr.

Chez les jeunes enfants.

Évacuer l'intestin avec un lavement purgatif. Si la convulsion cesse et qu'on puisse faire ingérer des liquides, donner un vomitif. Si les attaques persistent, donner un lavement avec

Chloral.	0 gr. 50
Camphre.	1 gr.
Teinture de musc	XX gouttes.

Si les accès se reproduisent au bout de quelques heures, *bain sinapisé*, seulement quand il n'y a pas de fièvre. Si les convulsions persistent, mettre à la nuque, pendant 3 heures, un *vésicatoire* qu'on remplacera par un cataplasme. Dans les convulsions d'origine albuminurique, urémique, *émissions sanguines*. A un enfant de 3 à 5 ans, on peut mettre 3 à 4 sangsues derrière les oreilles, ou appliquer des ventouses scarifiées sur les reins, de manière à enlever 50 à 60 gr. de sang. On emploie en même temps la médication ci-dessus. Comme prophylaxie, chez les enfants nerveux, donner, pendant 3 à 4 jours, de temps en temps, 0,20 à 0,30 gr. bromure de potassium.

Ecthyma.

— Vidal. —

Cinabre	1 gr. 50
Minium.	2 gr. 50
Emplâtre diachylon	27 gr.

Empêche la multiplication des lésions; très promptement siccatif et cicatrisant.

Ecthyma syphilitique.

— TENNESON. —

Faire tomber les croûtes en les ramollissant avec de la vaseline et un cataplasme. Appliquer ensuite un pansement humide et s'opposer à l'auto-inoculation. Quand les pustules ne sont pas nombreuses les recouvrir avec des bandelettes d'emplâtre rouges imbriquées.

Eczéma aigu.

— E. BESNIER. —

Acide salicylique.	de 0,50 à 2 gr.
Oxyde de zinc en poudre.	} ââ 24 gr.
Poudre d'amidon.	
Lanoline	de 30 à 40 gr.
Vaseline	de 10 à 20 gr.

— BROCQ. —

1° *Traitement général.* — Chez les *arthritiques* :

Benzoate de soude.	3 gr.
Bicarbonate —	10 gr.
Sirop de fumeterre.	} ââ 200 gr.
Eau distillée.	

De 2 à 4 cuillerées à soupe par jour.

Chez les *rhumatisants* tourmentés de douleurs incessantes et dont l'eczéma ne présente pas de réaction inflammatoire vraie.

Salicylate de soude.	} ââ de 2 à 5 gr.
Benzoate — —	
Bicarbonate —	10 gr.
Sirop de fumeterre.	} ââ 200 gr.
Eau distillée.	

De 2 à 4 cuillerées à soupe par jour.

Chez les individus atteints de *lithiase biliaire* ou *rénale* :

Benzoate de lithine. . . . . de 2 à 5 gr.
Bicarbonate de soude. . . . . . 10 gr.
Sirop de fumeterre . . . . ⎫
Eau distillée. . . . . ⎬ ââ 200 gr.

Même dose.

Chez les *scrofuleux* :

Vin ferrugineux. . . . . . . 45 gr.
Sirop . . . . ⎫ ââ 8 gr.
Liqueur de Pearson . . . . ⎬
Eau distillée. . . . . 60 gr.

De 1 à 2 cuillerées à café au repas.

Quand l'eczéma n'a aucun caractère *inflammatoire*

Arséniate de soude. . . . . . . 10 centigr.
Eau distillée. . . . . 250 gr.

1 à 4 cuillerées à café par jour, aux repas.

2° *Traitement local.*

Quand les parties malades ne sont plus trop enflammées :

Oxyde de zinc finement pulvérisé. 1 à 5 gr.
Vaseline pure. . . . . 25 gr.

Poudrer ensuite avec :

Oxyde de zinc . . . . 1 partie.
Poudre d'amidon . . . . 3 parties.

Ou :

Oxyde de zinc. . . . . . . ⎫ ââ 1 partie.
Sous-nitrate de bismuth . . ⎬
Poudre d'amidon . . . . 3 parties.

Pommades :

Oxyde de zinc. . . . . . . ⎫ ââ 2 gr.
Axonge benzoïnée. . . . . ⎬

Ou bien :

Sous-nitrate de bismuth . . . . 2 gr.
Lanoline. . . . . 16 gr.

Ou bien :

    Acide borique . . . . .2 à 6 gr.
    Vaseline . . . . 25 gr.

Ou bien :

    Baume du Pérou. . . . . 0 gr. 50
    Vaseline . . . . 30 gr.

Ou bien :

    Acide borique. . . . . 5 gr.
    Axonge fraîche ou vaseline . . . 10 gr.
    Lanoline. . . . . 35 gr.

Dans les eczémas des sujets *lymphatiques* :

    Huile de cade . . . . .2 à 5 gr.
    Glycérolé d'amidon. . . . . . . 30 gr.

Dans les eczémas *impétigineux* de la face :

    Précipité jaune. . . . . 0,50 à 1 gr.
    Vaseline. . . . . 20 gr.

— GAUCHER. —

1º *Pendant la vésiculation et le suintement* : poudre d'amidon. Pas de bains, de pommades, ni de cataplasmes.
2º *Quand les croûtes sont formées* : cataplasmes de fécule froids. Bains d'amidon avec modération.
3º *Pendant la desquamation :*

    Oxyde de zinc . . . . 2 gr.
    Axonge . . . . 30 gr.

Ou bien :

    Calomel . . . . 2 gr.
    Axonge. . . . . 30 gr.

Ou bien :

    Sous-nitrate de bismuth . . . . 3 gr.
    Axonge . . . . 30 gr.

Ou bien :

> Sous-acétate de plomb li- ⎱
>   quide............ ⎰ ââ 8 gr.
> Glycérine ....
> Axonge .... 30 gr.

Dans l'eczéma craquelé.

— LAILLER. —

Dans l'eczéma *atonique*, faire des badigeonnages avec l'*acide pyroligneux* à 6° Baumé, pur ou étendu d'eau. On peut prescrire aussi des applications de :

> Huile de cade........ ⎱
> Soufre précipité...... ⎰ ââ 10 gr.
> Savon vert..........

Cesser dès qu'il se produit une vive irritation.

— VIDAL. —

S'il y a de vives démangeaisons, appliquer :

> Acide tartrique.......... 1 gr.
> Vaseline.............. 20 gr.

Eczéma de l'anus.

— E. BESNIER. —

Badigeonnages tous les 2 ou 3 jours avec :

> Nitrate d'argent......... 1 gr.
> Eau distillée........... 100 gr.

Pommade :

> Précipité jaune.......... 0 gr. 05
> Vaseline.............. 10 gr.

— GAUCHER. —

> Hydrate de chloral....... 6 gr.
> Eau................ ⎱ ââ 100 gr.
> Glycérine .... ⎰

Eczéma de la barbe et des sourcils.

— BROCQ. —

Pendant la nuit, cataplasmes de fécule.

Pendant le jour, onctions avec :

 Turbith minéral. . . . . 1 gr.
 Vaseline pure. . . . . 20 gr.

Ou bien :

 Soufre précipité . . . . . de 5 à 10 gr.
 Vaseline. . . . . 50 gr.

Eczéma du cuir chevelu.

— THIBIERGE. —

Couper les cheveux ras. Enlever les croûtes en appliquant des compresses humides recouvertes de taffetas ciré. On peut les ramollir, au préalable, avec de l'huile.

Dans l'eczéma *aigu, suintant* : Pulvérisations et enveloppements chauds, émollients. L'inflammation disparue, appliquer :

 Naphtol . . . . 1 à 4 gr.
 Huile de foie de morue . . } ââ 50 gr.
 — d'amandes douces . . }

Dans les formes chroniques. Pommade avec 5 à 15 parties de soufre pour 100 gr. de vaseline.

Dans l'eczéma ancien :

 Huile de cade . . . . 2 à 40 gr.
 Extrait de Panama . . . . Q. s. pr émulsionner
 Glycérolé d'amidon . . . . . . 50 gr.

Eczéma de la face.

— BROCQ. —

 Acide tartrique . . . . 1 gr.
 Acide salicylique. . . . . . 0.50 à 1 gr.
 Glycérolé d'amidon . . . . . . 25 gr.

Ou bien :

 Acide salicylique . . . . 2 gr.
 Baume du Pérou . . . . Q. s.
 Vaseline . . . . 30 à 35 gr.

Ou bien :

 Sous-acétate de plomb liquide . 4 gr.
 Vaseline. . . . . 5 gr.
 Lanoline. . . . . 40 gr.

— Vidal. —

Dans l'*eczéma impétigineux*, applications de :

 Précipité jaune. . . . . 1 gr.
 Huile de cade . . . . 5 gr.
 Glycérolé d'amidon. . . . . . 30 gr.

Quand l'éruption est sèche, mettre :

 Précipité jaune. . . . . 1 gr.
 Cérat sans eau . . . . 20 gr.

S'il y a des démangeaisons :

 Acide tartrique. . . . . 1 gr.
 Glycérolé d'amidon . . . . . . 20 gr.

Dans les cas rebelles, un peu atoniques, avec infiltration profonde des téguments, mettre :

 Précipité jaune . . . . 1 gr.
 Huile de cade . . . . 5 gr.
 Glycérolé d'amidon . . . . . 30 gr.

Dès que l'éruption est sèche, mettre.

 Précipité jaune. . . . . 1 gr.
 Cérat sans eau . . . . 20 gr.
 Emplâtre simple. . . . . . . 600 gr.
 Cire jaune. . . . . 250 gr.
 Huile blanche . . . . 400 gr.
 Dextrine. . . . . 20 gr.
 Eau . . . . . . Q. s. pour délayer la dextrine.

Ou bien :

Emplâtre simple avec litharge et huile de foie de morue	600 gr.
Cire jaune	250 gr.
Huile de foie de morue	350 gr.
Dextrine	20 gr.
Eau	Q. s. pour délayer la dextrine.

Eczéma de la langue (glossite exfoliatrice marginée).

— Besnier. —

Appliquer, 2 fois par jour, avec un pinceau :

Baume du Pérou	} ââ 1 gr.
Acide borique pulvérisé	
Chlorhydrate de cocaïne	0 gr. 05
Vaseline	40 gr.

Eczéma des narines.

— E. Besnier. —

Mettre dans les narines des boulettes de coton imprégnées de :

Onguent diachylon	} ââ 20 gr.
Huile d'olive	

Eczéma des parties génitales.

— E. Besnier. —

Au début, traitement antiphlogistique : enveloppement par le caoutchouc pendant le jour, cataplasmes de fécule pendant la nuit. Après un mois de traitement, pommades irritantes.

Sulfure de zinc hydraté	5 gr.
Vaseline	100 gr.

Chaque semaine : deux bains avec 50 gr. de carbonate de soude.

ECZÉ

— Brocq. —

Chlorhydrate de morphine . . .	0 gr. 20
— cocaïne	0 gr. 50
Oxyde de zinc	2 gr.
Vaseline.	20 gr.

Ou bien :

Chlorhydrate de cocaïne	0 gr. 50
Huile de cade.	4 gr.
Glycérolé d'amidon.	20 gr.

— Vidal. —

Introduire dans le vagin des tampons d'ouate, dont les 3 premiers ont été imbibés avec :

Baume de Gurjun.	1 partie.
Eau de chaux.	2 parties.

Les autres tampons sont roulés dans la poudre de talc. Un pansement par jour.

Eczéma des paupières.

— Brocq. —

Précipité jaune.	0,50 à 1 gr.
Vaseline.	20 gr.

— Hardy. —

Protonitrate de mercure	1 à 3 centigr.
Axonge	10 gr.

— Vidal. —

Si le malade est strumeux :

Précipité jaune.	0 gr. 25
Huile d'amandes douces	1 gr.
Beurre de cacao	4 gr.

Eczéma chronique.

— GAUCHER. —

Tanin	1 à 4 gr.
Glycérine.	ăă 30 gr.
Eau.	

Ou bien :

Sous-acétate de plomb.	3 gr.
Eau.	100 gr.

Ou bien :

Sulfate de zinc.	1 à 3 gr.
Eau distillée.	100 gr.

Ou bien :

Nitrate d'argent.	5 gr.
Eau distillée.	50 gr.

Avec prudence et sur de petites surfaces.

Ou bien :

Sublimé	0,25 à 0 gr. 50
Alcool à 36°	10 gr.
Eau distillée	40 gr.

Ou bien :

Huile de cade	4 gr.
Glycérolé d'amidon	30 gr.

— J. SIMON. —

Bioxyde de mercure.	0 gr. 50
Camphre	1 gr.
Axonge.	30 gr.

Dans l'eczéma chronique des enfants.

— VIDAL. —

Si les surfaces malades sont sèches, les panser tous les 8.

deux jours avec des bandelettes d'emplâtre simple du Codex ou les emplâtres suivants :

Dextrine	20 gr.
Huile de foie de morue	350 gr.
Cire jaune	250 gr.
Emplâtre simple	600 gr.

Ou bien :

Dextrine	20 gr.
Huile blanche	400 gr.
Cire jaune	250 gr.
Emplâtre simple	600 gr.
Eau	Q. s. pour dissoudre la dextrine.

Eczéma de la face chez l'enfant.

— E. Besnier. —

En cas de prurit gingival; attouchements avec :

Bromure de potassium	1 gr.
Cocaïne	0 gr. 10
Glycérine	āā 1 gr.
Eau distillée	

En cas d'agitation :

Bromure de potassium	1 gr.
Sirop de fleurs d'oranger	50 gr.

Une cuillerée à café toutes les heures, jusqu'à 4.

Oxyde de zinc	25 gr.
Vaseline	75 gr.

Pour mettre sur la face.

Dans l'eczéma séborrhéique :

Résorcine	1 gr.
Oxyde de zinc	10 gr.
Vaseline	100 gr.

Ou bien :

> Soufre. . . . . 4 à 5 gr.
> Oxyde de zinc. . . . . 10 gr.
> Vaseline . . . . 100 gr.

Eczéma des nourrissons.

— MARFAN. —

Eczéma séborrhéique : Régler les tétées. A l'intérieur donner une fois par semaine :

> Calomel. . . . . 0 gr. 3 à 0 gr. 05
> Sucre. 0,40

en 3 paquets : à prendre dans la matinée dans un peu d'eau pure avant une tétée.

Cataplasme de fécule ou masque de caoutchouc. Déterger les surfaces malades à l'eau boriquée à 3 0/0. Après 3 ou 4 jours, remplacer le cataplasme par une onction avec :

> Soufre . . . . 1 gr.
> Oxyde de zinc. . . . . 4 gr.
> Lanoline . . . . } ââ 15 gr.
> Vaseline . . . . }

Eczéma à placards disséminés. Traiter la dyspepsie. De temps en temps : calomel. Cataplasme de fécule. Supprimer les bains. Faire des onctions avec :

> Acide salicylique. . . . . . 0 gr. 05 à 0 gr. 10
> Oxyde de zinc. . . . . } ââ 4 gr.
> Amidon. . . . . }
> Lanoline . . . . } ââ 15 gr.
> Vaseline . . . . }

Eczéma séborrhéique.

— E. BESNIER. —

Tous les soirs, mettre sur la tête de la pommade soufrée à 15 0/0. Le lendemain matin, on prépare une solution d'ammoniaque (une cuillerée à café pour 3 cuillerées d'eau), on y trempe une petite éponge qu'on exprime et avec laquelle on nettoie le cuir chevelu. Tous les vêtements sont taillés largement, pour ne pas faire de plis sous les bras. L'aisselle est nettoyée avec de l'eau chaude et du savon. L'enduire ensuite avec :

   Acide salicylique. . . . . . 1 gr. à 5 gr.
   Oxyde de zinc. . . . . . . } āā 50 gr.
   Vaseline . . . .

Par-dessus la pommade, mettre une plaque de coton hydrophile.

Bains avec 20 gr. de trisulfure de potassium.

— Brocq. —

Pour les lèvres, cautériser avec la solution de nitrate d'argent au dixième ou au cinquième, ou, au besoin, avec le crayon. Mettre ensuite de la lanoline pure ou de la vaseline résorcinée au centième, puis au soixantième.

Embarras gastrique.

— Descroizilles. —

Chez les enfants.

Infusion de 10 gr. de rhubarbe dans 100 gr. d'eau sucrée avec 25 grammes de sirop de chicorée.

Ou bien :

   Mannite. . . . . 10 gr.
   Essence de citron . . . . IV gouttes
   Sucre. . . . . 15 gr.
   Eau de tilleul . . . . 80 gr.

A prendre en une ou plusieurs fois.

Débarrasser l'intestin avec :

   Huile de ricin. . . . . . . } āā 10 gr.
   Miel . . . .
   Eau de tilleul . . . . 70 gr.

S'il est nécessaire de faire vomir l'enfant, prescrire :

  Émétique . . . .   0 gr. 02
  Poudre d'ipéca . . . .   0 gr. 80

En 4 paquets. A faire prendre dans du pain azyme à un 1/4 d'heure d'intervalle.

Ou bien :

  Poudre d'ipéca . . . .   1 gr.
  Sirop d'ipéca . . . .   100 gr.

Une cuillerée à café de 1/4 d'heure en 1/4 d'heure jusqu'à effet vomitif.

— C. PAUL. —

Vomitifs ou purgatifs salins. Une pilule bleue dans la soirée, seule ou avec une pilule écossaise. Boissons acidulées ou amères.

Empoisonnements.

Acétanilide — Vomitifs. Inhalations d'oxygène. Stimulants. Respiration artificielle. Saignée.

Acides. — Alcalins. Magnésie. Eau de savon ou eau de chaux. Eau albumineuse.

Acide phénique. — Sulfate de soude, 30 gr. dans eau, 750 gr. Sucrate de chaux. Lavages stomacaux avec solution de sulfate de soude. Eau albumineuse. Huile d'olive. Stimulants. Saignée. Respiration artificielle.

Aconit. — Vider l'estomac. Vomitifs, ou mieux pompe stomacale. Stimulants. Inhalations de nitrite d'amyle. Respiration artificielle.

Alcalis. Ammoniaque. — Vider l'estomac. Acides : eau vinaigrée, jus de citron. Eau albumineuse. Lait.

Alcool. — Vider l'estomac. Stimulants. Affusions froides Café. Inhalations de nitrate d'amyle.

Alun. — Vomitifs. Lait. Magnésie. Boissons mucilagineuses.

Antimoine. Émétique. — Vider l'estomac. Astringents. Tanin, acide gallique, café fort, thé vert fort. Décoction d'écorce de chêne, de ratanhia, de quinquina. Stimulants.

Arsenic. — Vider l'estomac. Eau chaude. Hydrate de sesquioxyde de fer. On l'obtient ainsi :

Faire une solution de :

>Eau distillée . . . . 5000 gr.
>Perchlorure de fer. . . . . . . 100 gr.

Ajouter :

>Carbonate de soude. . . . . . 70 gr.
>Eau . . . . 1000 gr.

Filtrer.

Le précipité rougeâtre est donné dans de l'eau chaude. Magnésie calcinée à hautes doses. Stimulants.

Belladone et atropine. — Vider l'estomac. Stimulants : café ou thé forts. Chaleur. — Sudorifiques : jaborandi, 4 gr. en infusion ou pilocarpine, 2 centigr. en injection.

Benzine. — Vider l'estomac. Stimulants. Teinture de belladone, XX gouttes. Respiration artificielle.

Bichromate de potasse. — Vider l'estomac. Eau de chaux et lait. Boissons émollientes.

Camphre. — Vider l'estomac. Stimulants : inhalations d'éther. Éviter les boissons alcooliques.

Cantharides. — Vider l'estomac. Purgatifs, mais pas de purgatifs huileux. Opium. Bains.

Carbonique (Acide). — Inhalations d'oxygène. Respiration artificielle. Lotions d'eau froide. Saignée. Stimulants. Transfusion du sang.

Champignons. — Vider l'estomac. Éther. Purgatifs.

Chloral. — Vider l'estomac. Stimulants. Tenir le malade éveillé. Inhalations de nitrite d'amyle. Respiration artificielle.

Chlorate de potasse. — Vider l'estomac. Boissons émollientes. Purgatifs.

Chlore. — Inhalations d'oxygène ou d'hydrogène sulfuré.

Chloroforme. — S'assurer que la langue du malade n'est pas refoulée en arrière. Mettre la tête dans une position déclive. Inhalations d'oxygène. Respiration artificielle. Électrisation du nerf phrénique. Tractions rhythmées de la langue.

Si le chloroforme a été *ingéré* : vider l'estomac. Eau de Vichy.

Ciguë et Cicutine. — Vider l'estomac. Infusion de café ou de thé. Astringents. Respiration artificielle. Stimulants.

Cocaïne. — Vider l'estomac. Astringents. Stimulants. Respiration artificielle. Inhalations de nitrite d'amyle. Injections d'éther. Boissons émollientes.

Créosote (voir *Acide phénique*).

Croton. — Vider l'estomac. Boissons émollientes. Opium.

Cuivre. — Vider l'estomac. Eau albumineuse. Boissons émollientes.

Coloquinte. — Vider l'estomac. Opium. Stimulants.

Cyanhydrique (Acide). — Vider l'estomac. Inhalations de chlore ou d'ammoniaque. A l'intérieur, eau chlorée. Magnésie. Hydrothérapie. Lotions froides sur la tête et la colonne vertébrale. Respiration artificielle. Inhalations d'oxygène. Électricité.

Digitale. — Vider l'estomac. Astringents. Stimulants.

Émétique (voir *Antimoine*).

Éther (voir *Chloroforme*).

Iode. — Vider l'estomac. Eau amidonnée ou panée. Magnésie.

Iodures. — Limonade sulfurique et ensuite eau amidonnée.

Iodure d'éthyle. — Inhalations d'oxygène. Respiration artificielle.

Jaborandi. — Astringents. Injections hypodermiques d'atropine.

Lobélia. — Vider l'estomac. Astringents. Stimulants.

Morphine. — Vider l'estomac. Astringents. Stimulants. Empêcher le malade de dormir par tous les moyens possibles. Respiration artificielle.

Nitrate d'argent. — Eau salée. Émollients.

Nitrate de potasse. — Vider l'estomac. Eau albumineuse. Injections d'éther.

Nitrite d'amyle. — Respiration artificielle. Inhalations d'oxygène.

Oxalique (Acide). — Craie ou magnésie dans de l'eau. Eau de chaux. Purgatif huileux.

Oxalates. — Chlorure de magnésium, 20 gr. dans de l'eau.

Perchlorure de fer. — Vider l'estomac. Astringents. Stimulants.

Permanganate de potasse. — Vider l'estomac. Eau vinaigrée sucrée. Astringents.

Phosphore. — Vider l'estomac. Essence de térébenthine. Eau albumineuse. Lait. Inhalations d'oxygène.

Plomb. — Vider l'estomac. Sulfate de soude ou de magnésie.
Eau albumineuse. Soufre et miel : ââ 20 gr.

Quinine. — Vider l'estomac. Stimulants. Opium. Respiration artificielle.

Résorcine. — Vider l'estomac. Eau albumineuse. Stimulants. Électricité. Inhalations de nitrite d'amyle.

Rue et Sabine. — Purgatifs. Huile de ricin. Émollients. Eau albumineuse.

Salicylate de soude. — Vider l'estomac. Boissons excitantes. Opium. Respiration artificielle.

Salol. — Vider l'estomac. Purgatifs salins.

Santonine. — Vider l'estomac. — Boissons stimulantes. Inhalations de chloroforme.

Scille. — Vider l'estomac. Stimulants. Opium.

Spartéine. — Vider l'estomac. Astringents. Purgatifs.

Strychnine. — Vider l'estomac. Astringents. Bromures. Chloral. Inhalations de chloroforme. Respiration artificielle.

Sublimé. — Vider l'estomac. Eau albumineuse suivie rapidement de vomitifs. Eau sulfureuse. Émollients. Stimulants.

Sulfhydrique (Acide). — Inhalations de chlore.

Tabac. — Vider l'estomac. Astringents. Stimulants.

Térébenthine. — Vider l'estomac. Purgatifs salins. Émollients.

Vératrine. — Vider l'estomac. Astringents. Huile de ricin.

Zinc (Sels de). — Vider l'estomac. Eau albumineuse. Huile de ricin. Astringents.

Empoisonnement urineux.

— GUYON. —

Traitement chirurgical de la cause.

Faciliter l'élimination, par la muqueuse digestive, des matériaux de l'urine accumulés dans le sang. Laxatifs doux et répétés. Toniques. Frictions sèches ou aromatiques. Massages. Bains. Régime lacté.

Accès aigu. — Provoquer et favoriser la sudation. Boissons aromatiques chaudes. Thé punché (100 à 120 gr. de rhum pour un litre de thé). Dès que le troisième stade commence, sulfate de quinine 1 gr., à prendre toutes les heures, par paquets de 0 gr. 20. Le jour qui suit l'accès, purgatif salin.

Empyème.

— Hérard. —

Teinture d'iode	20 à 40 gr.
Iodure de potassium	4 gr.
Eau	100 gr.

Pour injections.

— Schwartz. —

Faire une incision de 5 centim. au niveau du 6e ou 7e espace intercostal, le long du bord supérieur de la côte inférieure, en avant de l'angle inférieur de l'omoplate. La plaie ouverte, introduire deux gros drains d'une longueur de 5 centim. environ et de 7 à 8 millim. de diamètre. On les fixe au ras des téguments avec deux crins de Florence. Avec une seringue aseptique, on injecte dans la plaie, en ayant soin de laisser le liquide ressortir au fur et à mesure, 4 ou 5 litres de solution de *chlorure de zinc* à 1 0/0, jusqu'à ce que le liquide sorte à peu près clair. On fait ensuite un pansement antiseptique compressif avec de la gaze salolée ou iodoformée et de l'ouate maintenu par une bande de tarlatane humide. Le pansement doit embrasser tout le côté malade.

Si le pus est de bonne nature, le mal récent, la plèvre peu épaissie et le poumon dilatable, un seul lavage antiseptique suffit. Le pansement est renouvelé 24 heures après, puis le deuxième, 48 heures après le premier. Les drains sont laissés en place. Si la température reste au-dessous de 38°5, le soir, si la sécrétion diminue, les drains peuvent être raccourcis au bout de 8 à 10 jours et enlevés quand la sécrétion est devenue presque insignifiante. S'il n'en est pas ainsi, il faut faire des lavages avec de l'eau bouillie naphtolée à 0 gr. 30 0/00 tous les deux jours, puis tous les 3 ou 4 jours suivant le liquide sécrété et la température du soir.

Empyème du sinus maxillaire.

— TILLAUX. —

Donner issue au pus en ouvrant le sinus par le fond d'une alvéole ou par la fosse canine. La première voie est indiquée lorsqu'il manque une petite molaire ou la première grosse molaire.

Endocardite : Voir *Mitrales* et *Aortiques* (*Affections*).

Endométrite.

— TERRIER. —

Poudre d'iodoforme	10 gr.
Gomme adragante	0 gr. 50
Glycérine	āā Q. s.
Eau distillée	

Pour 10 crayons.

Ou bien :

Sublimé	0 gr. 50
Poudre de talc	25 gr.
Gomme adragante	1 gr. 50
Eau	āā Q. s.
Glycérine	

Pour 50 crayons.

Les crayons sont introduits dans l'utérus après lavage du vagin et désinfection de cette cavité avec de l'ouate imbibée d'une solution de sublimé à 1 0/00. Ils sont maintenus au moyen de tampons d'ouate iodoformée.

Endométrite chronique.

— DUMONTPALLIER. —

Cautérisation intra-utérine avec un crayon de *chlorure de zinc*. Il doit peser 4 grammes et avoir 5 millimètres de diamètre et 15 centimètres de longueur. Pour le préparer, on triture 20 gr. de chlorure de zinc : on verse un peu d'eau jusqu'à consistance sirupeuse. On ajoute 40 grammes de farine de seigle et on passe les crayons ainsi préparés à l'étuve.

Pour prévenir l'atrésie du col, s'il y a production exagérée de bourgeons charnus, on les cautérise au nitrate d'argent. Si l'atrésie tient à la production du tissu fibreux ou cicatriciel, on fait le cathétérisme.

Endométrite septique.

— Doléris. —

Curage de l'utérus. — Chloroforme. Mettre la femme dans la position obstétricale, le siège débordant le lit, les jambes écartées.

Lavage vaginal avec la liqueur de Van Swieten dédoublée. Abaissement de l'utérus. L'index gauche va à la recherche du col. Celui-ci est fixé par le doigt et la main droite armée d'une longue pince à griffe va saisir son bord antérieur. L'index gauche est retiré et la main gauche placée sur le fond de l'utérus qu'elle déprime. Si le col n'est pas dilatable, on le dilate avec un dilatateur métallique. Une valve de Sims déprime le périnée et la paroi postérieure du vagin.

Le col ouvert, avec une sonde à double courant on fait un lavage intra-utérin avec la liqueur de Van Swieten dédoublée.

On procède au curage avec la curette de Récamier. On gratte jusqu'à ce que la curette ne ramène plus rien. Nouveau lavage.

On introduit ensuite un écouvillon trempé dans la glycérine créosotée à parties égales et on fait un dernier lavage.

Engelures.

— E. Besnier. —

1º Baigner les mains, matin et soir, dans la décoction de feuilles de noyer.

2º Frictionner ensuite avec de l'alcool camphré.

3° Poudrer avec :

  Salicylate de bismuth . . . . . 10 gr.
  Amidon . . . . 60 gr.

4° Le soir, avant de mettre cette poudre, on peut frictionner avec :

  Glycérine. . . . . ⎱ ăă 50 gr.
  Eau de roses . . . . ⎰
  Tanin. . . . . 1 gr.

5° Si les engelures sont ulcérées. les envelopper de feuilles de noyer ramollies dans l'eau chaude.

— Brocq. —

Comme préparation interne contre les engelures persistantes :

  Sulfate de quinine . . . . 1 gr.
  Extrait aqueux d'ergot de seigle . 0 gr. 50
  Poudre de digitale. . . . . 0 gr. 10
   — racines de belladone. . 0 gr. 05

Pour 40 pilules. 3 pilules par jour pendant un mois ou six semaines.

— Le Gendre. —

Laver les mains et les pieds seulement avec de l'eau de feuilles de noyer. Faire ensuite une lotion avec de l'alcool camphré.

Appliquer une couche de :

  Camphre pulvérisé. . . . . 0 gr. 50
  Baume du Pérou. . . . . 1 gr.
  Oxyde de zinc . . . . 1 gr.
  Vaseline. . . . . 30 gr.

Entéralgie.

— Potain. —

Si le trouble des fonctions intestinales est le fait primitif : laxatifs. S'il s'agit d'un phénomène spasmodique, les purgatifs n'ont pas d'effet : prescrire la *belladone* et même l'*opium* à petites doses ; l'*éther*, le *valérianate d'ammoniaque*.

Dans l'intervalle des crises, *laxatifs*. Proscrire les purgatifs drastiques, l'aloès, le séné. Contre la constipation prescrire l'huile de ricin, fleur de soufre, rhubarbe.

Pendant les accès, *balnéation chaude* avec la plus grande surveillance pour éviter les refroidissements.

Hydrothérapie. Commencer par la douche chaude ou tiède.

Électricité. Pendant la crise, faradisation avec le balai. Dans l'intervalle, courants continus : pôle positif sur le rachis au niveau des dernières vertèbres dorsales ; pôle négatif promené sur le côlon ascendant et descendant. Ne pas dépasser 10 milliampères.

Entérite.

— C. Paul. —

En cas de douleurs vives, sangsues à l'anus. Boissons émollientes. Cataplasmes sur le ventre. Lavements laudanisés. Opium.

Entérite aiguë infantile.

— Grancher. —

Lavage intestinal avec un litre d'eau bouillie additionnée d'eau de Vichy. On prend un tube de calibre moyen qu'on introduit à une profondeur de 15 centimètres et un entonnoir à débit lent.

L'enfant est mis dans le décubitus latéral, alternativement à droite et à gauche.

Si la diarrhée est *fétide* : calomel 5 centigrammes, combiné, s'il y a lieu, avec le laudanum à la dose d'une goutte d'heure en heure.

Contre les *vomissements*, lavage stomacal.

Pas d'*aliments*. En cas de faiblesse : eau champagnisée (une cuillerée à soupe de champagne pour un verre d'eau).

Pendant la convalescence : 1er jour *régime lacté* absolu : lait bouilli par cuillerées à soupe d'heure en heure. Le

2ᵉ jour, doubler la dose de lait et arriver progressivement à la ration habituelle.

Entérorrhagie. (Voir *Hémorrhagie intestinale*.)

Entorse.
— Reclus. —

Le traitement comprend 3 phases :

1º Aussitôt après l'accident, appliquer une *bande élastique* depuis la racine des orteils jusqu'à la moitié de la jambe. Il ne faut serrer que juste assez pour que la bande tienne. Si l'entorse est légère, on permet la marche. La bande est enlevée deux fois par jour et la région nettoyée.

2º Plonger l'articulation dans un *bain* dont la température est élevée peu à peu à 48º et 55º pendant 10 à 15 minutes.

3º *Massage*. — Il faut pétrir énergiquement les parties. L'opération dure de 10 à 15 minutes. On met ensuite pendant douze heures la bande de caoutchouc.

Éphélides.
— C. Paul. —

Lotions avec :

    Borate de soude . . . . 50 gr.
    Eau de roses . . . . 500 gr.

Ou bien :

    Sublimé . . . . 1 gr.
    Alcool . . . . Q. s.
    Eau distillée . . . . 600 gr.

Épididymite. (Voir *Orchite*.)

Épilepsie.
— Charcot. —

    Bromure de zinc . . . . 13 gr.
    Sirop d'écorces d'oranges amères 728 gr.

Par cuillerées à bouche. — De 1 à 5 par jour.

ÉPIL — 152 —

— Féré. —

Pointes de feu très légères, 2 ou 3 fois par semaine, au nombre d'une vingtaine, sur la région du crâne correspondant aux centres moteurs qui paraissent le siège de la décharge motrice. Ces pointes de feu peuvent être appliquées sans raser le cuir chevelu en ayant soin d'écarter les cheveux.

En cas de douleurs surtout, appliquer le compresseur bi-temporal ; c'est une calotte à double paroi d'étoffe divisée, du sommet à la base, par des coutures radiées formant des loges de 1 cent. de largeur environ. Ces loges sont remplies de plomb de chasse qu'on distribue uniformément ou de manières différentes, suivant que la compression doit être générale ou partielle. On se sert généralement de 2 kilog. de plomb n° 10. La calotte est appliquée pendant un quart d'heure, rarement pendant 2 à 3 heures. Quelques malades peuvent la porter constamment.

— Gilles de la Tourette. —

Dans les cas *moyens* : donner de 3 à 5 gr. de *bromure* pendant deux mois, puis de 2 à 4 gr. pendant deux autres mois et ainsi de suite pendant un an.

Si le bromure échoue : donner le bromure à la dose de 6 à 8 gr. à dose progressivement croissante et décroissante. Concurremment prescrire 3, 2, 1 gr. de *borate de soude* par jour de façon à ce que la plus forte dose de bromure coïncide avec la plus faible de borate et vice versa.

— Huchard. —

Pendant la crise se borner à surveiller le malade, le contenir sans violence, le préserver des chutes, des contusions et, quand les convulsions commencent à s'apaiser, faciliter le rétablissement de la respiration en plaçant la tête dans une attitude favorable à l'expulsion des mucosités.

Comme traitement : *Bromure de potassium*. Commencer par une dose faible qu'on augmente progressivement. Cette quantité doit être prescrite en plusieurs fois, un quart d'heure après chaque repas. La dose quotidienne de 3 à 4 gr. ne suffit pas. Il faut arriver à 6 et 8 gr.

Dans l'épilepsie *nocturne* il faut prescrire le bromure le soir, à l'approche de la nuit,

On peut encore prescrire :

   Borax en poudre . . . . 10 gr.
   Glycérine pure. . . . . 6 gr.
   Sirop d'écorces d'oranges amères. 100 gr.

2 à 3 cuillerées par jour.

— G. Sée. —

   Antipyrine. . . . . 2 à 3 gr.

Ou bien :

   Bromure de potassium . . . 3 à 4 gr.

Pour l'adulte, donner le bromure de potassium à la dose de 5 gr. par jour.

Pour les enfants en bas âge : 0,50 par jour.

Pour les enfants de 10 à 15 ans : 3 gr. par jour.

Faire prendre le bromure six heures au moins avant l'accès.

Épistaxis.

— Descroizilles. —

Irrigations nasales avec :

   Perchlorure de fer. . . . . . 5 gr.
   Eau. . . . . 1 litre.

— Kirmisson. —

Injections froides et astringentes. — Poudres absorbantes insufflées dans les narines : sous-nitrate de bismuth. Tamponnement antérieur et, au besoin, complet des fosses nasales.

A l'*intérieur* : Sulfate de quinine. Injections sous-cutanées d'ergotine.

9.

— TILLAUX. —

Mettre sur le nez, le front et la nuque des compresses imbibées d'eau glacée. On élève le bras du côté correspondant à l'hémorrhagie. — Toucher la pituitaire avec un pinceau imbibé de :

    Perchlorure de fer . . . . . . 10 gr.
    Eau. . . . . 20 gr.

Si l'on échoue, boucher la narine avec un tampon d'ouate ou de charpie. Au besoin, tamponnement complet. Le tampon postérieur aura une forme rectangulaire. On lui donnera 3 centim. de hauteur et 15 millim. de largeur. On l'assujettit avec un fil double.

Le tamponnement antérieur se fera avec trois ou quatre boulettes d'ouate ou de charpie munies d'un fil. Au bout de 48 heures, on retire le tampon antérieur et on laisse le postérieur qui est enlevé le lendemain.

Épithélioma de la face.

— BROCQ. —

Pansements avec la poudre d'*aristol*. Son action n'est pas douloureuse, ce qui doit la faire préférer au chlorate de potasse. Elle n'a pas d'odeur et ne cause pas d'intoxication générale. Elle est moins irritante pour les tissus que l'iodoforme.

Épithélioma du prépuce.

— BROCQ. —

Saupoudrer la plaie avec du *chlorate de potasse* pulvérisé. Appliquer des compresses imbibées de

    Chlorate de potasse. . . . . . 25 gr.
    Résorcine. . . . . 2 gr. 50
    Eau. . . . . 250 gr.

Ou panser avec

    Résorcine . . . . 1 gr.
    Chlorate de potasse . . . . . 2 gr.
    Vaseline. . . . . 20 gr.

Érysipèle.

— C. Paul. —

Chez les nouveau-nés. Appliquer à la région ombilicale :

>Sublimé . . . . 0 gr. 05
>Sulfate de chaux. . . . . 10 gr.
>Vaseline. . . . . 40 gr.

Ou bien :

>Collodion élastique.

Érysipèle de la face.

— Juhel-Rénoy. —

Faire une compression, *en dehors* du bourrelet d'extension, avec une couche épaisse de traumaticine à l'ichthyol.

>Gutta-percha . . . . } āā 25 gr.
>Chloroforme . . . .
>Ichthyol . . . . 25 gr.

Onctions avec :

>Sublimé. . . . . 5 centigr.
>Sucrate de chaux. . . . . . . 10 gr.

— Hallopeau. —

Mettre sur les parties malades des compresses imbibées d'une solution *d'acide salicylique* au 20e. Faire prendre 4 gr. de cet acide en 3 fois par 24 heures. Contre-indications : dyspnée, accidents cérébraux.

— L. Labbé. —

>Éther sulfurique . . . . . } āā 100 gr.
>Camphre. . . . .

En applications sur la partie malade.

Érythème.

— C. Paul. —

Lotions avec liquides astringents. Poudrer les parties avec des poudres absorbantes.

Pommades avec :

Goudron.	5 gr.
Vaseline.	50 gr.

Ou bien :

Huile de cade.	3 gr. 50
Vaseline.	50 gr.

Ou bien :

Calomel.	1 gr.
Vaseline.	50 gr.

Érythème noueux.

— Potain. —

Le traitement local est, en général, inutile. Suivant les cas, prescrire le salicylate de soude ou l'iodure de potassium.

Érythème des fesses chez les enfants.

— E. Besnier. —

Talc.	āā 58 gr.
Oxyde de zinc	

Ou bien :

Acide borique	1 à 2 gr.
Poudre d'amidon.	10 gr.

— Le Gendre. —

Chez les enfants. Lotions avec :

Naphtol β	0 gr. 20
Eau.	100 gr.

Sécher ensuite les parties et les saupoudrer avec de l'acide borique pulvérisé.

Erythème prurigineux (enfants).

— Le Gendre. —

Mettre une couche légère de :

Acide salicylique	1 gr.
Oxyde de zinc	2 gr.
Glycérolé d'amidon	30 gr.

Saupoudrer ensuite avec de l'amidon.

Excoriations du mamelon.

— Pinard. —

| Acide borique. | 6 gr. |
| Eau distillée | 300 gr. |

Pour imbiber des compresses qu'on met sur le point excorié et qu'on recouvre d'un taffetas gommé.

Exostose sous-unguéale.

— Tillaux. —

On fait l'ablation de la tumeur en ayant soin de poursuivre avec la gouge la racine de la tumeur qui s'enfonce dans l'os sous forme d'une sorte de clou.

F

Faux croup. (Voir *Laryngite striduleuse*.)

Favus.

— E. Besnier. —

1° Couper les cheveux ras aux ciseaux ; le rasoir fait des inoculations.

2° Epiler autour des plaques les cheveux sains pour faire une barrière à l'extension du champignon.

3° Le soir : vaseline boriquée. Le matin : lavage à l'eau de savon.

Convaincu que l'épilation seule suffit à guérir le favus, il se contente de faire des savonnages fréquents et d'enduire la tête d'un corps gras.

Pendant quelque temps, il a prescrit des applications de compresses de tarlatane trempées dans :

      Tanin . . . .   10 à 15 gr.
      Eau . . . .   100 gr.

— Brocq. —

Traitement général. — Seulement lorsque le malade est scrofuleux et débilité, on peut essayer de modifier l'état général par les amers, l'huile de foie de morue, le fer et les bains sulfureux.

Traitement local. — Nettoyer la tête du malade. Pour cela, couper les cheveux ras aux ciseaux, ramollir les croûtes avec de la glycérine, de l'huile d'amandes douces, d'olive, de ricin, de foie de morue, pures ou additionnées d'acide phénique, salicylique, baume du Pérou, avec parties égales de savon noir, d'axonge, etc.

Si les croûtes sont trop épaisses, après avoir appliqué le corps gras, mettre la calotte de caoutchouc pendant la nuit. Le lendemain matin, savonner avec la décoction de Panama et du savon noir. On peut aussi frictionner avec :

Huile de cade	5 gr.
Savon noir	2 à 3 gr.
Glycérolé d'amidon	30 gr.

puis appliquer des cataplasmes, enfin savonner au savon noir.

Quand la tête est bien nettoyée, épiler. Quand il y a plusieurs points d'attaque disséminés et diffus, épiler toute l'étendue du cuir chevelu, au moins une première fois. Dans les épilations successives, circonscrire le champ d'épilation suivant la configuration des parties atteintes. S'il n'y a qu'un seul point pris, on peut n'épiler que les égions malades. Mais il faut toujours épiler dans un rayon de 1 à 2 centimètres autour d'elles.

Enlever tous les poils malades et appliquer :

Sublimé	1 gr.
Eau distillée	300 à 500 gr.

Ou :

Turbith minéral	1 gr.
Vaseline	30 gr.

Ou :

Sulfate ou acétate de cuivre	0,50 à 1 gr.
Vaseline	30 gr.

Si les applications parasiticides produisent trop d'inflammation, les remplacer momentanément par des cataplasmes de fécule ou des pommades calmantes, telles que :

Acide borique	1 gr.
Vaseline	20 gr.

FAVU

Au bout de 4 à 6 semaines, les cheveux ayant repoussé, épiler de nouveau, et ainsi de suite.

La guérison est annoncée par la disparition de la rougeur du cuir chevelu et de la desquamation. Les poils n'ont plus leur énorme gaîne et ne présentent pas de parasites à l'examen microscopique.

Durée moyenne du traitement : 10 mois à 3 ans.

— Quinquaud. —

1º Raclage avec une curette pour enlever mécaniquement les champignons.

2º Lotions avec :

Bichlorure de mercure	1 gr.
Biiodure de mercure	0 gr. 15
Alcool	35 gr.
Eau	250 gr.

3º Au bout de 3 ou 4 jours, épilation.
4º Nouveau raclage.
5º Emplâtre en permanence.

Biiodure de mercure	0 gr. 15
Bichlorure —	1 gr.
Emplâtre simple	250 gr.

Favus du corps.

— Brocq. —

Il suffit d'énucléer avec soin les godets, ou, s'ils sont nombreux, on les ramollit avec :

Savon noir ou soufre } āā 20 gr.
Axonge

Ou bien :

Huile de cade } āā 20 gr.
Savon noir

Ou par un bain savonneux. Puis on savonne énergiquement la partie malade. Faire ensuite quelques applications parasiticides, surtout avec la *teinture d'iode*.

Favus des ongles.

— Brocq. —

Le meilleur procédé est d'enlever l'ongle et d'envelopper le doigt avec des compresses trempées dans le sublimé.

On peut encore enlever mécaniquement les dépôts jaunâtres partiels, ou, si l'altération est diffuse, appliquer des emplâtres hydrargyriques.

Fibromes utérins.

— Tillaux. —

S'il y a des hémorrhagies : glace sur le ventre, injections chaudes, ergotine, tamponnement. Contre les douleurs, opium ; contre les phénomènes de compression, coucher la malade, la tête renversée, le bassin fortement incliné. Hydrothérapie (Salins, Salies-de-Béarn). Courants continus. Machine électrique de 25 à 30 éléments. Un excitateur est introduit dans le vagin jusqu'au col utérin et même dans l'utérus. Appliquer sur le ventre la plaque qui forme l'autre pôle. On intervertit les courants pour éviter la production des eschares.

Fièvre intermittente.

— Huchard. —

Dans la fièvre *quotidienne*, la quinine doit être administrée huit heures avant le frisson, c'est-à-dire presque immédiatement après l'accès qui vient de finir.

Dans la fièvre *tierce*, la quinine doit être administrée douze heures avant le frisson.

Dans la fièvre *quarte*, l'administration de la quinine doit être terminée dix-huit heures avant le frisson.

— Jaccoud. —

Dans l'infection paludéenne, employer de fortes doses de quinine (2 gr.) et les dépasser quelquefois. Tant que le malade a ses accès, il faut que la totalité de la dose soit donnée avant le début et coup sur coup, à une demi-heure d'intervalle, divisée en trois ou quatre fractions. Plus tard, après la disparition des accès, donner une dose moyenne de sulfate de quinine de 0 gr. 75 prolongée pendant plusieurs mois. On peut ordonner aussi en injections :

   Bibromhydrate de quinine. . . 1 gr.
   Eau distillée, ... 5 gr.

3 ou 4 injections dans les cas graves.

— G. Sée. —

   Salicylate de quinine . . . . . 0 gr. 50
   Sirop d'écorces d'oranges . } ää 30 gr.
   Rhum. . . . .
   Julep gommeux. . . . . 120 gr.

— Potain. —

Administrer le sulfate de quinine de façon à ce que le maximum d'absorption ait lieu au moment où l'accès doit débuter. Une période de 8 heures est nécessaire pour l'absorption. Si la dose est forte, donner la moitié 8 heures avant l'accès, la deuxième quatre heures avant.

— J. Simon. —

   Sulfate de quinine. . . . 0 gr. 30 à 0 gr. 40
   Sirop tartrique . . . . . Q. s.
   Sirop de codéine . . . . 5 à 10 gr.
   Acide sulfurique . . . . 1 goutte.
   Eau . . . . 100 gr.

Ou bien :

   Arséniate de soude. . . . . . 0 gr. 15
   Eau distillée . . . . 250 gr.
   Eau de mélisse . . . . Q. s.

Chaque cuillerée à café contient 1 milligr. de principe actif.

Doses du sulfate de quinine suivant les âges.

Avant 1 an	0 gr. 05 à 0 gr. 15
De 1 à 2 ans	0 gr. 10 à 0 gr. 20
De 2 à 3 ans	0 gr. 15 à 0 gr. 25
De 3 à 4 ans	0 gr. 20 à 0 gr. 30
De 4 à 7 ans	0 gr. 25 à 0 gr. 40
De 7 ans à l'âge adulte.	0 gr. 60 à 1 gr.

Fièvre puerpérale.

(Voir *Injections intra-utérines continues*, *Endométrite septique* et *Péritonite puerpérale*.)

Fièvre typhoïde.

— BOUCHARD. —

La thérapeutique comprend quatre indications : antisepsie générale, antisepsie intestinale, médication antipyrétique. Régime.

Au début, purgatif salin.

Administrer chaque jour, pendant quatre jours, 0 gr. 40 de calomel en 20 doses, qu'on donne d'heure en heure. On ne doit pas obtenir la salivation.

La *quinine* n'est indiquée que si la température, prise dans le rectum, dépasse 40° le matin ou 41° le soir. La quinine donnée, ne prescrire une nouvelle dose que 72 heures après. Les doses ordinaires sont : 2 grammes dans le premier et le deuxième septénaire ; 1 gr. 50 dans le troisième ; 1 gr. dans le quatrième et au delà.

Bains généraux. La température du bain est inférieure de 2° à la température centrale du malade. On refroidit peu à peu le bain d'un dixième de degré par minute, jusqu'à ce qu'il ait atteint 30°, chiffre au-dessous duquel il ne faut pas descendre. — Le bain est répété 8 fois en 24 heures.

Les bains sont contre-indiqués lorsqu'il y a hémorrhagie intestinale ou hépatisation du poumon. On peut les continuer pendant la période menstruelle.

Supprimer tout aliment, même le lait. Donner la décoction d'orge ou de viande 1/2 litre à 2 litres par jour. Le chlorure de sodium, les phosphates, les acides végétaux (jus de citron) sont utiles. Donner par jour 50 grammes de peptone. Glycérine, jusqu'à 200 gr. par jour.

— HUCHARD. —

Emploi de la quinine.

Il faut prescrire de fortes doses et dans un temps très court, par exemple 1 gr. 50 à 2 gr. de quinine dans l'espace d'une heure. Diviser cette dose et la répartir sur toute la journée, c'est ne rien faire au point de vue de l'antipyrèse.

Il faut prescrire cette dose 6 à 8 heures avant l'exacerbation fébrile.

La quinine administrée à doses massives a une action fébrifuge. Donnée à doses fractionnées, elle n'a plus qu'une action tonique. Quand on veut employer la quinine comme tonique, on peut prescrire.

> Extrait de quinquina . . . . . 8 gr.
> Sulfate de quinine . . . . . . 2 gr.

Pour 80 pilules. 2 matin et soir au repas.

— JACCOUD. —

Dès que le diagnostic est certain, mettre le malade au régime suivant : 1 litre à 1 litre 1/2 de lait par jour. 250 gr. de vin de Bordeaux pur ou coupé d'eau. Lotions froides avec vinaigre aromatique, 4 lotions par 24 heures si la température axillaire ne dépasse pas 39°, ou si elle oscille entre 39° et 39°5, huit si elle atteint 40°.

Le premier jour, s'il y a de l'adynamie, donner 40 à 80 gr. d'alcool incorporés, dans une potion, à 3 ou 4 gr. d'extrait de quinquina. Si l'adynamie est menaçante, ajouter 4 à 6 gr. d'acétate d'ammoniaque. S'il y a des phénomènes thoraciques, mettre, matin et soir, 40 ventouses sur les membres inférieurs.

Si la rémission matinale n'atteint pas 0°5, donner la quinine. Le premier jour, 2 gr. de bibromhydrate de quinine en 4 cachets, de quart d'heure en quart d'heure, 7 à 8 heures avant l'exacerbation fébrile. Le deuxième jour, la dose est de 1 gr. 50 et, le troisième, de 1 gr. Suspendre ensuite pendant 3 ou 4 jours pour reprendre si c'est nécessaire.

La digitale est indiquée quand il y a un affaiblissement du premier bruit du cœur et insuffisance fonctionnelle de cet organe. On la donne en infusion à la dose maximum de 0 gr. 60 le premier jour et de 0 gr. 40 le lendemain. Suspendre pendant 2 à 3 jours.

L'acide salicylique est contre-indiqué quand il y a faiblesse du cœur, déterminations rénales, intensité des accidents thoraciques.

— JUHEL-RÉNOY. —

Méthode de Brand employée systématiquement.

Cas simples. — Prendre toutes les trois heures, *jour et nuit*, la température du malade et, chaque fois que le thermomètre marquera 39° (dans le rectum), donner un bain à 20° de 15 minutes.

Faire à trois reprises différentes, durant deux minutes, au commencement, au milieu et à la fin du bain, une affusion avec de l'eau à 15°, versée lentement *sur la nuque*.

Faire boire le malade pendant le bain.

Sortir le malade du bain, s'il ne peut le faire seul, et l'étendre sur un drap sec avec lequel on l'essuiera, *sans toucher à l'abdomen*. Couvrir très peu le malade qui doit continuer à frissonner après le bain.

Vingt minutes après le bain, prendre de nouveau la température.

Cas graves. — Bain toutes les deux heures à 15° ou 16°. Massage sous l'eau. Affusion froide lente et continue. Le malade est nourri à la sonde s'il y a lieu, puis retiré du bain. Ensuite on lui pratique alternativement des piqûres de sulfate neutre de spartéine (20 à 30 centigr. dans les 24 heures) et de caféine (50 centigr. dans les 24 heures).

Fièvre typhoïde chez l'enfant.

— DESCROIZILLES. —

> Teinture de musc. . . . . 1 gr.
> — de cannelle . . . . . 2 gr.
> Sirop de morphine . . . . . . 20 gr.
> — simple. . . . . 10 gr.
> Eau de tilleul . . . . 60 gr.

Par cuillerées à café, s'il y a des phénomènes ataxiques.

> Teinture de cannelle . . . . . 10 gr.
> Sirop d'écorce d'oranges amères 30 gr.
> Vin rouge. . . . . 70 gr.

Contre l'adynamie.

Ou bien :

Infusion de 10 grammes de café dans 90 grammes d'eau bouillante sucrée.

— MARFAN. —

Nettoyage antiseptique quotidien de la bouche, narines, peau. Alimentation : lait, bouillon, potages. Boissons : eau d'orge miellée ou limonade vineuse.

Antisepsie intestinale et antithermie :

> Benzonaphtol. . . . . ⎫
> Sulfate de quinine . . . . ⎬ āā 0 gr. 10

Dose quotidienne pour un enfant de 6 ans. Lavage quotidien de l'intestin par des irrigations abondantes d'eau bouillie. Tous les 2 jours : un demi-verre d'eau de Sedlitz.

Dans les formes graves : bains froids. Température du premier bain : 22° refroidi à 20°. Les bains suivants sont donnés à 20° et refroidis à 18°. Durée du bain : 4 à 5 minutes. Cesser le bain dès le premier frisson et dès qu'il survient de l'apnée. Pendant le bain, aspersions froides sur la tête. Après le bain, enveloppement dans une couverture de laine et donner une boisson chaude. En cas d'apnée, cesser le bain, tractions rhythmées de la langue, frictions sur le corps.

— A. Robin. —

    Benzoate de soude . . . .   0 gr. 25 à 0 gr. 50
    Sirop de cannelle . . . .   15 gr.
    Looch blanc . . . .   50 gr.

Par cuillerées à bouche.

— J. Simon. —

Perchlorure de fer, 1 à 3 gouttes, toutes les 2 heures.

En cas de diarrhée très forte : laudanum de Sydenham à la dose de 2 gouttes pour les enfants de 2 à 3 ans, de 3 à 4 gouttes au-dessus de cet âge.

En cas d'adynamie :

    Eau-de-vie . . . .   10 gr. à 25 gr.
    Sirop de quinquina . . .   40 gr.
    Eau distillée . . . . . .   120 gr.

Ou bien :

    Carbonate d'ammoniaque. .   0 gr. 20 à 0 gr. 30
    Extrait de quinquina. . . .   1 gr.
    Vin de Malaga . . . . .   15 gr. à 30 gr.
    Eau-de-vie . . . .   10 gr. à 20 gr.
    Julep gommeux . . . . . .   100 gr.

En cas d'excitation cérébrale, lavement avec :

    Jaune d'œuf . . . .   N° 1
    Camphre. . . . .   0 gr. 50
    Eau. . . . .   60 gr.

Ou bien :

    Chloral . . . .   0 gr. 80 à 1 gr.

Fissure à l'anus.

— Tillaux. —

Le malade étant anesthésié, on introduit dans l'anus l'index gauche, puis le droit. On enfonce les doigts aussi profondément que possible dans le rectum, puis on les recourbe en crochet et on les écarte brusquement aussi fortement que possible en dirigeant la traction jusqu'aux ischions.

Si, après l'opération, la douleur persistait, on appliquerait des compresses froides ou imbibées d'une solution de chloral.

— Guyon. —

Eviter l'anesthésie générale qui relâche trop le sphincter et empêche de le rompre et expose à la syncope. Avant d'introduire les doigts, explorer le pourtour de l'anus avec la pulpe du doigt et l'introduire en faisant pression sur le point opposé à celui où siège la fissure.

Fissure à l'anus (enfants).

— Le Gendre. —

Suppositoires avec :

Chlorhydrate de cocaïne..	0,005 à 0,01
Extrait de belladone....	0, 01 à 0,05
— fluide d'Hamamelis.	0, 10 à 0,25
— de ratanhia....	0, 20 à 0,50
Iodoforme.........	0, 10 à 0,25
Tanin...........	0, 50
Beurre de cacao......	2 à 4 gr.

suivant l'âge

Fistules à l'anus.

— Peyrot. —

Purger le malade la veille : le matin administrer des lavements.

Introduire la sonde cannelée par l'orifice externe, la pousser jusque dans le rectum par l'orifice interne ou en perforant la muqueuse au point le plus élevé possible. La sonde est reçue sur l'index et ramenée au dehors par l'anus. Fendre le trajet au bistouri. S'il existe des callosités, on les enlève avec des ciseaux courbes, ou gratter le trajet avec la curette de Volkmann. Le thermocautère n'est indiqué que dans les fistules multiples exigeant des débridements nombreux.

Pansement à l'iodoforme. Inutile de mettre des mèches.

Fistules urinaires.

— BOUILLY. —

Rétablir la perméabilité de l'urèthre. Soustraire le trajet au passage de l'urine et des matières fécales. Sondages réguliers. Agir ensuite sur le trajet fistuleux soit par la cautérisation avec le galvanocautère ou le thermocautère, soit par la suture après avivement, ou par la formation de lambeaux, ou par la section de toutes les parties molles du périnée comprises entre les orifices fistuleux.

— GUYON. —

Si les fistules s'ouvrent sur une simple tuméfaction, on peut espérer arriver à la guérison sans toucher au périnée, les fistules pouvant se fermer quand le canal est rétabli par dilatation ou uréthrotomie. On facilite la cicatrisation par des cautérisations et des pansements appropriés.

S'il existe une tumeur périnéale avec quelques fistules, ou si, en même temps qu'il existe une tumeur, les orifices sont si nombreux qu'on peut les comparer à une pomme d'arrosoir, il faut intervenir plus activement. Si, en comprimant le périnée, on ne fait sortir par les orifices ni pus, ni urine, on peut espérer par un traitement simple arriver à la guérison. Dans le cas contraire, il faut inciser les parties jusqu'au clapier central. S'il y a tumeur, il faut même faire des destructions assez grandes par l'excision et les cautérisations. En même temps on applique une sonde à demeure aussi longtemps que cela est nécessaire. Il est très rare d'être obligé de faire la périnéoplastie.

Folliculites et périfolliculites décalvantes.

— QUINQUAUD. —

1° Nettoyer avec soin le cuir chevelu avec de l'eau savonneuse.

2º Badigeonner, tous les dix jours, les régions voisines des plaques avec de la teinture d'iode.

3º Lotionner tous les matins les plaques avec :

Bichlorure de mercure	0 gr. 15
Biiodure de mercure	1 gr.
Alcool à 90º	60 gr.
Eau	500 gr.

Flatulence.

— BARIÉ. —

Naphtol	
Magnésie décarbonatée	āā 5 gr.
Poudre de charbon de peuplier	
Essence de menthe	II gouttes.

Pour 15 cachets. Un au commencement du repas.

S'il y a flatulence et constipation :

Magnésie	āā 5 gr.
Fleur de soufre	

En 15 cachets.

S'il y a flatulence et diarrhée :

1º Salicylate de potasse . . . . . 5 gr.

En 15 cachets.

2º Bicarbonate de soude	2 gr.
Craie lavée	1 gr.
Poudre de noix vomique	0 gr. 20

Pour 10 cachets.

3º Bicarbonate de soude	1 gr.
Poudre de pepsine	0 gr. 50
Rhubarbe	1 gr.

Pour 10 cachets. — Un avant le repas.

S'il y a flatulence et gastralgie :

Chlorhydrate de morphine	0 gr. 10
Eau distillée de laurier-cerise	5 gr.

Une goutte avant chaque repas, avec un morceau de sucre.

Ou bien :

    Chlorhydrate de cocaïne. . . . 0 gr. 25
    Sirop de quinquina. . . . . . 20 gr.
    Eau de laitue. . . . . 150 gr.

Une cuillerée à soupe toutes les deux heures.

— Huchard. —

    Naphtol . . . . ⎫
    Magnésie décarbonatée. . . ⎬ ââ 5 gr.
    Poudre de charbon de peuplier. . . . . ⎭
    Essence de menthe ou d'anis . 11 gouttes

Pour 15 cachets, un au début des repas.

Ou bien :

    Bicarbonate de soude . . . . . 2 gr.
    Craie lavée . . . . 1 gr.
    Poudre de noix vomique . . . 0 gr. 20

Pour 10 cachets.

Ou bien :

    Bicarbonate de soude. . . . . 1 gr.
    Pepsine . . . . 0 gr. 50
    Rhubarbe . . . . 1 gr.

Pour 10 cachets. Mêmes doses.

Flueurs blanches. (Voir *Leucorrhée*.)

Fractures.

— Lucas-Championnière. —

Règles du massage dans les fractures. — 1° Dans les fractures à déplacement peu marqué ou peu gênant pour les fonctions, dans les fractures au voisinage des articulations, *massage immédiat.* — Dans les fractures ayant une tendance au déplacement (fractures du corps de l'humérus, du corps du fémur se déplaçant facilement), massage immédiat, puis application d'un appareil. — Dans les fractures ayant une tendance à un déplacement lent, mettre un appareil qu'on retirera de temps en temps pour faire le massage, en ayant soin d'immobiliser l'extrémité du membre. — Dans les fractures ayant une tendance à un déplacement facile et considérable, faire tout de suite l'immobilisation. Enlever l'appareil au bout de 10 jours pour faire le massage.

Avant-bras.

— TILLAUX. —

Le membre étant dans une position intermédiaire entre la supination et la pronation, on applique sur le bord cubital de l'avant-bras et de la main le plein d'une attelle plâtrée, qu'on relève sur les faces antérieure et postérieure. Le bord radial reste libre. Le poignet est immobilisé et le coude laissé libre.

Bassin.

— BOUILLY. —

Dans les fractures simples du *pubis,* de la *crête iliaque* et de l'*ischion* : repos au lit, large bande de diachylon faisant le tour du bassin et maintenant réduits les fragments. Dans les fractures du *coccyx,* opium pour constiper le malade.

Dans la fracture de la *cavité cotyloïde* et dans la fracture double verticale du *bassin,* mettre le malade dans la gouttière de Bonnet, et, au besoin, faire l'extension sur le membre inférieur. — Opium contre la douleur.

Calcanéum.

Immobilisation dans l'appareil ouaté.

Clavicule.

— TILLAUX. —

Quand le déplacement est considérable, on réduit. Puis on prend une serviette assez grande pour que, repliée, les deux extrémités viennent se croiser par derrière le cou du malade. On plie la serviette en sautoir, on met le bras à angle droit entre les deux lames du sautoir. On porte les deux pointes latérales en arrière et on les attache. Les pointes supérieures sont portées en haut. L'une passe sur l'épaule droite, l'autre sur l'épaule gauche. On attache à l'extrémité de chaque pointe un bout de toile qu'on porte derrière le dos et qu'on attache aux deux extrémités transversales.

Cubitus.

Même appareil que pour le radius (partie moyenne) ou l'avant-bras.

Fémur.

— BOUILLY. —

Col. — En général, mettre le malade dans la gouttière de Bonnet. Faire l'extension sur la jambe et la contre-extension sur le bassin.

Ou bien : appareil d'Hennequin.

— TILLAUX. —

Corps du fémur. — On met le blessé sur un lit en fer. On coupe des bandelettes de diachylon de 3 centimètres de largeur qu'on colle sur les faces latérales du membre, parallèlement à son axe, à partir du niveau de la fracture. Le milieu des bandes vient former une anse au-dessous du talon. Les bandes sont maintenues par d'autres circulaires.

Ne pas chercher à réduire la fracture. On attache au pied du lit un morceau de bois rond, au-dessus du niveau du matelas. On attache une corde à l'anse de diachylon ; on la fait passer sur le morceau de bois et on fixe un poids de 3 kilogrammes à l'extrémité de la corde. La contre-extension est faite par le poids du corps. On fait reposer la tête sur un coussin et on relève les pieds du lit. Le pied est mis dans la rectitude et la fracture se réduit.

Le malade se lève vers le quarantième jour.

Humérus.

— BOUILLY. —

Extrémité supérieure. — Quand le fragment supérieur est déplacé, il faut faire et maintenir la réduction.

La réduction faite avec des poids est la meilleure. On applique ensuite un appareil plâtré. Si la tête de l'humérus est dans l'aisselle, on endort le malade et on cherche à la ramener vers la cavité glénoïde.

Après avoir mis, dans l'aisselle, un coussin, le bras est ramené contre le thorax, l'avant-bras fléchi à angle aigu et la main placée sur l'épaule du côté opposé.

Corps. — Si le déplacement est faible ou nul, on met un appareil plâtré embrassant l'épaule, le bras, le coude et l'avant-bras jusqu'à son tiers inférieur. La réduction est maintenue jusqu'à ce que l'appareil soit sec.

Si le déplacement est considérable, on fait l'extension continue jusqu'à ce qu'il soit corrigé et on maintient la réduction pendant la dessiccation de l'appareil plâtré.

Extrémité inférieure. — Attelles plâtrées latérales ou demi-gouttière postérieure après réduction. L'appareil sera peu serré. Si le gonflement est considérable, mettre le membre dans une gouttière, à demi-fléchi. N'appliquer l'appareil plâtré qu'au bout de 8 jours.

L'avant-bras doit être fléchi un peu plus qu'à angle droit, le pouce dirigé en avant et en haut. — Durée de l'immobilisation : 20 jours chez les enfants, 25 à 30 chez l'adulte.

— Tillaux. —

Chez le jeune enfant. — Ouate sur la peau, gouttière de carton maintenue par une bande.

Col. — Application de l'écharpe double. Laisser le bras immobile pendant 40 jours, en ayant soin de faire exécuter de temps à autre des mouvements au coude et à la main.

Jambe.

— Tillaux. —

Réduction, au besoin sous le chloroforme.

Appareil plâtré. — L'attelle postérieure, faite de 12 ou 15 feuilles de tarlatane partant de la racine des orteils et emboîtant complètement le mollet, remonte jusqu'à la partie moyenne de la cuisse. Les attelles latérales passent sur la plante du pied en étrier, remontent le long des faces latérales de la jambe en restant au contact des bords de l'attelle postérieure. Les extrémités remontent au même niveau que l'attelle postérieure. On fixe les attelles plâtrées avec une bande de toile qu'on enlève quand l'appareil est sec. Les attelles sont maintenues avec quelques bandes de diachylon.

Si le fragment supérieur fait saillie, on fait passer sur lui une des attelles latérales.

Sus-malléolaire. — Même traitement après réduction.

Métacarpiens.

— BOUILLY. —

S'il n'y a pas de déplacement, bande immobilisant la main.

S'il y a déplacement, après réduction, attelles de gutta-percha ou de bois rembourrées d'ouate.

Nez.

— TILLAUX. —

Quand il n'y a ni déplacement, ni déformation, ce qui est fréquent, se contenter d'appliquer des compresses résolutives. Si un des fragments fait saillie dans la fosse nasale, on le relève. Si la voûte nasale est affaissée, on la redresse et, s'il en est besoin, on la maintient redressée en tamponnant les narines.

Olécrâne.

— TILLAUX. —

Si l'écartement, le coude à angle droit, est faible, conserver le bras dans cette position. Si l'écartement est considérable on étend le bras jusqu'à ce que les fragments soient en contact et on maintient le bras dans cette position avec un appareil plâtré. Ne pas aller jusqu'à l'extension complète.

Péroné.

— BOUILLY. —

Extrémité inféreure. — Quand il y a peu ou pas de déplacement, mettre le membre dans une gouttière ou appliquer un bandage silicaté.

S'il y a fracture des malléoles et luxation du pied en dehors, réduire en tirant sur le pied, la jambe étant fléchie sur la cuisse. Appareil plâtré (voir *Fracture de jambe*). Au bout d'un mois, on enlève l'appareil et on imprime des mouvements à l'articulation.

Extrémité supérieure. — Mettre le membre dans une gouttière et rapprocher les deux fragments, par une compression exercée avec un tampon d'ouate.

Phalanges.

— BOUILLY. —

Gouttière de gutta-percha maintenue par des bandes de diachylon.

Rachis.

— KIRMISSON. —

Immobiliser le malade dans une bonne position. Le coucher sur un plan horizontal, quand on le peut sur un matelas d'eau. S'il y a rétention d'urine, sonder le malade matin et soir.

S'il existe un déplacement considérable, on peut essayer la réduction brusque, en se souvenant que, dans les lésions de la région cervicale, elle a déterminé la mort.

Radius.

— BOUILLY. —

Quart supérieur. — Immobiliser l'avant-bras dans la demi-flexion et la demi-pronation avec une attelle plâtrée postérieure.

Tiers moyen. — Membre dans la demi-pronation. La réduction faite, appareil plâtré composé d'une gouttière postérieure allant depuis le tiers inférieur du bras jusqu'à la face dorsale de la main et d'une attelle antérieure, matelassée d'ouate, courte, comprimant la fracture et l'espace interosseux.

Extrémité inférieure. — La réduction obtenue, appareil silicaté circulaire. On ajoute à la partie dorsale un tampon d'ouate passant sur le fragment inférieur et, à la partie palmaire, sur un niveau plus élevé, un autre tampon comprimant le fragment supérieur.

Ou bien : gouttière plâtrée antérieure mise après réduction sur le membre en pronation, depuis le coude jusqu'au pli métacarpo-phalangien.

Rotule.

— BOUILLY. —

Aussitôt après l'accident, appliquer une demi-gouttière plâtrée, montant jusque vers le milieu de la cuisse. Le membre est mis sur un plan incliné. Compression modérée sur le genou. Quand l'épanchement a suffisamment diminué, rapprocher les fragments et les maintenir avec une bande de caoutchouc.

— CHAPUT. —

Fracture comminutive sans écartement. Massage, mobilisation, au besoin ponction.

Fracture transversale avec un écartement inférieur à 2 centimètres : suture osseuse.

Fracture avec un écartement de plus de 2 centimètres : même traitement. Le massage employé seul est contre-indiqué.

— LUCAS-CHAMPIONNIÈRE. —

Ouverture de l'articulation et suture des fragments.

— SCHWARTZ. —

Si l'épanchement est *considérable*, faire la ponction de l'articulation et évacuer le sang. Si l'épanchement est *peu abondant*, il n'y a pas lieu de s'en inquiéter. Si on arrive avant toute réaction inflammatoire et que les fragments soient peu éloignés l'un de l'autre (3 centimètres environ) et si une légère flexion du genou ne tend pas à les disjoindre davantage, après avoir appliqué un bandage compressif ouaté, on met le membre inférieur dans un hamac. Dans ces cas, le massage peut être conseillé. Si l'écartement des fragments est plus considérable, appliquer les griffes de Duplay après avoir, au besoin, chloroformé le malade. On les retire au bout de 25 à 30 jours. On doit rejeter la suture osseuse immédiate des fragments proposée par M. Lucas-Championnière dans les cas de fracture fermée. Quand la fracture est compliquée de plaie, ce procédé est recommandable.

Furoncle.

— Bouchard. —

Antisepsie intestinale :

  Naphtol β précipité . . . . . . 15 gr.
  Salicylate de bismuth . . . . . 7 gr. 50

Pour 30 cachets. — 3 par jour jusqu'à ce que les selles soient vertes.

— Gingeot. —

Dès que le furoncle apparaît, appliquer dessus un petit gâteau de coton imbibé d'alcool camphré ou badigeonner avec la teinture d'iode concentrée. Lotions générales d'eau boriquée, bains sulfureux ou au sublimé. Prendre :

  Sulfure de sodium. . . . . .
  Bicarbonate de soude . . .
  Sulfate de potasse. . . . . ää 10 gr.
  Acide tartrique . . . . . .
  Gomme arabique . . . . .

De 0,50 à 4 gr. du mélange par jour en 8 ou 10 fois, dans de l'eau ou du lait.

— Reclus. —

En général, expectation. — Recouvrir les parties avec des compresses d'eau phéniquée ou boriquée et avec une plaque de gutta-percha laminée. Attendre l'ouverture et l'expulsion spontanée du bourbillon. N'inciser la tumeur que lorsque la douleur est très vive.

Furoncle (des lèvres).

— Verneuil. —

Traverser la lèvre de part en part avec le thermocautère. Faire des ponctions assez rapprochées pour que leur action se fasse sentir dans toute l'épaisseur des tissus.

G

Gale.

— É. BESNIER. —

Frictions pendant 20 minutes avec de l'eau chaude, du savon vert et une brosse sur les points où il y a des lésions de gale. Savonnage rapide sur les autres régions. Pendant 20 autres minutes, bain tiède et frictions à la brosse et au savon. Mettre ensuite avec une brosse :

Soufre	50 gr.
Carbonate de potasse	25 gr.
Axonge	300 gr.

Frictionner énergiquement les points malades, légèrement ailleurs. Laisser la pommade pendant 24 heures.

Quand il faut ménager la peau ou quand les frictions produisent une irritation fâcheuse, on peut faire une onction sur tout le corps avec :

Salol	5 gr.
Huile d'amandes douces	95 gr.

Et recouvrir la surface ainsi huilée avec de la *fleur de soufre*.

Ce pansement est pratiqué tous les soirs pendant plusieurs jours, avant de se mettre au lit.

Dans les cas où le traitement habituel a des inconvénients, comme dans la grossesse.

Naphtol β	20 gr.
Éther	Q. s.
Vaseline	100 gr.

— Descroizilles. —

    Chlorure de chaux . . . . 20 gr.
    Eau. . . . . 1 litre.

Pour lotions.

— Fournier. —

    Gomme adragante. . . . . 1 gr.
    Fleur de soufre . . . . 100 gr.
    Carbonate de soude . . . . . . 50 gr.
    Glycérine . . . . 200 gr.
    Essence de bergamote. . . . . q. s.

Pour frictions. — Laver d'abord tout le corps avec de l'eau savonneuse, puis faire prendre un bain de son.

Ou bien :

Désinfection de tous les vêtements. — Savonnage pendant une demi-heure, bain de même durée. Puis appliquer

    Soufre . . . . 8 gr.
    Sous-carbonate de potasse . . . 4 gr.
    Axonge. . . . . 100 gr.

— Constantin Paul. —

Savonnages trois ou quatre fois dans la journée avec :

    Pétrole. . . . . } ââ 50 gr.
    Alcool. . . . .
    Cire . . . . 40 gr.
    Savon de Marseille. . . . . . . 100 gr.

Ganglion du poignet.

— Duplay. —

Nettoyer et stériliser la peau au niveau du ganglion. Remplir de teinture d'iode une seringue de Pravaz désinfectée. Ponctionner jusqu'au centre du kyste, en prévenant toute erreur de direction. Injecter 5 à 10 gouttes de teinture d'iode. Retirer l'aiguille. Léger massage de la tumeur. Pansement antiseptique. Immobilisation par un bandage compressif et contentif.

Gangrène.

— AUDHOUI. —

En cas de douleurs vives : opium.

Pansement antiseptique des parties gangrenées : poudre de quinquina, de charbon, d'iodoforme. Lotions avec :

  Chloral. . . . . 5 gr.
  Eau. . . . . 500 gr.

Dans la pourriture d'hôpital : cautérisation au fer rouge. Toniques.

Gangrène pulmonaire.

— BUCQUOY. —

  Alcoolature d'eucalyptus. . . . . 2 gr.
  Julep diacodé. . . . . 120 gr.

Par cuillerées dans les 24 heures.

— CONSTANTIN PAUL. —

  Acide phénique. . . . . 50 gr.
  Eau . . . . 350 gr.

Mettre dans un flacon, faire aspirer les vapeurs.

— JACCOUD. —

L'indication capitale est de faire l'antisepsie. Il faut donc :

1º Réaliser la désinfection de la chambre et de l'atmosphère par des pulvérisations phéniquées.

2º Antiseptiser les voies respiratoires par l'ingestion d'une potion avec 4 gr. de *liqueur de Labarraque*.

3º Faire l'antisepsie de l'intérieur en administrant tous les jours 0 gr. 50 *d'acide salicylique*.

4º Soutenir les malades par les toniques et l'alcool.

Gastralgie.

— BARIÉ. —

  Chloroforme . . . . 1 gr.
  Rhum . . . . 8 gr.
  Sirop de sucre . . . . 30 gr.
  Eau distillée. . . . . 120 gr.

Une à deux cuillerées avant le repas.

— G. Sée. —

  Teinture de ciguë . . . . . } āā 5 gr.
  — jusquiame . . . .
  — gentiane . . . . 2 gr. 50
  Essence d'anis . . . . . . V gouttes.

10 à 30 gouttes au repas.

— Huchard. —

  Acide chlorhydrique pur . . . 2 gr. 50
  Chlorhydrate de cocaïne . . . . 0 gr. 50
  Eau distillée . . . . 50 gr.
  Élixir de Garus . . . . 250 gr.

Un verre à liqueur après le repas.

Ou bien :

  Chloroforme . . . . 1 gr.
  Rhum . . . . 8 gr.
  Sirop . . . . 30 gr.
  Eau distillée . . . . 120 gr.

1 à 2 cuillerées avant le repas.

Ou bien :

  Eau chloroformée saturée . } āā 60 gr.
  Eau distillée . . . .

Mêmes doses.

— Labadie-Lagrave. —

5 cuillerées à soupe par jour de

  Chlorhydrate de cocaïne . . . . 0 gr. 05
  Menthol en solution dans l'alcool . 0 gr. 20
  Sirop de codéine . . . . 20 gr.
  Eau chloroformée . . . . 100 gr.

— Potain. —

  Liqueur d'Hoffman . . . . . }
  Teinture de badiane . . . . } āā 3 gr.
  — rhubarbe . . . }
  — noix vomique . . 1 gr.

20 gouttes au repas.

Gastrite.

— AUDHOUI. —

Applications émollientes. Grands bains. Sangsues à l'épigastre, si la douleur est vive. Boissons acidulées fraîches.
Régime lacté. Aliments liquides.
Voir : *Dyspepsie.*

Gastrite ulcéreuse. (Voir *Ulcère de l'estomac.*)

Gastrotomie.

— L. LABBÉ. —

Antisepsie de la région. Incision de 4 centimètres parallèle aux fausses côtes gauches et à 1 centimètre en dedans. Incision aboutissant à une ligne transversale unissant l'extrémité des cartilages costaux de la neuvième côte. — Ouverture du péritoine. Recherche de l'estomac, suture à la paroi. Ouverture de l'estomac. Extraction du corps étranger.

Gingivite.

— C. PAUL. —

Poudre de quinquina . . . . . 30 gr.
— ratanhia . . . . } ââ 10 gr.
Chlorate de potasse . . . .

Dans la gingivite mercurielle.

Gingivite des femmes enceintes.

— CHARPENTIER. —

Attouchements avec l'acide chromique. On soulage la malade, mais la guérison ne se produit, en général, qu'après l'accouchement.

— PINARD. —

Alcoolat de cochlearia. . . } ââ 15 gr.
Chloral. . . . .

Pour attouchements.

Glaucome.

Ne pas mettre de collyre à l'atropine. Iridectomie ou sclérotomie.

Glossite.

— BROCQ. —

Eviter les aliments épicés. Boissons tièdes ou chaudes pendant le repas.

Extraire, panser les dents malades. Lavages fréquents avec

> Borate de soude . . . . 1 gr.
> Eau de guimauve . . . . . . 500 gr.

Soigner l'estomac. Benzoate de soude ou de lithine.

S'il y a des symptômes gastriques douloureux, faire prendre, dans une tasse d'infusion de camomille, une demi-cuillerée à café de

> Pepsine . . . . 10 gr.
> Pancréatine . . . . 5 gr.
> Bicarbonate de soude . . . } ãã 20 gr.
> Magnésie calcinée . . . . . }

Pendant les *poussées congestives* de la langue : Sulfate de quinine à doses élevées, qu'on diminue dans l'intervalle.

Localement, gargarismes avec

> Borate de soude . . . . . . } ãã 1 gr.
> Bicarbonate de soude . . . }
> Infusion de têtes de pavot . } ãã 250 gr.
> Décoction de guimauve . . }

Dans les cas rebelles, pulvérisations avec l'eau de Saint-Christau.

— KIRMISSON. —

Cas légers. — Gargarismes émollients, purgatifs, sangsues à la région sus-hyoïdienne.

Cas graves. — Si le gonflement de l'organe devient tel

qu'il y a menace de suffocation, on pratique, à la surface de la langue, avec le bistouri, de profondes incisions. Si l'on constate l'existence d'un abcès, il faut l'ouvrir.

Enfin dans les cas pressants, on est autorisé à pratiquer la *trachéotomie*.

Glossodynie.

— C. Paul. —

Lotions avec :

  Chlorhydrate de cocaïne . . . 0 gr. 10
  Eau distillée . . . . 10 gr.

Bromure de potassium. Alcalins.
Cautérisations avec le thermocautère.

Goître.

— Duguet. —

On s'assure d'abord que la tumeur accompagne le larynx dans les mouvements de déglutition, que l'on n'y constate aucun souffle, et qu'il n'y existe pas de mouvements d'expansion. Le malade est assis. On introduit l'aiguille au centre de la tumeur, en dehors des grosses veines et des battements artériels, à deux ou trois centim. de profondeur. — S'il ne coule aucun liquide, on procède à l'injection de teinture d'iode du codex. — S'il s'écoule du sang, on retire l'instrument et l'on tente une autre introduction. — S'il s'écoule de la sérosité, on aspire le liquide avec une seringue de Pravaz vide, puis on procède à l'injection iodée.

On pousse doucement l'injection ; à la première injection, on n'introduit que la moitié ou les deux tiers de la seringue. On retire du même coup l'aiguille et la seringue. — S'il s'écoule un peu de sang, on place le doigt sur la piqûre, l'hémorrhagie s'arrête.

On peut répéter les injections toutes les semaines, quand la réaction locale de la précédente est éteinte.

— Galliard. —

Goître vulgaire de faible dimension non compliqué : hygiène, déplacement, séjour au bord de la mer, surveiller l'eau de boisson. Médication thyroïdienne. Si elle échoue, médication iodique discrète et prolongée.

Goître simple, peu volumineux, ayant résisté à ces médications : injections interstitielles d'iode ou d'iodoforme.

Goître simple de moyenne dimension : médication interne, injections interstitielles d'iode et d'iodoforme.

Goître simple très volumineux : thyroïdectomie.

Goître vasculaire : électropuncture, thyroïdectomie.

Goître de faible dimension mais suffocant ou gênant la déglutition : injections interstitielles. Si le succès n'est pas rapide, thyroïdectomie. Si la dyspnée est menaçante : trachéotomie préliminaire, puis thyroïdectomie.

Goître suppuré : incision.

— PEYROT. —

Goîtres kystiques. — Quand ils sont uniloculaires : ponction et injection iodée. S'ils sont multiloculaires, ouvrir le kyste. On sectionne d'abord la peau et les parties superficielles et on suture la peau avec la face externe du kyste. Au bout de quelques jours, on ouvre le kyste avec la pâte de Canquoin ou le thermocautère. On cautérise la face interne du kyste ou on bourre la cavité avec de la gaze imbibée de liquides antiseptiques et hémostatiques.

Goîtres parenchymateux. — On injecte dans l'épaisseur du goître, au moyen de la seringue de Pravaz, un mélange à parties égales de teinture d'iode et d'eau iodurée. La quantité employée chaque fois est de 2 à 3 grammes. En général, on renouvelle les ponctions tous les 4 à 5 jours.

Quand il y a des troubles menaçants de la respiration faire la *thyroïdectomie*.

— SEGOND. —

Les injections de teinture d'iode sont souvent inefficaces et peuvent être suivies de récidives ou de suppuration. Le séton, le drainage, les caustiques basent la guérison sur la complication qui est le plus à redouter : la suppuration. L'incision antiseptique est bonne quand le kyste est uniloculaire. Pratiquer la thyroïdectomie *partielle*. On fait une incision unique, verticale, médiane. Une fois sur la tumeur, on l'énuclée avec l'ongle.

Goître exophtalmique.

— Dieulafoy. —

  Poudre d'ipéca. . . . . 0 gr. 35
   — de feuilles de digitale. 0 gr. 02
  Extrait d'opium. . . . . 0 gr. 0025

pour une pilule. — 4 à 6 en 24 heures.

— Joffroy et Achard. —

Hygiène alimentaire bien réglée. Défendre les excitants. Séjour au grand air. Hydrothérapie avec prudence.

Digitale, s'il y a des accidents d'asystolie. *Bromures, antipyrine*, contre l'insomnie. *Fer* en cas d'anémie prononcée. *Electrisation du cou*.

En cas d'accidents graves : *résection partielle* du corps thyroïde.

— G. Sée. —

Contre les palpitations : teinture de veratrum viride, de 10 à 20 gouttes par jour en 4 fois, pendant plusieurs mois.
Traitement hydrothérapique.

— Potain. —

Calmer l'irritabilité du système nerveux. Recommander les *courants continus*, de la nuque à la partie inférieure du tronc.

— Voisin. —

Faire ingérer, chaque jour, 4 grammes de corps thyroïde.

Gommes du voile du palais.

— Fournier. —

Donner l'iodure de potassium *seul*, aussitôt que possible, 8 à 10 gr. par jour.

A la période de crudité, gargarismes émollients.

Quand la gomme est ouverte : 1° badigeonnage des ulcérations avec de la teinture d'iode. Se servir d'un pinceau à aquarelle qu'on passera 2 à 3 fois sur l'ulcération 2 à 3 fois par jour.

2° Gargarisme pour : (a) nettoyer ; (b) modifier.
(a) Gargarismes émollients.

(b)   Iodure de potassium. . . .   2 à 4 gr.
       Teinture d'iode. . . . . . .   4 gr.
       Eau. . . . .   250 gr.

Dix fois dans la journée.

3° Pulvérisations avec ces mêmes liquides.

Quand l'ulcération est détergée, suspendre le traitement.

De temps à autre, toucher légèrement au nitrate d'argent tous les 4 ou 5 jours.

Gommes scrofuleuses.

— E. Besnier. —

Avant que la tumeur soit ouverte, faire dans la tumeur des injections avec :

    Iodoforme. . . . .   1 à 2 gr.
    Ether . . . .   10 gr.

Gourmes. (Voir *Eczéma*, *Impetigo*.)

Goutte.

— Jaccoud.

Dans l'attaque aiguë franche, avec fièvre : expectation. Ne rien faire pendant les cinq premiers jours ; excepté de provoquer la diurèse par les procédés les plus simples. Ne pas donner même de lait. Faire prendre, chaque jour, 1 litre à 1 litre 1/2 d'eau d'Evian ou de Vittel avec 0 gr. 50 à 0 gr. 60 de carbonate de lithine. Si le résultat est négatif, faire prendre la décoction de chiendent avec 100 gr. de sirop des cinq racines et 2 gr. d'acétate de potasse par litre.

Le cinquième jour, si la fièvre et les douleurs persistent, prendre, en 24 heures, 4 à 6 pilules de :

    Bromhydrate de quinine . . . 0 gr. 10
    Poudre de digitale . . . . . . 0 gr. 05

Si, le cinquième jour, les douleurs sont toujours aussi vives, donner 2 à 3 gr. de salicylate de soude, s'il n'y a pas d'albuminurie.

Dans l'attaque *subaiguë* : colchique.

Dans la goutte à rechutes : colchique associé à la quinine. S'il y a de la goutte *viscérale* sans phénomènes articulaires : colchique, vésicatoires sur les jointures qui sont habituellement le siège de la fluxion.

— HUCHARD. —

Iodure de lithium, 25 à 50 centigr. par jour.

Quand il y a tendance à la néphrite :

    Extrait de stigmates de maïs. . 6 gr.
    Benzoate de soude . . . . . . 3 gr.
    Carbonate de lithine. . . . . . 3 gr.
    Huile essentielle d'anis . . . . III gouttes.

Pour 60 pilules. Prendre 2 au début de chaque repas, pendant 20 jours chaque mois. Continuer le traitement pendant 1 à 3 ans.

Suivant indication, ajouter à la formule :

    Extrait de colchique. . . . 15 à 30 centigr.

— ŒTTINGER. —

Eviter tout traitement actif chez les goutteux ayant des altérations du cœur ou des reins et en cas d'attaque légère, peu douloureuse, avec fièvre modérée. Se contenter de : repos, diurétiques légers, faibles doses de *carbonate* et de *benzoate de lithine* dans une infusion aromatique chaude.

En cas d'attaque aiguë avec douleurs vives, *traitement diététique* : repos au lit, régime lacté absolu tant qu'il y a de la fièvre. Donner, chaque jour, un litre d'eau additionnée de :

Bicarbonate de potasse. . .	āā 1 gr.
Teinture de cannelle. . . .	
Sirop des cinq racines.	50 gr.

Ou de :

Acétate de potasse.	3 gr.
Sirop des cinq racines.	50 gr.

Traitement médicamenteux. — Salicylate de soude à doses modérées chez les sujets jeunes, vigoureux, à une période peu avancée de la maladie. Si les grandes articulations sont prises, employer le salicylate plutôt en *applications externes.*

Colchique dans les cas aigus avec fluxion et douleurs vives, 40 à 60 gouttes de teinture de semences ou 5 à 6 gr. de vin de colchique.

Antipyrine si le salicylate ou le colchique sont contre-indiqués.

Traitement local. — Pansement ouaté. Onctions avec :

Huile de jusquiame	
— belladone.	āā 15 gr.
Laudanum de Sydenham . .	

Ou bien :

Sulfate d'atropine	0 gr. 15
Chlorhydrate de morphine . . .	0 gr. 75
Acide oléique liquide.	30 gr.

Et surtout :

Acide salicylique	20 gr.
Alcool absolu.	100 gr.
Huile de ricin	200 gr.

— G. Sée. —

Salicylate de soude	15 gr.
Eau	100 gr.

3 cuillerées à bouche par jour, au moment du repas.

Grenouillette.

— TILLAUX. —

Grenouillette aiguë. — Ouvrir sur le champ la tumeur. Évacuer le contenu.

Grenouillette chronique. — Introduire dans la partie saillante de la tumeur un ténaculum et enlever d'un coup de ciseaux courbes la portion embrochée. Laver la bouche. Cautériser au nitrate d'argent tout l'intérieur de la poche. Renouveler la cautérisation deux ou trois fois dans les jours qui suivent l'opération, quand les eschares sont détachées.

Grippe.

— CHAUFFARD. —

    Antipyrine. . . . . 75 centigr.
    Bicarbonate de soude. . . 25 centigr.

en un cachet : 2 à 3 par jour.

— HUCHARD. —

Dans la forme fébrile

    Sulfate de quinine. . . . . ⎫
    Extrait de quinquina. . . . ⎬ ââ 2 gr.
    — racine d'aconit . 0 gr. 10

Pour 20 pilules. Prendre 3 pilules, 2 fois par jour.

Quand l'élément névralgique prédomine, prendre 3 fois par jour, à 4 heures d'intervalle :

    Bromhydrate de quinine . . . . 0 gr. 25

et un granule de :

    Aconitine cristallée. . . . . un 1/4 milligr.

Quand les formes fébrile et névralgique sont associées :

    Antipyrine. . . . . 2 à 3 gr.

En 2 ou 3 fois.

Ou bien :

    Salol. . . . . 5 gr.

Pour 10 cachets. 5 par jour.

Quand il y a des phénomènes inflammatoires et catarrhaux.

  Poudre d'ipéca. . . . . 1 gr. 50 à 2 gr.

En 3 fois, à dix minutes d'intervalle.

Quand les accidents inflammatoires et catarrhaux prédominent du côté de la poitrine :

  Poudre de Dower. . . . . ⎫
  — — scille . . . . ⎬ ââ **2 gr.**
  Sulfate de quinine. . . . . ⎭

Pour 20 cachets. Prendre 4 à 5 par jour.

  Tanin à l'éther . . . . 5 gr.
  Bromhydrate de quinine . . . 2 gr. 50

Pour 10 cachets. 3 par jour.

Dans les cas de vomissements et de douleurs épigastriques : eau gazeuse, lait glacé à l'eau de Vichy, puis :

  Bicarbonate de soude . . . ⎫
  Magnésie calcinée. . . . . ⎬ ââ 0 gr. 30
  Salicylate de bismuth . . . ⎭

Pour un cachet. 3 à 5 par jour.

Lavements froids, de préférence, quelquefois chauds, additionnés, le matin, d'une cuillerée à soupe de *sulfate de soude* ; le soir, d'une cuillerée à café de *borate de soude*.

Dans la convalescence, donner les nervins : strychnine, caféine, phosphure de zinc.

Grossesse extra-utérine.

— BOUILLY. —

La grossesse extra-utérine, en voie d'évolution, doit être opérée par la laparotomie. En cas d'hémorrhagie interne menaçante, faire la laparotomie avec extirpation du kyste fœtal.

Si on ne voit la malade que quelques jours après la rupture du kyste, on incise le cul-de-sac vaginal postérieur pour évacuer les caillots sanguins enkystés dans le péritoine.

H

Hématémèse.
— C. Paul. —

Glace. Astringents. Révulsifs sur la région épigastrique.

Hématocèle pariétale.
— Reclus. —

Si l'hématocèle est *récente* et *légère* : repos, suspension des bourses avec un caleçon de bain rembourré d'ouate. Si la tumeur est *grosse*, accompagnée de douleurs vives, si elle reste stationnaire : incision franche, évacuation des caillots, lavage de la plaie, suture.

Hématocèle péri-utérine.
— Bouilly. —

Au *début*, quand il y a des signes d'hémorrhagie interne : opium, ergotine, alcool, champagne. Applications de glace sur l'abdomen ou dans le vagin.

Quand l'hématocèle est *constituée* ; dans les premiers jours, combattre les troubles de la vessie et du rectum. Repos au lit. Plus tard, si la tumeur augmente au moment des règles et si elle menace de se rompre, la ponctionner par le vagin avec un appareil aspirateur. Précautions antiseptiques minutieuses. Si la tumeur s'ouvre spontanément, agrandir l'ouverture, drainage, lavages antiseptiques.

Si la collection a suppuré, l'inciser par le vagin : drainage, injections antiseptiques.

Hématocèle vaginale spontanée.

— BOUILLY. —

Hématocèle à parois peu épaisses. — Ponction, injection iodée après lavages abondants. Si c'est insuffisant ou s'il y a inflammation, fendre largement la poche, la débarrasser de son contenu : pansement antiseptique.

Hématocèles à parois épaisses. — Ouverture large d'emblée. Destruction des néomembranes qui tapissent la face interne de la tunique vaginale par la cuiller tranchante.

Hématocèle à parois ossiformes. — Castration.

Hématocèle vaginale traumatique.

— BOUILLY. —

Cas simples. — Repos au lit, les bourses relevées, compresses résolutives.

Quand la collection est considérable, la vider par ponction. Si on suppose la présence de caillots ou de fausses membranes ne pouvant sortir par la canule, ouvrir la poche largement, la débarrasser des produits qui la recouvrent, suturer après drainage.

La ponction avec injection iodée peut donner de bons résultats quand il s'agit d'une hydro-hématocèle.

Hématocèle de la vulve. (Voir *Thrombus*.)

Hématomes.

— DESPRÈS. —

Hématomes du tissu cellulaire. — Repos absolu au lit, cataplasmes émollients pendant 6 jours. Faire ensuite une compression aussi énergique que possible sur la tumeur avec de l'ouate et une bande. — Grands bains.

Si le foyer persiste et quand le bourrelet périphérique est dur et volumineux, la compression sera remplacée par des vésicatoires volants. Ne jamais avoir recours aux ponctions aspiratrices.

Hématome sous-périostique. — Repos au lit et cataplasmes pendant les 4 premiers jours. Faire ensuite la compression avec de l'ouate et une bande de flanelle. Le bandage est renouvelé tous les deux jours. La compression est continuée tant qu'il y a du liquide dans la tumeur. Quand il ne reste plus qu'une petite induration, on peut la suspendre, mais, quand l'hématome siège à la jambe, le malade doit porter un bas élastique.

Hématurie.

— Guyon. —

L'ergot de seigle ne donne pas de résultats appréciables. Boissons délayantes. Essence de térébenthine. Réfrigérants. Révulsifs. Les injections astringentes sont plus indiquées *au déclin* des hématuries. Redouter le cathétérisme d'autant plus que l'hématurie est plus intense.

Après la crise, exploration de la vessie. Les instruments sont mal tolérés par les tuberculeux. Ne pas pratiquer le cathétérisme chez les cancéreux.

Hémoglobinurie.

— A. Robin. —

Traiter la maladie générale (syphilis, impaludisme, anémie). Repos. Eviter le froid. Supprimer l'alcool. Défendre le coït. Interdire aliments oxaliques, ceux qui contiennent beaucoup de matières extractives, ceux qui exercent une action spéciale sur le rein.

Chez les *anémiques*. Prendre au milieu du repas une pilule de :

Glycérophosphate de fer. . . .	0 gr. 10
Poudre rhubarbe.	0 gr. 05
Extrait quinquina.	0 gr. 10

Chez les malades à *excès de désassimilation* azotée prendre pendant 15 jours, au réveil et un quart d'heure avant la nuit, une grande cuillerée de :

Arséniate de soude. . . . . 5 centigr.
Eau distillée . . . . 300 gr.

Trois heures après le déjeuner, prendre, dans une tasse d'infusion de spiræa ulmaria, une cuillerée à soupe de :

Benzoate de soude. . . . . 3 gr.
Sirop fleurs d'oranger. . . . . 30 gr.
Eau tilleul. . . . . 90 gr.

Au bout de 15 jours, prendre, pendant 3 jours, une heure avant les repas, un paquet de :

Antipyrine . . . . 0 gr. 50
Bicarbonate de soude . . . . . 0 gr. 25

dissous dans de l'eau de Seltz.

Après une semaine de repos, reprendre la première série du traitement et ainsi de suite.

Dans les cas où il y a *déminéralisation plasmatique* donner, au début ou au milieu du repas, un cachet de :

Chlorure de sodium. . . . . . 27 gr.
— potassium. . . . . 20 gr.
Phosphate de soude. . . . . . 4 gr. 50
— potasse . . . . . 12 gr.
Glycéro-phosphate de chaux. . 2 gr.
— — magnésie 1 gr. 50
Sulfate de potasse. . . . . . . 2 gr.
Glycéro-phosphate de fer . . . 1 gr.
Poudre d'hémoglobine. . . . . 5 gr.

Pour 80 cachets.

Hémoptysie.

— Cadet de Gassicourt. —

Extrait de ratanhia . . . . . . 2 gr.
Eau de Rabel . . . . XV gouttes.
Alun en poudre. . . . . 0 gr. 05
Sirop de roses . . . . } āā 30 gr.
— cachou. . . . . .
Infusion de roses rouges. . . 160 gr.

Par cuillerées à bouche de 1/2 heure en 1/2 heure.

— Dujardin-Beaumetz.

Immobilité absolue. Défense de parler.
Injections sous-cutanées d'ergotine et d'ergotinine. Perchlorure de fer : 10 à 20 gouttes dans un verre d'eau sucrée.
Ipéca à dose vomitive.

> Extrait de ratanhia en poudre . . 4 gr.
> Seigle ergoté . . . . 3 gr.
> Digitale. . . . . 0 gr. 50
> Extrait de jusquiame . . . . . 0 gr. 25

Pour 20 pilules. 4 à 6 par jour.

— Peter. —

> Tartre stibié. . . . . 0 gr. 30
> Julep gommeux. . . . . 120 gr.

Par cuillerées à soupe toutes les 2 heures. Continuer la potion pendant 2 jours, puis s'arrêter.

Ou bien :

> Ipéca. . . . . 1 gr. 50

donner en 3 fois à dix minutes d'intervalles. Ce moyen est contre-indiqué s'il y a de la fièvre.

Hémoptysie cardiaque.

— G. Sée. —

> Extrait aqueux de seigle ergoté. 4 à 5 gr.
> Extrait d'opium . . . . 0 gr. 15

A prendre dans les 24 heures.

> Capsules d'essence de térébenthine.
> Digitale.

Hémorrhagie cérébrale.

— Dujardin-Beaumetz. —

Ne pas faire de saignée pendant l'attaque. Veiller aux fonctions de l'intestin et de la vessie.

Après l'attaque, s'il y a menace d'inflammation cérébrale, saignée ou sangsues aux apophyses mastoïdes, glace sur la tête.

— Huchard. —

Comme préventif : *iodures* à la dose de 0 gr. 50 à 1 gr. par jour. Diète sèche, pour diminuer la pression vasculaire.

Hémorrhagies.

— Terrier. —

Injections sous-cutanées abondantes de *sérum artificiel*. On peut en injecter de 1000 à 1500 gr.

Hémorrhagies de la délivrance.

— Charpentier. —

Il faut : 1° Débarrasser l'utérus du délivre et du sang qu'il contient.
2° Réveiller la contractilité utérine.
3° S'opposer à l'afflux du sang dans l'utérus.
4° Combattre les effets immédiats et secondaires de l'hémorrhagie.

Si le placenta est retenu dans la matrice, on l'extrait. Si le placenta est décollé *incomplètement* et s'il y a inertie utérine, on introduit la main dans l'utérus, on le vide des caillots. Ne pas se hâter de retirer la main. On la laisse en contact avec les parois utérines et, dès qu'il se produit des contractions, on décolle le placenta, on passe la main derrière et on l'extrait. Si les adhérences placentaires sont trop fortes, on enlève tout ce qu'on peut. On fait, pendant les jours qui suivent, des injections intra-utérines antiseptiques.

Si, en même temps que le délivre est retenu, il y a *spasme utérin* et hémorrhagie sérieuse, il faut franchir l'orifice utérin et aller chercher le placenta.

Injections intra-utérines antiseptiques à 50°. On est quelquefois obligé de faire la *compression de l'aorte*. On se place à droite et, avec la main gauche, on déprime la paroi abdominale au-dessus du globe utérin, un peu à gauche et on comprime l'aorte sur la colonne vertébrale.

Hémorrhagie intestinale.

— DESCROIZILLES. —

Chez les enfants.

Donner un lavement avec :

> Extrait de ratanhia . . . . . . 0 gr. 20
> Eau . . . . 60 gr.

Ou bien :

> Alun. . . . . 1 gr.
> Sirop. . . . . 20 gr.
> Eau de cannelle. . . . . 60 gr.

Hémorrhagies puerpérales.

— CHARPENTIER. —

Avant le travail. — L'hémorrhagie a presque toujours pour cause une *insertion* vicieuse du placenta. — Si la perte de sang est *légère* : mettre la femme dans la position horizontale. Repos absolu. Saigner s'il y a des symptômes de pléthore. Vider la vessie et le rectum.

Si l'hémorrrhagie est *grave* : Applications froides. Tamponnement ou perforation des membranes. Pour tamponner on prend des bourdonnets de charpie. Les uns ayant le volume d'une petite noix, au nombre de 20 à 30, sont attachés par un fil, les autres n'ont pas de fil. La femme étant placée en travers du lit, on fait une injection vaginale antiseptique, puis, la vessie et le rectum vidés, on introduit un par un les bourdonnets graissés avec une pommade antiseptique. Les bourdonnets sont tassés les uns sur les autres, de façon à ne laisser aucun vide entre eux. Une fois les culs-de-sac du vagin bien remplis, on remplit le vagin avec les autres bourdonnets, on met à la vulve quelques compresses et on fixe le tout avec un bandage en T.

— Pajot. —

Pendant le travail. — Hémorrhagie *légère et orifice non dilaté et non dilatable.* — Mêmes moyens que ci-dessus. *Orifice dilaté et membranes entières* : Mêmes moyens. Si l'hémorrhagie augmente, rompre les membranes. Si l'hémorrhagie est grave et que les membranes soient *rompues*, le tamponnement ne doit être préféré à l'accouchement forcé que si les contractions utérines sont très énergiques, mais, si elles sont faibles, il vaut mieux forcer la résistance du col et faire la version.

Version si la tête est au-dessus du détroit supérieur, forceps si elle est dans l'excavation. S'il y a présentation du siège, extraction.

Hémorrhagie après la délivrance. — Une fois la délivrance faite, s'il y a hémorrhagie : ergot de seigle, 1 gr. à la fois. Eau très chaude en injections.

Hémorrhagie compliquant la délivrance. — Introduire la main dans la matrice, extraire le délivre ou les caillots. Injections d'eau très chaude ou ergot à haute dose, si l'utérus est vide. Compresses froides, tête basse, compression de l'aorte. Ne pas remuer la malade. Toniques.

Hémorrhagies utérines.

(Voir *Métrite hémorrhagique*.)

Hémorrhoïdes.

— Budin. —

Pendant la grossesse, il faut lutter contre la constipation. Ne pas craindre les purgatifs quand ils sont nécessaires : sulfate de soude 10 à 20 gr. S'il y a des douleurs vives, repos dans la position horizontale. Lotions avec eau chaude à 50°. *Pendant le travail*, s'efforcer d'empêcher la production d'une déchirure du périnée.

— HUCHARD. —

Capsicum manuum. . . . . . 0 gr. 50

4 fois par jour.

— RECLUS. —

Si la *dilatation* de l'anus a échoué faire l'*extirpation*. Après anesthésie avec la cocaïne, saisir avec des pinces à griffe le sommet du bourrelet d'une demi-circonférence de la marge anale. Tirer dessus, étaler la muqueuse; on voit à quelle hauteur s'arrêtent les ectasies. A ce point, sur la muqueuse saine, on place 3 à 4 nouvelles pinces. On prend alors un bistouri et on coupe les masses hémorrhoïdaires saillantes, tendues par les autres pinces tenues à la main gauche.

On suture ensuite. On tire sur la muqueuse avec les pinces placées avant l'excision, puis on enfonce à un centimètre de son bord saignant une aiguille courbe qui traverse d'abord la muqueuse, puis l'extrémité inférieure du sphincter, puis la peau. On passe le fil de catgut qu'on serre énergiquement.

— TILLAUX. —

N'opérer que s'il y a des hémorrhagies répétées et abondantes, si les hémorrhoïdes externes sont enflammées et très douloureuses, si la tumeur hémorrhoïdaire est étranglée, s'il existe une fissure à l'anus.

Si les hémorrhoïdes sortent spontanément, inutile d'entr'ouvrir l'anus. Dans le cas contraire, on introduit un spéculum et on cautérise les hémorrhoïdes avec le thermo-cautère chauffé au rouge sombre. On veille à ne pas toucher la peau de l'anus.

Si les hémorrhoïdes sont externes, on fait dans leur profondeur des cautérisations avec la pointe du thermocautère chauffée au rouge sombre. On peut encore enlever la tumeur avec l'écraseur.

— Reclus. —

Lavements quotidiens d'eau à 42 ou 45°. Appliquer sur les paquets variqueux des compresses de tarlatane imbibées du même liquide.

Hépatite paludéenne.

— A. Robin. —

Prendre, matin et soir, une cuillerée à bouche de :

Arséniate de soude . . . . . . 0 gr. 25
Eau . . . . 300 gr.

Prendre, en outre, en une ou deux fois, dans du café noir après le repas, un paquet de :

Poudre de quinquina jaune } ââ 4 gr.
—   —   rouge

Ou bien : 8 à 10 bols par jour de :

Poudre de quinquina gris   } ââ 0 gr. 12
—   —   jaune
Extrait de quinquina . . . . . 0 gr. 25

faire 60 semblables.

Douche froide le matin. Jet droit dirigé brusquement sur le rachis. Terminer par un jet brisé sur les régions hépatique et splénique.

Au bout d'un mois, remplacer le quinquina et l'arsenic par une préparation ferrugineuse. Continuer l'hydrothérapie. Revenir ensuite au premier traitement et ainsi de suite.

Hépatite suppurée.

— Dujardin-Beaumetz. —

Quand l'abcès est volumineux, l'ouvrir par une incision directe. S'il est de petit volume, incision avec le thermocautère. Dans les cas douteux, faire une ponction exploratrice.

Hernie crurale étranglée.

— TILLAUX. —

Le taxis réussit rarement après 48 heures.
Kélotomie. — Incision parallèle à l'axe de la cuisse. Diviser couche par couche. Ouverture du sac. Débrider en arrière et en dedans.

Hernie inguinale congénitale.

— A. BROCA. —

Pendant la première année, jusqu'à la fin du sevrage, on n'opèrera que les hernies compliquées ou incoercibles; et pour les hernies simples on appliquera un bandage, dont le port nuit et jour est souvent suivi de guérison. Une fois l'enfant sevré, on peut sans danger l'opérer, mais si la hernie est facile à contenir, on ne se pressera pas. A partir de l'âge de 4 à 5 ans, la cure opératoire est la méthode de choix. On opèrera sans tarder toutes les hernies difficiles à contenir, toutes celles qui se compliquent de crises d'étranglement ou d'engouement. Lorsque l'enfant a atteint l'âge de 10 à 12 ans, et surtout passé l'âge de 15 ans, la cure radicale sera entreprise d'emblée, sans tenter la cure par le bandage. On ne mettra jamais de bandage sur une hernie compliquée d'ectopie testiculaire; dans cette variété, la conservation du testicule est toujours possible.

Hernie inguinale étranglée.

— TILLAUX. —

Si elle est constituée par de l'*intestin*, on peut recourir au *taxis* pendant les 3 ou 4 premiers jours, mais avec une grande prudence si les accidents datent de 2 jours. S'il y a des signes d'inflammation, abandonner ce procédé. Le pédicule de la hernie est saisi de la main gauche. On met la cuisse dans la flexion et l'abduction et on fait des pressions alternatives dans l'axe du canal inguinal. On peut donner le chloroforme.

Si on échoue, faire la *kélotomie*. On fait une incision parallèle au grand axe de la hernie. On divise couche par couche. Se servir aussi peu que possible de la sonde cannelée. Il vaut mieux sectionner les tissus en les tendant avec une pince. Ouverture du sac. On détruit les adhérences de l'intestin quand il y en a. Lavage antiseptique du sac.

Débrider toujours directement en haut parallèlement à la ligne blanche, avec un bistouri boutonné, ou le bistouri de Cooper. Le bistouri est guidé sur l'ongle de l'index. On divise le collet sur une hauteur d'un centimètre environ. S'il y a dans le sac une masse épiploïque, on la lie au catgut et on la réséque. Drainage et suture de la peau.

Après l'opération : opium à l'intérieur.

Si l'intestin est gangrené, mais que la lésion soit très minime, on peut fermer la plaie par suture et réduire. Si la gangrène est étendue, on établit un anus contre nature.

Hernie ombilicale.

— TILLAUX. —

Chez l'enfant : Bandage avec pelote ou bandage de corps au diachylon.

Chez l'adulte : Bandage muni d'une pelote exactement moulée sur la région. Si la hernie n'est pas entièrement réductible, la pelote au lieu d'être convexe, sera concave.

Quand la hernie est *étranglée*, si le taxis échoue, kélotomie. Faire porter la première incision vers la partie supérieure de la tumeur. Prendre de grandes précautions pour ne pas léser les parties contenues dans le sac. Débrider sur la partie supérieure de l'anneau, un peu à gauche. L'intestin réduit, on réséque l'épiploon au ras de l'anneau et une partie du sac herniaire ; si on le peut, faire quelques points de suture profonds, péritonéaux. Suture superficielle. Drainage.

Herpès.

— Fournier. —

Sous-nitrate de bismuth . .	4 gr.
Calomel. . . . . }	ââ 1 gr.
Oxyde de zinc.	

Pour saupoudrer.

Herpès circiné. (Voir *Trichophytie cutanée*.)

Herpès génital.

— E. Besnier. —

1° L'herpès est *sec*. — Onctions quotidiennes avec de la vaseline. On peut employer aussi les onctions avec l'onguent diachylon lanoliné.

Emplâtre de plombagine simple }	ââ 25 gr.
Lanoline	
Axonge.	5 gr.

Ou bien :

Lanoline . . . . }	ââ 20 gr.
Cérat jaune.	
Huile d'olives.	10 gr.

F. s. a. à une douce chaleur.

2° L'herpès est *humide*. — Lotions avec une solution phéniquée ou boriquée très étendue. Faire ensuite un pansement avec :

Sous-nitrate de bismuth.	1 gr.
Tanin	5 gr.
Amidon finement pulvérisé . . .	100 gr.

Herpès iris.

— Vidal. —

Quand il siège sur la muqueuse *buccale*, collutoire avec :

Borate de soude.	10 gr.
Glycérine	15 gr.
Eau laurier-cerise.	25 gr.

S'il siège sur la muqueuse *oculaire*, compresses imbibées

d'un liquide contenant 10 gouttes d'extrait de saturne pour une tasse à café d'eau tiède.

Hoquet.

— C. Paul. —

Avaler lentement quelques gorgées d'eau froide. Glace à l'intérieur. Noix vomique. Révulsion sur la région épigastrique. Faradisation du pneumogastrique et du phrénique.

Hydrocéphalie.

— Descroizilles. —

Compression avec des bandelettes de diachylon. A la rigueur, ponction suivie d'injection iodée.

Hydarthrose.

— Reclus. —

Immobiliser le membre dans un appareil silicaté ou ouaté ou faire la compression avec de l'ouate ou la bande de caoutchouc (demande à être surveillée). Vésicatoires ou teinture d'iode en badigeonnages.

Si on échoue, évacuer le liquide avec l'appareil Potain, laver la séreuse avec une solution biiodurée ou phéniquée ; immobiliser ensuite le membre.

Hydramnios.

— Charpentier. —

Dans les cas *légers*, expectation.

Dans les cas *graves*, rompre les membranes dans *l'intervalle des contractions*, ou perforer les membranes à la partie moyenne de l'œuf avec le trocart courbe de Meissner.

Hydrocèle simple.

— Guyon. —

Injection iodée de Velpeau, pratiquée avec un entonnoir adapté au trocart au lieu de seringue.

Évacuation du liquide. Introduction de 10 gr. solution de chlorhydrate de cocaïne à 1/50, qu'on laisse trois minutes en malaxant doucement les bourses.

Puis introduction de la teinture d'iode, 30 à 40 gr. en moyenne.

— P. Reclus.

Cure radicale. Anesthésie par injection de cocaïne à 2 0/0 dans le derme. Section de la peau, puis nouvelle analgésie, et avant d'ouvrir la vaginale 2 seringues de Pravaz de cocaïne à 2 0/0 injectées à l'intérieur. Ouverture de la séreuse. Dissection très fine comme pour un sac herniaire. On enlève le plus mince feuillet qui double la séreuse jusqu'au voisinage de l'épididyme et l'on sectionne aux ciseaux. Suture par dessus la peau. Drainage inutile.

— Lannelongue. —

Chez les enfants. Injection de teinture d'iode au 1/5 seulement. L'anesthésie à la cocaïne est inutile.

— Félizet. —

Chez les enfants. Dans les cas bénins, application de chlorhydrate d'ammoniaque à 1 0/0, et lavages à l'alcool camphré.

— Perier. —

Après la ponction et l'évacuation du liquide, injecter :

Chlorhydrate de cocaïne. . . .	0 gr. 50
Eau.	50 gr.

Pour les grosses hydrocèles.

Pour les moyennes :

Chlorhydrate de cocaïne. . . .	0 gr. 40
Eau	40 gr.

Pour les petites :

Chlorhydrate de cocaïne. . . .	0 gr. 30
Eau.	30 gr.

Laisser la solution en contact avec la séreuse, en malaxant légèrement, pendant 7 à 8 minutes. Faire ensuite l'injection iodée.

— Tillaux. —

Quand l'hydrocèle est nettement transparente, il faut avoir recours à l'injection iodée ; quand elle n'est pas transparente, à l'incision.

Hydrocèle congénitale.

— Tillaux. —

Ne pas opérer les petits enfants atteints d'hydrocèle. Se contenter d'applications de compresses d'eau blanche ou de solution saturée de chlorhydrate d'ammoniaque. Si la tumeur est trop tendue, on peut évacuer le liquide par une ponction capillaire.

Hydrocèle traumatique.

— Quénu. —

Glace. Onguent napolitain. Suspensoir. Faire prendre au malade de l'iodure de sodium à petites doses.

N'intervenir que tardivement.

Hydronéphrose.

— Bouilly. —

La ponction simple antiseptique peut être employée comme moyen palliatif.

Quand la tumeur suppure, on peut l'inciser et l'évacuer par la voie lombaire ou abdominale.

S'il n'y a pas d'adhérence du rein et si le rein opposé est parfaitement sain, on peut extirper la tumeur par la néphrectomie. Celle-ci sera pratiquée de préférence par la voie lombaire. Si la tumeur est trop volumineuse, la ponctionner avant l'opération ou dans le cours de celle-ci.

Hydrorrhée amniotique.

— Tarnier. —

Repos au lit. Quand l'hydrorrhée se produit du 7e au 8e mois, prendre de grandes précautions. Lavements laudanisés ou injections de morphine dès qu'il se produit des contractions utérines.

— Bonnaire. —

Expectation dans le repos absolu, prévenir la constipation. S'il y a des douleurs utérines : lavements laudanisés. S'il y a des contractions douloureuses : lavements avec 25 gouttes de laudanum 2 à 4 fois par jour.

S'il y a eu autrefois de l'endométrite, des avortements, des accouchements prématurés, des dégénérescences fibreuses du placenta, prescrire l'*iodure de potassium*.

Hygroma.

— Reclus. —

Vider la poche avec un trocart, et faire pénétrer dans la cavité une solution phéniquée à 5 0/0. Si on échoue, inciser largement la poche, évacuer le liquide, les caillots sanguins, les masses fibrineuses et les corps flottants. Enlever avec la curette tranchante les concrétions calcaires des parois, les néomembranes épaisses, les tissus peu vasculaires. Mettre les parties au contact, après un bon drainage. Dans certains cas, exciser tout ou partie de la membrane d'enkystement. Pansement antiseptique.

— Trélat. —

Si l'hygroma est petit et récent : repos, vésicatoire, compression. S'il est plus volumineux, ne pas compter sur l'injection iodée. S'il est enflammé, l'ouvrir, le gratter énergiquement avec une rugine : pansement antiseptique. Extirper totalement la tumeur : ce procédé est préférable.

Hyperhidrose plantaire (sueurs des pieds).

— Brocq. —

Pendant deux jours, prendre des bains froids avec de l'eau de feuilles de noyer. Le troisième jour faire, matin et soir, un badigeonnage avec :

  Perchlorure de fer . . . . . . 30 gr.
  Glycérine. . . . . 10 gr.

Hypertrophie des amygdales.

— C. Paul. —

  Iode métallique. . . . . 1 gr.
  Talc . . . . 2 gr.
  Miel . . . . Q. s.

Pour porter sur l'amygdale.

Hypertrophie du cœur.

— Constantin Paul. —

Respecter autant que possible le travail d'hypertrophie qui est compensateur, mais le modérer pour retarder le plus possible la dégénérescence.

L'iodure de potassium peut rendre des services.

Dans les hypertrophies qui succèdent aux *affections mitrales*, le malade est sujet aux congestions et aux hydropisies. On doit recourir aux *modérateurs* du cœur. Dans l'hypertrophie consécutive aux *affections aortiques*, c'est l'anémie qu'on a le plus souvent à combattre. On prescrira les *ferrugineux*.

Tartrate de potasse et de fer : 0 gr. 30 à 0 gr. 60 par jour.

Perchlorure de fer : 50 à 60 gouttes par jour, en 2 ou 3 fois.

Ou bien :

Liqueur de Fowler	1 gr. 50
Pyrophosphate de fer citro-ammoniacal	3 gr.
Sirop de fleurs d'oranger	60 gr.
Sirop simple	260 gr.

1 à 2 cuillerées à bouche par jour.

S'il y a *athérome* de l'orifice de l'aorte, on donnera en outre, l'*iodure de potassium* : 0 gr. 30 à 0 gr. 50. Si la lésion est syphilitique, on portera la dose à 2 gr.

Dans l'hypertrophie consécutive au *rétrécissement de l'artère pulmonaire*, on doit redouter la phtisie. Renoncer au fer et prescrire : le chlorure de sodium, l'arsenic, les phosphates, l'huile de foie de morue.

Soigner la diathèse : rhumatisme, goutte, syphilis.

— Descroizilles. —

Chez l'enfant :

Poudre de digitale	} àà 1 gr.
— scille	
Nitrate de potasse	2 gr.
Sucre	8 gr.

En 24 paquets : 1 à 2 par jour.

Hypnotiques.

— Audhoui. —

Paraldéhyde	2 à 4 gr.
Eau de fleurs d'oranger	} àà 30 gr.
— menthe	
Sirop	25 gr.

A prendre en 2 fois, à un quart d'heure d'intervalle.

— Huchard. —

Uréthane	0 gr. 20
Eau de tilleul	} àà 20 gr.
— fleurs d'oranger	
Sirop	

Une cuillerée à dessert, toutes les deux heures, aux jeunes enfants.

Pour les adultes :

> Uréthane . . . . 30 gr.
> Eau distillée . . . . 100 gr.

3 à 4 cuillerées à café à prendre, le soir, dans une tasse d'infusion de feuilles d'oranger.

Ou bien :

> Uréthane. . . . . 3 à 4 gr.
> Eau distillée . . . . 40 gr.
> Sirop de fleurs d'oranger . . . 20 gr.

Ou bien :

> Uréthane. . . . . 3 à 4 gr.
> Sirop de fleurs d'oranger . . . 20 gr.
> Eau de tilleul . . . . 40 gr.

A prendre en une fois.

— CONSTANTIN PAUL. —

> Hypnone. . . . . VI gouttes.
> Glycérine . . . . 2 gr.
> Looch blanc. . . . . 40 gr.

A prendre en une fois au moment de se coucher.

Hystérie.

— DESCROIZILLES. —

Chez l'enfant :

> Extrait de belladone. . . . ⎫
> Poudre de racine de bella- ⎬ ââ 1 centigr.
> done . . . . ⎭

Pour une pilule. 1 à 3 par jour.

Ou bien :

> Musc. . . . . 1 gr.
> Asa fœtida . . . . 1 gr. 50
> Poudre de camphre. . . . . . 0 gr. 50
> Extrait de gentiane . . . . . Q. s.

Pour 15 pilules. 2 à 4 par jour.

Ou bien :

Teinture d'opium	0 gr. 50	
— d'asa fœtida	5 gr.	
— de castoréum	4 gr.	

5 à 10 gouttes par jour.

— Dujardin-Beaumetz. —

Bromure de potassium . . . ⎫	
— sodium . . . . ⎬ ââ 10 gr.	
— d'ammonium . ⎭	
Eau distillée	250 gr.

Une cuillerée à bouche, matin et soir.

Teinture de castoréum	6 gr.
— d'asa fœtida	7 gr. 50
— d'extrait d'opium . . .	2 gr.

1 à 2 gr. en potion ou dans un lavement, 2 ou 3 fois par jour, contre les convulsions.

Le traitement bromuré est indiqué chez les malades robustes. Chez les malades faibles et déprimés, il faut l'éviter.

Dans les formes dépressives, on peut avoir recours à l'opium. Dans les périodes d'excitation : bains chauds pendant 1 à 2 heures.

Douches en jet brisé. Au début du traitement, commencer par des douches tempérées à 25° ou 30°. Eviter les bains de mer et le séjour au bord de la mer.

Electricité statique.

Contre les *contractures* : sommeil anesthésique et compression faite d'une manière active sur le membre malade.

Contre la *paralysie* : électricité et hydrothérapie.

Contre les *troubles de la sensibilité* : métallothérapie, application d'aimants.

Hystérie de la puberté.

— Le Gendre. —

Chez certaines fillettes, un peu avant la menstruation. Veiller à l'alimentation et à l'hygiène.

Tous les matins, douche froide en jet brisé de 10 à 25 secondes.

Pendant quatre jours par semaine, donner, quelques minutes avant chacun des trois repas, une cuillerée à café de :

    Sulfate strychnine . 2 à 3 centigr. suivant l'âge
    Eau distillée. . . . 150 gr.

Pendant les trois autres jours de la semaine, donner matin et soir deux pilules de :

    Extrait valériane . . . . 3 gr.
    — belladone. . . . . . . 0 gr. 15
    Essence d'anis . . . . XX gouttes.

pour 30 pilules.

I

Ichthyose.

— DESCROIZILLES. —

Chez les enfants : bains de savon, de son, d'amidon, de vapeur. Onctions avec :

    Amidon . . . . 10 gr.
    Glycérine . . . . 30 à 40 gr.

Frictions avec :

    Goudron . . . . 1 à 2 gr.
    Vaseline . . . . 20 gr.

Ou avec :

    Huile de cade . . . . } āā 20 gr.
    — d'amandes douces . . }

— FOURNIER. —

Lotion biquotidienne avec :

    Eau . . . . 1 litre.
    Glycérine parfumée . . . . . 100 gr.

Ictère catarrhal.

— AUDHOUI. —

Régime lacté. Eaux alcalines. Bains laxatifs. Si le foie est très congestionné : émollients, antiphlogistiques.

— Descroizilles. —

Chez l'enfant :

Poudre de digitale. . . . . ⎫ ââ 1 gr.
— scille. . . . . . ⎭
Nitrate de potasse. . . . . . . 2 gr.
Sucre. . . . . 8 gr.

En 24 paquets : 1 à 2 par jour.

Ou bien :

Acétate de potasse. . . . . ⎫ ââ 2 gr.
Nitrate — . . . . . ⎭
Sirop des cinq racines. . . . . 40 gr.
Eau distillée . . . . 100 gr.

Une cuillerée à café toutes les heures.

Ou bien :

Poudre de rhubarbe . . . . ⎫ ââ 0 gr. 10
— cannelle . . . . ⎭
— jalap. . . . . 0 gr. 20

En 2 paquets, un le matin.

Ictère.

— Ferrand. —

Dans l'ictère par *polycholie* : régime lacté, frictions, massages, sudorifiques légers, bains alcalins, diurétiques.

Dans l'ictère par *rétention* : acétate d'ammoniaque, éther, bicarbonate de soude 4 à 5 gr. par jour, iodure de potassium, sulfate et phosphate de soude, savon médicinal 0 gr. 30 à 1 gr., eaux alcalines.

Ictère grave.

— Hanot. —

Lutter contre l'invasion des agents infectieux par le *calomel* donné, le matin, à la dose d'un centigramme.
Faire l'antisepsie intestinale.

Ictère persistant.

— Dujardin-Beaumetz. —

Il faut combattre la constipation qui est opiniâtre et l'acholie intestinale.

Purgatifs. Lait. Contre les démangeaisons : massage et bains de vapeur. Vie au grand air. Gymnastique. Diurétiques. Si la vésicule biliaire est trop distendue, ponctions aspiratrices de la vésicule, ou électrisation de celle-ci. Un des pôles est placé sur la tumeur, l'autre au point symétrique de la paroi abdominale postérieure.

Ictère syphilitique.

— Rendu. —

Traitement mixte anti-syphilitique (mercure et iodure de potassium). Laxatifs légers.

Ictère des nouveau-nés.

— Porak. —

L'ictère *du nouveau-né* est presque toujours hémaphéique. C'est une affection bénigne. Dans quelques cas, il est biliphéique et reconnaît alors pour cause des lésions congénitales des voies biliaires.

L'ictère *chez le nouveau-né* est toujours symptomatique d'une affection du foie ; c'est un ictère vrai.

Iléus. (Voir *Occlusion intestinale*.)

Impaludisme. (Voir *Fièvre intermittente*.)

Imperforation de l'anus.

— Tillaux. —

S'il n'existe qu'un simple accolement des bords de l'anus, on se contente de détruire l'adhérence avec une sonde cannelée. Si l'obstruction de l'anus est constituée par un simple opercule cutané qui permet d'apercevoir le méconium par transparence, on incise cet opercule.

Si la région anale n'offre aucune saillie, il faut avoir recours à une opération en règle qui consiste, après une incision faite couche par couche sur la ligne médiane, à aller chercher au fond de la plaie une tumeur saillante et fluctuante. Si on la trouve, on l'incise, on saisit chaque lèvre de la plaie avec une pince, et l'intestin vidé, on le suture à la peau. Si on ne peut trouver l'ampoule rectale, il ne reste plus qu'à pratiquer un anus artificiel.

Imperforation de l'hymen.

— BOUILLY. —

Évacuer lentement la poche par une ponction aspiratrice, ou bien faire une très petite incision qu'on agrandit quand l'évacuation est terminée. Antisepsie rigoureuse pendant et après.

Impétigo.

— GAUCHER. —

Acide borique	3 gr.
Glycérolé d'amidon	30 gr.

— E. BESNIER. —

Acide borique	1 gr.
Onguent de Vigo	5 gr.
Vaseline	30 gr.

Étendre sur un linge fin et appliquer sur la surface malade après résolution de toute l'inflammation.

Impétigo des enfants.

— GAUCHER. —

Faire tomber les croûtes avec des cataplasmes de fécule refroidis. — Enduire la surface rouge et suintante mise à nu avec :

Acide borique	3 gr.
Glycérolé d'amidon	30 gr.

Impétigo des mains.

— E. Besnier. —

Bains d'amidon, puis cataplasmes de fécule préparés avec de l'eau boriquée. Pansement avec :

Acide borique.	5 gr.
Naphtol β	1 gr.
Vaseline	100 gr.

Incontinence d'urine.

— Guyon. —

Incontinence des enfants. — Introduire dans l'urèthre une boule métallique : aller jusque dans la vessie et la retirer ensuite de la quantité nécessaire pour amener son talon au niveau de la portion membraneuse. Accrocher à la sonde le fil conducteur d'une petite pile à induction et appliquer, au-dessus du pubis, l'autre pôle. Le courant doit être assez faible et les intermittences pas trop rapprochées. Durée de la séance : 2 à 5 minutes.

Incontinence traumatique. — Même traitement.

Incontinence des rétrécis et des prostatiques. — Chez les premiers, elle est d'abord diurne et cesse par le décubitus. Chez les seconds, le début est toujours nocturne.

Chez les rétrécis, supprimer l'obstacle uréthral.

Chez les prostatiques, lutter contre la stagnation urinaire.

Incontinence d'urine chez les enfants.

— Descroizilles. —

Sulfate de morphine	ââ 0 gr. 50
Vératrine	
Axonge	30 gr.

Pour frictions sur l'hypogastre.

Extrait de belladone.	0 gr. 40
Poudre de gomme arabique	ââ 25 gr.
— guimauve.	

Pour 40 pilules. 1 à 15 par jour.

Extrait de belladone. . . . . . 0 gr. 05
Camphre. . . . . } ââ 1 gr.
Castoréum . . . .

Pour 10 pilules. Une tous les jours.

Sirop de belladone . . . . . . 50 gr.
— Tolu. . . . . } ââ 25 gr.
— althæa . . . . . .

Par cuillerées à café : 2 à 8 par jour.

Atropine. . . . . 0 gr. 80
Sucre. . . . . 10 gr.

Mêlez avec soin et divisez en 40 paquets. 2 à 4 paquets par jour.

Bromure de potassium. . . . . 5 gr.
Eau de tilleul. . . . . 50 gr.
Sirop de sucre . . . . . .
— d'écorces d'oranges } ââ 25 gr.
amères . . . .

Par cuillerées à café : 1 à 4 par jour.

Bromure de potassium . . . . 5 gr.

Divisez en 10 paquets. 1 à 4 par jour, dans du bouillon.

Sulfate de strychnine . . . . . 0 gr. 10
Eau . . . . 8 gr.
Sirop simple. . . . . 192 gr.

Par cuillerées à café : 1 à 2 par jour.

Sulf. de strychnine . . . . . . 0 gr. 05
Conserve de roses. . . . . . . 2 gr.

Diviser en 20 pilules : 1 à 4 par jour.

Seigle ergoté. . . . . 2 gr.

En 10 prises. 1 à 3 par jour dans du pain azyme.

Ergotine . . . . 1 gr.
Poudre de réglisse. . . . . } ââ Q. s.
Sirop. . . . .

Pour 10 pilules : 2 à 5 par jour.

Ou bien :

Écorce ou feuilles de rhus aro-
maticus. . . . . 200 gr.
Alcool à 80° . . . . 800 gr.

Préparer par déplacement. On obtient une teinture dont on donnera 10 à 60 gouttes par jour.

Indigestion.

— C. Paul. —

Boissons excitantes et aromatiques. Au besoin, vomitif. S'il y a des symptômes abdominaux : lavements, applications émollientes. Vider l'estomac avec la pompe stomacale.

Inertie utérine primitive.

— Tarnier. —

Appliquer le forceps, mais avec prudence. Dès que, la délivrance faite, une hémorrhagie se produit, introduire rapidement la main droite dans l'utérus, jusqu'au fond et extraire les caillots. Appliquer, en même temps, la main gauche sur le globe utérin. Compléter le nettoyage utérin par une injection d'eau très chaude.

Infiltration d'urine.

— Guyon. —

Incision hâtive. L'incision doit suivre exactement la ligne médiane du périnée. Elle doit s'étendre de la naissance des bourses à l'anus et comprendre toute l'épaisseur du périnée. Ne s'arrêter que lorsque la poche urineuse est largement ouverte.

Ce n'est que beaucoup plus tard qu'il convient de s'occuper de l'urèthre. Il faut attendre au moins un mois. Cette règle ne doit être transgressée que si l'écoulement de l'urine devenait trop difficile ou insuffisant.

Infection puerpérale.

— PINARD. —

Sur un lit en fer, on met deux matelas ordinaires repliés sur eux-mêmes et placés de façon à ce qu'il existe entre eux, au milieu du lit, un interstice. Chaque matelas est recouvert d'une toile caoutchoutée dont un chef est solidement fixé et dont l'autre, libre, tombe, par le vide laissé entre les matelas, dans un bassin.

Une sonde à double courbure est introduite dans l'utérus et fixée par deux liens qui vont s'attacher à une ceinture.

Un tonnelet en faïence d'une contenance de 15 à 20 litres est placé à 0 m. 50 du plan du lit et relié à la sonde par un tube muni d'un robinet et dont la lumière a 1 cent. de diamètre. Le liquide à injecter est une solution saturée de *naphtol β*. On jette dans un tonneau, renfermant 200 litres d'eau, 1 kilog. de naphtol β. Quand il ne reste plus que le naphtol on remet de l'eau, on agite et on laisse reposer douze heures. Le liquide est porté à une température de 35° à 40°.

Veiller à la *continuité* de l'irrigation. Prolonger celle-ci pendant 24 heures après le retour de la température à la normale.

— TARNIER. —

Commencer par faire une *injection intra-utérine* d'eau iodée. Si, après trois injections, la température se maintient élevée, faire l'*écouvillonnage* avec la glycérine créosotée et faire ensuite un pansement intra-utérin iodoformé. On renouvelle le pansement les jours suivants et on revient ensuite aux injections.

Si l'on échoue, on fait le *curettage*. Il est indiqué surtout lorsqu'on suppose qu'il est resté, dans l'utérus, des débris de placenta ou de caduque.

Injections vaginales.

— Budin. —

Sublimé corrosif.	0 gr. 25
Acide tartrique	1 gr.
Solution alcoolique de carmin d'indigo à 1/25.	1 goutte.

Pour mettre dans un litre d'eau.

— Charpentier. —

Sulfate de cuivre	10 gr.
Eau distillée.	1000 gr.

— Pinard. —

Biiodure de mercure	0 gr. 50
Iodure de potassium.	1 gr.
Eau chaude.	2 litres.

Ou bien :

Bichlorure de mercure.	0 gr. 50
Alcool	50 gr.
Eau chaude.	2 litres.

Pour l'usage quotidien, préférer :

Naphtol β.	0 gr. 50
Eau chaude.	2 litres.

Ou :

Acide phénique.	20 gr.
Essence de thym	XX gouttes.
Alcool.	40 gr.
Eau.	2 litres.

Si la femme est *albuminurique*, ne jamais employer ni le biiodure, ni le bichlorure de mercure, ni l'acide phénique.

Insertion vicieuse du placenta.

— Pinard. —

L'hémorrhagie est, au début, *légère* et *intermittente*.

Repos absolu, le siège plus élevé que le reste du corps. Injections vaginales à 48° avec le bichlorure ou le biiodure à 1 pour 2000, l'acide phénique à 1 0/0. Lavements laudanisés. Si la présentation est transversale : version par manœuvres externes.

L'hémorrhagie est *grave*. Explorer le segment inférieur de l'utérus pour savoir où est le placenta. Remonter avec le doigt jusqu'à l'orifice interne et rompre largement la poche des eaux avec l'ongle ou un perce-membranes.

Les membranes rompues, faire le tamponnement avec le ballon de Champetier de Ribes. La femme est mise en position obstétricale. On introduit jusqu'au col deux doigts de la main gauche. On ramène le col légèrement en avant, puis, sur la main gauche formant gouttière, on glisse, avec la main droite, une pince à courbure antéro-postérieure entre les mors de laquelle se trouve le ballon vide plié. La pince et le ballon sont poussés lentement à travers le col en dirigeant l'extrémité des pinces vers les membranes. Une fois dans l'utérus, on désarticule les pinces et on les retire en laissant le ballon. On le maintient avec la main gauche et on le gonfle.

L'accouchement terminé : injections chaudes intra-utérines.

(Voir *Hémorrhagies puerpérales*.)

Insomnie chez les enfants.

— J. SIMON. —

Essayer d'abord les *préparations opiacées* en ayant soin de fractionner les doses, de commencer par des doses faibles, de les élever graduellement et de surveiller les effets. Pour le *laudanum* de Sydenham :

Jusqu'à 6 mois . . . . une 1/2 goutte.
De 6 mois à 1 an . . . 1 goutte.
De 1 an à 2 ans. . . . 2 gouttes
Au-dessus de 2 ans . . 3 —

incorporées dans une potion de 120 gr. qu'on donne par cuillerées à café toutes les demi-heures.

L'*élixir parégorique* est 5 fois moins actif. Le *sirop de codéine* ne doit être donné que chez les enfants de plus d'un an. On en prescrit 5 à 10 gr.

Chez les enfants dont le système nerveux est irrité on a recours au *bromure de potassium*.

>   Jusqu'à 2 mois . . . .   0 gr. 05 à 0 gr. 10
>   De 3 mois à 6 mois. .   0 gr. 20
>   De 6 mois à 1 an 1/2 . 0 gr. 30 à 0 gr. 40
>   A partir de 2 ans. . . 1 gr.   à 3 gr.

Le *chloral* est un bon médicament :

>   Au-dessous d'un an . . . .   0 gr. 30
>   A 1 an . . . .   0 gr. 50
>   De 1 an 1/2 à 2 ans. . . . . . .   0 gr. 60
>   A partir de 2 ans . . . . 1 gr.

Si l'insomnie est causée par la douleur : *antipyrine*. Chez les enfants de 4 à 5 ans, débuter par 0 gr. 50.

L'insomnie peut tenir à des *troubles digestifs*. Si l'enfant tète, on prescrira : 1° au milieu de chaque tétée, une cuillerée à café d'eau de chaux ou de Vals dégourdie ; 2° des laxatifs légers. Si l'enfant est sevré, surveiller sa nourriture.

Au-dessus de 2 ans : amers, vin de Chassaing, vin de rhubarbe, élixir de Grez. Tous ces remèdes seront coupés d'eau par parties égales.

Insuffisance tricuspidienne.

— POTAIN. —

Surveiller le régime lacté chez les dilatés. Supprimer le vin, café, thé, tabac. Faire des repas peu copieux répétés. Contre l'excitabilité de l'estomac : eau chloroformée, belladone, morphine. Pour l'intestin : thériaque.

Saignée en cas de nécessité.

Digitale, digitaline avec précaution. Caféine.

Faire la ponction de l'ascite quand les diurétiques n'agissent plus.

Intertrigo. (Voir *Érythème*.)

Invagination intestinale.

— BUCQUOY. —

Glace sur le ventre. Lavements froids.
Courant électrique pendant 8 minutes. L'un des pôles est introduit dans le rectum, l'autre est promené sur l'abdomen. Une fois que l'invagination a disparu : purgatif.
Voir *Occlusion intestinale*.

Iritis.

— TILLAUX. —

Instiller de l'atropine. Si les douleurs sont violentes, sangsues à la tempe. Si la chambre antérieure est distendue et si les douleurs sont très vives au niveau du cercle ciliaire, faire la paracentèse de la cornée. Pansement compressif.

Iritis syphilitique.

— FOURNIER. —

Repos au lit dans une demi-obscurité. Bandeau.
Prescrire les *mercuriaux* à dose élevée, de préférence le protoiodure (au début 10 centigr., aller jusqu'à 20). En cas d'intolérance stomacale ou d'urgence : frictions ou injections mercurielles.
Contre une *inflammation* intense : 4 à 6 sangsues à la tempe.
Contre les *douleurs* : frictions périoculaires avec l'onguent mercuriel, injections de morphine.
Contre l'*insomnie* : chloral.
Contre la *mydriase* : instiller 3 gouttes de

Sulfate d'atropine. . . . . 1 centigr.
Eau. . . . . 1 gr.

Répéter 4 à 6 fois par jour, jusqu'à dilatation pupillaire.
Contre les *synéchies* : forcer la dose d'atropine. Essayer la duboisine. Alterner l'atropine et l'ésérine.

K

Kératite suppurée.

— Tillaux. —

Donner issue au pus. Si le foyer occupe seulement la cornée, l'ouvrir largement avec un couteau de Græfe. S'il y a hypopion, diviser la cornée dans son tiers inférieur. Si le pus est épais, on l'extrait avec la curette. Mettre ensuite sur l'œil des compresses chaudes.

Kératite vasculaire.

— Tillaux. —

Combattre la cause.

Contre le pannus, toucher vivement avec un crayon de nitrate d'argent effilé les gros troncs vasculaires qu'on voit sur la conjonctive. A une période plus avancée, faire la tonsure de la conjonctive en saisissant celle-ci avec une pince à griffe et en enlevant une large rondelle avec des ciseaux courbes tout autour de la cornée.

Kératite ulcéreuse.

— Tillaux. —

Au début, quand il n'existe qu'une phlyctène, si elle siège à la limite du limbe scléro-cornéen, la toucher légèrement avec la pointe du crayon de nitrate d'argent. Plus tard, quand il y a ulcération, s'opposer aux synéchies antérieures. Instiller tous les jours :

| Sulfate d'atropine. . . . . . . | 0 gr. 05 |
| Eau distillée . . . . | 30 gr. |

Introduire dans l'œil :

| Oxyde jaune . . . . | 2 gr. |
| Axonge. . . . . | 30 gr. |

Mettre le malade dans l'obscurité. Maintenir sur l'œil des compresses trempées dans l'eau chloralée si le blépharospasme est intense.

Traitement général.

Kératose pilaire de la face.

— Brocq. —

Deux fois par semaine, savonnage au savon noir.

Avant le coucher, appliquer sur les régions malades

Résorcine	0 gr. 20
Acide salicylique	āā 0 gr. 30
Naphtol.	
Soufre précipité	1 gr.
Lanoline.	6 gr.
Vaseline.	12 gr.

Si la maladie résiste, emplâtre au savon noir. On étend, sur un morceau de flanelle, une couche mince de savon noir délayé dans l'alcool. L'emplâtre est gardé toute la nuit et répété les jours suivants jusqu'à production d'une inflammation locale. On met alors une pommade aux acides salicylique et tartrique au 20e.

Contre la dilatation vasculaire : scarifications linéaires quadrillées.

Kyste à grains riziformes.

— Tillaux. —

Faire une incision verticale sur la saillie formée au-dessus du ligament annulaire. Ouverture large du kyste dont on évacue le contenu. Introduire dans la cavité un pinceau imbibé de solution phéniquée forte. Le glisser au-dessous du ligament annulaire. Frotter avec vigueur la paroi kystique ; au besoin se servir de la curette tranchante. Lavage, drainage, suture.

Kyste de l'ovaire.

— Tillaux. —

La *ponction* ne se justifie que lorsque, l'ovariotomie ne pouvant être faite, il faut soulager la malade ou lui rendre la respiration plus facile.

L'*ovariotomie* est le seul mode de traitement des kystes ovariens et parovariens. Contre-indication : volume excessif de la tumeur, état général très mauvais, affections organiques graves.

Kystes du foie.

— Dujardin-Beaumetz. —

Commencer par l'électro-puncture. Si on échoue, faire une ponction aspiratrice et vider la poche complètement. Renouveler au besoin l'opération. S'il survient le moindre signe de suppuration, appliquer des caustiques et, quand l'eschare est suffisante, faire une ponction avec un gros trocart. On laisse la canule en place pendant 2 ou 3 jours. Remplacer alors la canule par un gros tube de caoutchouc.

— Tillaux. —

Si le kyste est de petit volume et s'il ne produit aucun trouble, expectation. S'il faut intervenir, commencer par une ponction aspiratrice, qu'on renouvelle, si le liquide se reproduit, tant que le liquide extrait reste clair. S'il survient de la suppuration, ouvrir le kyste largement.

Le malade étant chloroformé, on incise sur le point culminant de la tumeur, autant que possible en dehors du grand droit de l'abdomen. L'incision se fait couche par couche et a une longueur de 4 à 5 centimètres. On arrive sur la couche cellulo-graisseuse sous-péritonéale qu'on respecte. On introduit alors rapidement dans le kyste, à une profondeur de 4 à 5 centimètres, une flèche dure et pointue en pâte de Canquoin de 10 centimètres de long et de 15 millimètres de large à la base. Au bout de quelques jours, l'eschare se détache et le kyste se vide. Les lavages et le drainage sont inutiles.

On peut encore, après avoir mis le kyste à nu, le fixer en haut et en bas à la paroi abdominale par une suture, on fixe ensuite le kyste aux lèvres de la plaie et on l'ouvre.

— Reclus. —

Commencer par la ponction, l'évacuation du contenu et l'injection parasiticide (liqueur de Van Swieten) (Debove) ; dédoublée et suivie d'injections d'eau boriquée (Netter) ; eau salée (Chantemesse) ; eau naphtolée (Chauffard, Juhel-Rénoy).

Si par suite de l'encombrement par les vésicules filles, l'évacuation est lente ou incomplète, si les parois sont calcifiées, faire, séance tenante, après anesthésie par la cocaïne, une incision en deux temps quand la tumeur est intra-hépatique, en un temps si elle est superficielle.

Kystes de la glande vulvo-vaginale.

— Tillaux. —

Fendre le kyste sur toute sa hauteur. Evacuer le contenu. Lavages avec solution phéniquée à 1/40. Toucher ensuite la face interne avec une solution de chlorure de zinc à 5 0/0. Inutile de suturer.

Kystes sébacés.

— Lucas-Championnière. —

Raser le voisinage des tumeurs. Laver la région avec la décoction de Panama. Faire ensuite un lavage avec la solution phéniquée à 5 0/0 et la solution de sublimé à 1 0/00. Faire ensuite une grande incision, énucléer le kyste. Lavage soigneux avec solution phéniquée forte. S'il est nécessaire, sutures au crin de Florence. Ne drainer que les très grosses loupes.

Pansement avec gaze iodoformée, un peu d'imperméable, une épaisse couche d'ouate de tourbe et une bande. Laisser le pansement en place 8 à 10 jours.

L

Laryngite aiguë.

— Gouguenheim. —

Pulvérisations avec décoction tiède de laitue avec le pulvérisateur de Richardson.

Prendre, le soir, deux cuillerées à bouche de :

Sirop diacode . . . . } āā 40 gr.
Sirop de bourgeons de sapin.

En cas de douleurs vives, pansement intra-laryngien avec une petite éponge trempée dans une solution de chlorhydrate de cocaïne.

Laryngite œdémateuse.

(Voir *Œdème de la glotte*.)

Laryngite striduleuse.

— Descroizilles. —

Musc. . . . . 0 gr. 20
Sirop. . . . . 25 gr.
Eau de tilleul. . . . . 60 gr.

4 à 6 cuillerées à café par jour.

— Huchard. —

Pour un enfant de 4 ans, donner, pendant 8 jours, 4 et même 5 gr. de *bromure de potassium* par jour.

— J. Simon. —

Kermès minéral.	5 à 10 centigr.
Alcoolature de racine d'aconit	ăă V à X gouttes.
Teinture de belladone . . .	
Sirop de fleurs d'oranger. .	30 gr.
Eau de tilleul.	120 gr.

Par cuillerées à dessert de 1/2 heure en 1/2 heure.

Ou bien :

Poudre d'ipéca. . . .	0 gr. 30 à 1 gr.
Sirop de violettes.	30 gr.
Looch blanc	120 gr.

Même mode d'administration.

Ou bien :

Alcoolature de rac. d'aconit.	ăă 5 gr.
Teinture de belladone. . .	

5 gouttes matin et soir. Augmenter d'une goutte par jour jusqu'à 20.

Ou bien :

Sirop de belladone.	
— codéine.	ăă 10 gr.
— Tolu	

Une cuiller à café matin et soir.

Laryngite tuberculeuse.

— Gouguenheim. —

Dans la forme végétante et scléreuse, on commence par faire des pansements antiseptiques :

1º   Menthol. . . . .   10 gr.
     Huile d'amandes douces. . .   100 gr.
2º   Créosote. . . . .   10 gr.
     Huile d'amandes douces. . .   100 gr.

On mélange les deux solutions et, avec une seringue appropriée, on projette le liquide dans la région sus-glottique. Le traitement dure 7 à 8 jours.

Ensuite, à l'aide d'une pince coupante et après anesthésie avec la cocaïne, on enlève les végétations. On fait ensuite des pansements avec de la poudre d'iodoforme et la solution de menthol.

Laryngopathies syphilitiques.

— MAURIAC. —

Biiodure de mercure . . . . . 10 centigr.
Iodure de potassium . . . . . 5 gr.
Sirop de quinquina. . . . . . 300 gr.

2 à 3 cuillerées à soupe par jour, dans une tasse d'infusion de tilleul aromatisée avec de l'eau de fleurs d'oranger.

Traitement local.

Attouchements avec :

Extrait thébaïque. . . . . . . 0 gr. 10
Iode métallique. . . . . 1 gr.
Iodure de potassium . . . . . 1 gr.
Glycérine . . . . 30 gr.

Nitrate d'argent en solution au 20e ou 30e.

Nitrate acide de mercure en solution au 100e.

Chlorure de zinc en solution au 50e.

Acide chromique en solution au 5e.

Lèpre.

— BROCQ. —

A l'intérieur, *huile de Chaulmoogra*. Commencer par 5 gouttes le matin et 5 gouttes le soir, avant ou après le repas. Augmenter de 4 à 6 gouttes par jour jusqu'à 120 à 200 gouttes par jour en 3 ou 4 fois. Continuer à cette dose pendant 2 à 3 jours. Donner l'huile dans du thé chaud, de l'infusion de menthe, dans des capsules ou dans du pain azyme.

Leucocythémie.

— AUDHOUI. —

Pas de traitement connu. Se borner à la médication des symptômes.

— C. PAUL. —

Arsenic. Iodure de fer. Bains salés (Salins, Salies-de-Béarn). Uriage. La Bourboule.

Leucorrhée.

— DESCROIZILLES. —

Faire bouillir 20 grammes de feuilles de noyer dans 400 gr. d'eau et ajouter 40 gr. de vin rouge.

Ou bien :

Alun.	āā 4 gr.
Sulfate de zinc	
Eau	1 litre

Pour lotions.

— SCHWARTZ. —

Faire une irrigation vaginale chaude, introduire le spéculum et sécher avec du coton hydrophile. Introduire ensuite de l'*acide borique* en poudre en quantité suffisante pour remplir la partie supérieure du vagin et en recouvrir complètement toute la portion intra-vaginale du col. Tasser la poudre et la maintenir avec un tampon d'ouate. Laisser le pansement en place 3 ou 4 jours.

Lichen.

— E. BESNIER. —

Arséniate de soude.	0 gr. 10
Eau de laurier-cerise	5 gr.

Mettre une goutte de cette solution dans une demi-seringue Pravaz d'eau distillée et injecter profondément dans les masses musculaires. Augmenter les doses peu à peu sans dépasser 3 milligr. à la fois. On peut faire 2 à 3 injections par jour.

— VIDAL. —

    Acide tartrique. . . . . 2 gr.
    Glycérolé d'amidon. . . . . . 50 gr.

En onctions, dans le lichen chronique.

    Huile de cade . . . . . . 5 à 10 gr.
    Glycérolé d'amidon. . . . 30 gr.

Dans le lichen chronique des parties génitales.

S'il se produit de l'inflammation, cataplasmes de fécule. Bains d'amidon : ajouter 1 litre de vinaigre par bain.

Faire 2 fois par jour des onctions avec :

    Acide tartrique . . . . 1 gr.
    Glycérolé d'amidon . . . . . . 20 gr.

Lichen agrius.

— FOURNIER. —

Toniques. — Bains émollients à 33 ou 35° tous les deux jours. Au début, onctions graisseuses. Un peu plus tard, onctions d'huile de foie de morue, de goudron au quart, puis pur, d'huile de cade mélangée au glycérolé d'amidon, puis pure. Pommade de naphtol à 5 0/00. Enveloppements dans le caoutchouc ou dans la ouate contre le prurit.

Lipurie.

— A. ROBIN. —

Supprimer l'ingestion exagérée de corps gras et l'alcool. Insister sur : viandes grillées, fruits et légumes verts. Exercice régulier.

Traiter la maladie causale dans la lipurie symptomatique.

Lithiase alcaline.

— Dreyfus-Brisac. —

Restreindre la part des végétaux dans l'alimentation. Lutter contre l'alcalinité des humeurs par la médication acide (*acide nitrique* dilué, acide citrique, phosphate acide de soude). Diurétiques : eaux de Contrexéville, Vittel, Evian. Régime lacté. En cas de catarrhe des voies urinaires : *balsamiques*, surtout eau de goudron. Si les urines sont ammoniacales : biborate de soude, salol.

Lithiase biliaire.

— Ferrand. —

Glycérine. — A la dose de 20 à 30 gr. elle détermine la fin de la crise de colique hépatique. A la dose de 5 à 15 gr. par jour, elle prévient de nouvelles attaques.

— Huchard. —

Prendre, à chaque repas, pendant un ou deux mois, un cachet de :

Benzoate de soude. . . . . . ⎫
Salicylate de soude . . . . ⎬ ââ 5 gr.
Poudre de rhubarbe. . . . ⎭
Poudre de noix vomique. . . . 0 gr. 50

Pour 20 cachets.

— Le Gendre. —

Prendre pendant dix jours par mois : une heure avant le repas, un paquet de :

Bicarbonate de soude . . . . . 1 gr. 50

Au milieu du repas : 2 perles d'éther et 2 perles d'essence de térébenthine ou 2 perles d'éther amylvalérianique.

— Peyrot. —

Si la vésicule s'est ouverte à l'extérieur à la suite d'un

phlegmon, on dilate les orifices avec de la laminaire. Si la vésicule est distendue, faire la *cholécystotomie*. L'incision est dirigée le long du bord externe du grand droit de l'abdomen, à partir du rebord costal. On lui donne 4 à 6 centimètres. On suture aux lèvres de la plaie la vésicule qu'on ouvre ensuite. On évacue son contenu, on enlève les calculs qu'on broie au besoin. Lavage de la vésicule avec des solutions antiseptiques. La fistule qui résulte de l'opération s'obture souvent d'elle-même.

Lithiase oxalique.

— DREYFUS-BRISAC. —

Régularité des repas, sobriété. Combattre la dyspepsie flatulente et la constipation par les *amers* et les *laxatifs légers*. Défendre les aliments riches en oxalates : poivre, thé, cacao, oseille, épinards, rhubarbe, haricots blancs, bière. *Diurétiques*. *Toniques*. Massage. Douches tièdes.

Lithiase rénale.

— LE GENDRE. —

Pendant dix jours par mois, le soir en se couchant, une tasse de tisane de stigmates de maïs dans laquelle on met un paquet de :

Benzoate de soude . . . . 0 gr. 60

Pendant dix autres jours, prendre, matin et soir, deux pilules de

Iodure de lithine . . . . . . } āā 4 gr.
Borate de lithine . . . . . .
Extrait de gentiane . . . . Q. s.

Pour 40 pilules.

Lombrics.

— DESCROIZILLES. —

Semen-contra . . . .
Mousse de Corse . . . . . . } āā 0 gr. 50
Sucre . . . .

Pour un paquet : 2 à 4 par jour.

Ou bien :

Mousse de Corse	4 gr.
Sirop de chicorée	āā 15 gr.
Sirop	
Eau bouillante	80 gr.

Par cuillerées à café.

— Jaccoud. —

Semen-contra	20 gr.
Mousse de Corse	10 gr.
Sirop d'armoise composé	60 gr.
Lait	125 gr.

A prendre le matin à jeun.

Loupe. (Voir *Kystes sébacés*.)

Lumbago.

— C. Paul. —

Ventouses scarifiées. Injections sous-cutanées de morphine. Frictions excitantes. Électricité. Douches. Révulsifs. Bains de vapeur.

Lupus.

— Besnier. —

Les scarifications devant être fréquentes et prolongées pendant longtemps, il doit se faire chaque fois des auto-inoculations nouvelles. L'emploi du thermo et de l'électro-cautère donne des résultats supérieurs.

— Brocq. —

Lavages quotidiens des parties malades avec :

Bichlorure de mercure	1 gr.
Alcool	100 gr.
Eau	de 400 à 900 gr.

Faire des applications d'emplâtre de Vigo. Si les tissus sont trop enflammés, substituer à cet emplâtre l'emplâtre rouge de Vidal.

Minium.	2 gr. 50
Cinabre.	1 gr. 50
Diachylon.	26 gr.

Pratiquer des cautérisations ignées soit avec la pointe fine, soit avec la grille du galvano-cautère, et surtout des scarifications linéaires quadrillées assez profondes pour atteindre les limites du mal. Ces scarifications faites tous les huit jours assoupliront beaucoup le tissu de cicatrice consécutif, quand il sera trop induré et trop irrégulier.

Lupus érythémateux.

— BROCQ. —

Dans le lupus érythémateux *fixe*, faire des scarifications linéaires quadrillées ou des cautérisations avec le galvano-cautère. Il faut dépasser en surface les limites de la néoplasie et arriver, en profondeur, à ses dernières limites.

Luxations.

Coude.

— DESPRÉS. —

Le malade est assis ou couché. Un aide embrasse à pleines mains la partie supérieure du bras au-dessous de l'aisselle. Un autre aide prend à deux mains le poignet du malade et les aides font, pendant 3 minutes, l'extension et la contre-extension. Au bout de 3 minutes, l'aide qui fait la contre-extension fléchit un peu le bras et le chirurgien, placé derrière le malade ou sur le côté, embrasse le coude avec les deux mains, les pouces sur l'olécrâne et les autres doigts sur le pli du coude. Il tire sur le coude qu'il fait fléchir. L'aide qui tient le poignet exagère la flexion de l'avant-bras. Le chirurgien exerce une pression sur l'olécrâne qu'il repousse en avant avec les pouces, tandis qu'avec les autres doigts il repousse en arrière l'extrémité inférieure de l'humérus.

— Tillaux. —

Le malade assis sur une chaise, se placer derrière lui. Un aide exerce des tractions douces et soutenues sur l'avant-bras. Le coude est saisi avec les deux mains, les pouces en arrière, l'un sur l'olécrâne, l'autre sur la tête du radius. Au bout de 2 à 3 minutes, l'aide fléchit brusquement l'avant-bras sur le bras et en même temps l'opérateur exerce avec les pouces une pression vigoureuse de haut en bas.

Cou-de-pied ou tibio-tarsienne.

— Bouilly. —

En dedans. — L'adduction du pied seule suffit parfois à faire la réduction. Dans les cas plus difficiles, on est obligé de fléchir la jambe ou de sectionner le tendon d'Achille. Dans les cas irréductibles : résection tibio-tarsienne.

En avant. — On peut réussir en exerçant sur le pied une simple traction. On met ensuite un appareil inamovible. Quelquefois on est obligé de sectionner le tendon d'Achille pour maintenir la réduction.

Épaule.

— Desprès. —

Le malade est assis, le dos appuyé sur une chaise. Un premier aide passe sous le bras luxé une alèze pliée en cravate et maintient les chefs de l'alèze. Un deuxième aide enveloppe la partie inférieure du bras luxé avec un mouchoir mouillé et saisit le bras à deux mains par-dessus le mouchoir. Puis les deux aides se penchent en arrière et exercent une traction sur les muscles du bras et de l'épaule. Au bout de deux minutes, le deltoïde se relâche. Au bout de trois minutes, les aides sont fatigués et remplacés, un par un, sans que la traction cesse un seul instant.

Le chirurgien suit la marche de la tête de l'humérus et, quand elle est arrivée au niveau de la cavité glénoïde, l'aide qui tire sur le bras, imprime à l'humérus de légers mouvements de rotation et la luxation se réduit, généralement au bout de huit minutes.

— TILLAUX. —

1° Rapprocher le coude du tronc en le portant en arrière et fléchir l'avant-bras.

2° Rotation en dehors, le bras étant maintenu contre le thorax.

3° Porter le coude en avant et en haut, en fixant bien le coude maintenu dans la rotation en dehors.

4° Si on échoue, on met sur le coude un lacs extenseur et un autre autour du thorax pour la contre-extension. Le bras est porté dans l'abduction complète et on charge deux aides de faire des tractions graduées. Le médecin, placé en dehors, fait la coaptation.

En cas d'insuccès, réduction pendant l'anesthésie.

Genou.

— TILLAUX. —

Le malade chloroformé, un aide exerce une traction sur le pied et le médecin presse directement avec les deux mains sur les saillies osseuses. On met ensuite un appareil inamovible pendant deux mois.

Hanche.

— TILLAUX. —

Luxation iliaque. — Anesthésier le malade couché sur le dos, le siège reposant sur le bord du lit. Le genou est saisi de la main gauche et le pied de la main droite. On fléchit d'abord la jambe sur la cuisse, puis la cuisse sur le bassin à angle obtus. On imprime alors un mouvement de rotation en dehors avec douceur. S'il y a de la résistance, on modifie la flexion de la cuisse jusqu'à ce que la tête fémorale se déplace. A un certain moment, la tête rentre dans la cavité.

Luxation pubienne. — On fait la même manœuvre, mais le mouvement de rotation a lieu en dedans.

Luxation ischiatique et ovalaire. — On fléchit la cuisse à angle droit sur le bassin et on fait la rotation. Si on échoue, on met le membre dans l'extension et deux aides font une traction pour dégager la tête. L'avant-bras passé sous la cuisse, on élève brusquement le membre en lui faisant exécuter un léger mouvement de rotation.

La réduction faite, bandage de corps pour fixer le bassin et repos au lit pendant 15 jours.

— Trélat. —

Chercher à réduire par les manœuvres de douceur. Réitérer les tentatives. Si on échoue, ne pas laisser le malade arriver à la période où la cavité cotyloïde se comble. Recourir aux sections sous-cutanées et, si elles sont inefficaces, faire l'arthrotomie. Passé trois mois, seules les méthodes de douceur sont efficaces. En cas d'échec, prendre en considération la position du membre. Si elle permet la station verticale, favoriser la néarthrose. Sinon, ostéoclasie ou ostéotomie. Si la tête luxée causait des douleurs intolérables, la réséquer.

Pouce.

— Tillaux. —

L'opérateur fixe le bras contre la poitrine. Saisir la main avec les quatre doigts et appliquer les deux pouces sur le dos du métacarpien. Repousser alors la phalange en bas en la faisant glisser sur le métacarpien et, quand elle est en regard de l'articulation, fléchir.

S'il y a renversement du sésamoïde, on étend le pouce sur le métacarpien et on exécute la manœuvre ci-dessus.

Rotule.

— Bouilly. —

Faire fléchir le tronc en avant. La jambe est étendue et la cuisse fléchie sur le bassin. Une légère pression suffit à obtenir la réduction. Dans les cas difficiles, on peut recourir à la flexion brusque suivie d'extension, combinée avec des pressions latérales.

Sous-astragalienne.

— Bouilly. —

On exerce une forte traction sur le pied, en s'aidant de

moufiles au besoin, et on repousse l'astragale dans le sens opposé à son déplacement. Si l'on ne peut réussir, on extirpe l'astragale.

Luxations récidivantes.

— RICARD. —

Enlever une partie plus ou moins grande de la capsule articulaire (plissement capsulaire). On relève la partie exubérante de la capsule en un large pli qu'on suture de façon à la convertir en un bourrelet.

Lymphadénome.

— RECLUS. —

Donner tous les jours la liqueur de Fowler à la dose initiale de 10 gouttes. Augmenter jusqu'à faire prendre 65 gouttes par jour.

Faire, dans les tumeurs, des injections interstitielles de liqueur de Fowler dédoublée : les injections seront faites tous les deux jours. On emploiera une ou deux seringues de Pravaz.

Lymphangite aiguë.

— RECLUS. —

Bains antiseptiques permanents. Pulvérisations phéniquées. Application de compresses de tarlatane imbibées de liqueur de Van Swieten et recouvertes d'une toile imperméable.

M

Maladie de Stokes-Adams. (Voir *Pouls lent permanent.*)

Mal de Pott.

— Grancher. —

Corset plâtré. Il faut avoir des bandes roulées en tarlatane de 10 mètres de longueur et de 8 centimètres de largeur. On les roule dans du plâtre sec. Un cache-corset est mis à l'enfant et on garnit d'une couche d'ouate épaisse la gibbosité en arrière et la face antérieure du thorax.

Pendant l'application, l'enfant est maintenu debout, les bras élevés. On humecte les bandes dans de l'eau tiède. On les enroule autour du thorax de bas en haut. Pendant cette manœuvre, on humecte de temps en temps les spires et on ajoute du plâtre. On conduit les bandes aussi haut que possible. On serre suffisamment et on applique plusieurs épaisseurs, vers la partie supérieure du corset.

On lisse la surface avec du plâtre. On laisse sécher, le malade restant immobile. Au bout de 10 à 15 minutes, la dessiccation est suffisante : on enlève la ouate qui tamponne le creux épigastrique. Le lendemain, on incise le cylindre plâtré en avant. On fixe les valves du bandage avec des agrafes.

— Kirmisson. —

Immobiliser les parties malades. Quand il y a de la douleur, ou des abcès par contagion, maintenir le malade au lit (gouttière de Bonnet).

Quand la réparation osseuse commence à se faire, appareils permettant la marche et la station (appareil de Sayre). Ne pas chercher à rétablir les mouvements par le massage.

Toniques. S'il y a une paraplégie, révulsifs sur la colonne vertébrale.

Mal perforant plantaire.

— Tillaux. —

Repos au lit. Le pied est entouré d'ouate et d'une bande. Ne jamais amputer l'orteil.

Mal vertébral sous-occipital.

— Kirmisson. —

Au début, immobiliser dans un appareil plâtré et faire coucher le malade sur un plan horizontal. S'il y a de la contracture musculaire, faire le redressement, sous le chloroforme, et appliquer l'appareil ensuite.

Quand les surfaces articulaires *sont déplacées*, ne pas faire le redressement brusque. Faire le redressement lent avec des appareils spéciaux. Ceux-ci seront appliqués jusqu'à ce qu'il se soit fait une ankylose solide.

Révulsifs sur la nuque.

Mammite infectieuse.

— Verneuil. —

Faire des pulvérisations prolongées avec un pulvérisateur à vapeur et un liquide antiseptique : eau phéniquée à 1 à 2 0/0, solutions boriquées ou chloralées. Dans la majorité des cas, deux ou trois séances de deux à trois heures chacune, dans les 24 heures, suffisent à remplir les indications. Le traitement s'applique aux mammites consécutives à l'accouchement.

Méningite.

— DESCROIZILLES. —

    Calomel. . . . . 0 gr. 40
    Poudre de rhubarbe. . . . . . . 1 gr.

En 8 paquets : 6 à 8 par jour. Contre la constipation.

Donner une à plusieurs cuillerées à bouche de :

    Iodure de potassium. . . . . . 0 gr. 50
    Sirop. . . . . 25 gr.
    Eau . . . . 60 gr.

Faire des frictions sur la tête avec :

    Tartre stibié . . . . 2 gr.
    Axonge. . . . . 7 gr. 50

S'il y a des convulsions donner un lavement avec :

    Musc. . . . . 0 gr. 50
    Jaune d'œuf. . . . . Un 1/2
    Décoction de graine de lin. . . 100 gr.

Menstruation chez les petites filles.

— J. SIMON. —

    Teinture de belladone. . . . . 5 gr.
    Élixir parégorique. . . . . . . 10 gr.

Dans les cas de menstruation difficile ou douloureuse.

Métrite aiguë.

— BOUILLY. —

Repos complet dans le décubitus dorsal. Opium. Cataplasmes. Injections vaginales chaudes antiseptiques. Irrigations chaudes. Éviter les sangsues et les scarifications sur le col.

Métrite blennorrhagique.

— DE BEURMANN. —

Désinfection complète du vagin. Faire ensuite pénétrer

dans l'utérus une petite quantité de *naphtol camphré*, après avoir touché la muqueuse avec le nitrate d'argent.

Métrite chronique.

— BOUILLY. —

Cas légers. — Irrigations chaudes antiseptiques. Tampons glycérinés laissés en place 24 heures.

Curettage utérin, applicable surtout dans la métrite avec fongosités hémorrhagiques.

— LABADIE-LAGRAVE. —

Aseptiser le vagin pendant 2 à 3 jours avec des injections de sublimé à 1 pour 4000. Dilater ensuite le col avec la laminaire. Laver la cavité utérine, puis la remplir avec des bandelettes de gaze iodoformée, longues de 40 centimètres et larges de 2, trempées dans une solution de glycérine créosotée au tiers. Eviter en tamponnant d'abaisser le col.

Renouveler le pansement tous les jours, puis tous les deux jours. Continuer pendant 3 semaines, le malade restant au lit.

Dans les métrites chroniques avec villosités, faire le curettage.

— PERIER. —

Dilater le col avec la laminaire. Toucher ensuite la muqueuse avec un pinceau imbibé d'une solution de *chlorure de zinc* à 10 0/0. Faire ensuite une application de *naphtol camphré*.

Métrite hémorrhagique.

— TILLAUX. —

Introduire le spéculum et faire un lavage avec la liqueur de Van Swieten. Imbiber ensuite un tampon d'ouate hydrophile d'une solution de perchlorure de fer à 33 0/0. Ce tampon, bien exprimé, est appliqué exactement sur le col, de façon à obstruer l'orifice. On le maintient en place avec deux ou trois autres tampons plus volumineux et secs. On retire le spéculum en repoussant au fur et à mesure les tampons. Maintenir les jambes fléchies sur un coussin. Laisser les tampons en place 2 ou 3 jours.

Si ce traitement échoue, dilater le col et râcler la muqueuse qu'on touche ensuite avec un pinceau imbibé d'une solution de chlorure de zinc à 5 0/0.

Métrite du col.

— AUVARD. —

Commencer par une injection avec de l'eau phéniquée à 1 0/0. Puis faire, avec la seringue de Pravaz, dans un des ectropions, une piqûre profonde de 2 à 5 millim. Pousser quelques gouttes de :

Créosote.
Alcool. } ââ 5 gr.
Glycérine.

Dans une même séance, ne traiter qu'une seule lèvre de l'ectropion. Faire 2 à 3 piqûres par séance.

Après les injections, ouvrir les petits kystes du col, puis faire une injection chaude et projeter sur le col un peu de :

Salol
Iodoforme. } ââ 10 gr.
Tanin.

Mettre deux tampons laissés deux jours.

Métrite puerpérale.

— DOLÉRIS et CHARPENTIER. —

Faire le curage et l'écouvillonnage de la matrice. La malade, anesthésiée et mise dans la position obstétricale, une pince à griffe va saisir la lèvre antérieure du col et abaisse la matrice. Le col dilaté, on fait le curage de la matrice et on la nettoie en passant un écouvillon trempé dans :

Créosote. . . . . } ââ 20 gr.
Glycérine. . . . .

Antisepsie rigoureuse avant, pendant et après l'opération.

Métrorrhagie.

— Bucquoy. —

Extrait d'ergot de Bonjean. . . 2 gr.
Glycérine. . . . . 30 gr.

Pour injections hypodermiques.

— Hervieux. —

Perchlorure de fer à 30°. . . . 25 gr.
Chlorure de sodium. . . . . . 15 gr.
Eau distillée . . . . 60 gr.

Etendre cette solution de 1 à 4 cinquièmes d'eau et injecter dans l'utérus avec une sonde à double courant.

— Huchard. —

Ergotine . . . . } ââ 4 gr.
Sulfate de quinine. . . . . .
Extrait de jusquiame . . . } ââ 0 gr. 40
Poudre de digitale. . . . .

Pour 40 pilules. 5 à 10 par jour.

— Siredey. —

Éviter les injections intra-utérines de solutions de perchlorure de fer. Employer le tamponnement, les injections sous-cutanées d'ergotine, les cautérisations avec le nitrate d'argent fondu sur l'extrémité de l'hystéromètre. En général 4 ou 5 cautérisations arrêtent l'hémorrhagie.

— Terrier. —

Toutes les fois qu'on a affaire à des hémorrhagies dues à une métrite, à un corps fibreux, il est indiqué de pratiquer la *dilatation* de l'utérus. Sous l'influence de celle-ci l'hémorrhagie s'arrête. On peut alors, la dilatation obtenue, faire une opération ultérieure. Si, malgré la dilatation, l'hémorrhagie persiste, il faut songer à une néoformation épithéliale intra-utérine. Pour la dilatation, se servir des tiges de *laminaire* dont on augmente peu à peu le calibre.

Migraine.

— G. Sée. —

Prendre 6 gr. de salicylate de soude. 2 gr. le matin, 2 à onze heures, 2 à quatre heures.

Ou bien :

    Antipyrine. . . . . 2 à 4 gr.

Migraine ophtalmique.

— Charcot. —

Bromure de potassium. . . ⎫
—   sodium . . . . ⎬ ââ 10 gr.
—   d'ammonium . ⎭

4 gr. du mélange la première semaine.
5 gr.   —   deuxième   —
6 gr.   —   troisième   —

Mitrales (Affections).

— Bucquoy. —

La maladie est compensée. — Dans ce cas, se borner, sauf indication spéciale, aux règles de l'hygiène. Médication tonique et reconstituante : quinquina et ferrugineux. Repos absolu ; alimentation légère.

S'il faut combattre un affaiblissement un peu persistant de la contraction ventriculaire : vin, éther, acétate d'ammoniaque.

La maladie n'est plus compensée. — Il faut chercher à 1º rendre au cœur la contractilité qu'il a perdue ; 2º ramener à leurs rapports normaux les tensions respectives des deux systèmes artériel et veineux.

Prescrire la *digitale* (s'en abstenir dans la cachexie cardiaque avancée).

Poud. de feuilles de digitale. 0 gr. 10 à 0 gr. 20

En pilules ou dans une potion, à prendre dans les 24 heures. On peut aussi se servir de l'infusion de feuilles de digitale. N'employer la *digitaline* (1 à 4 granules de 0 gr. 001 par jour) qu'avec réserve, en raison de son extrême activité. On peut continuer la digitale tant que la diurèse augmente, mais si, le régime et la médication restant les mêmes, la quantité d'urine diminue de nouveau, la pression artérielle commence à diminuer et il faut renoncer à la digitale.

Ou bien :

Extrait de strophantus. . . . . 1 milligr.

Pour une pilule ; 2 à 4 par jour.

La médication *diurétique* comprend, outre la digitale, la *scille*, l'*oxymel scillitique*, les *sels de potasse*, à la dose de 2 à 4 gr. dans de la tisane.

Désemplir le système veineux par les *purgatifs*, choisir de préférence les purgatifs *hydragogues* : scammonée (0 gr. 40 à 0 gr. 60), eau-de-vie allemande (15 à 30 gr.), avec quantité égale de sirop de nerprun.

Contre les *congestions viscérales* : émissions sanguines et, quand l'état avancé de la maladie les contre-indique, révulsifs cutanés, purgatifs, diurétiques.

Contre les *hydropisies*, lorsqu'elles menacent la vie, on peut être forcé de faire la ponction de l'abdomen dans l'ascite et, plus rarement, celle de la poitrine contre l'hydrothorax. Ne recourir à ces opérations qu'à la dernière extrémité.

Contre l'*œdème* des jambes : piqûres en petit nombre avec une épingle fine aseptique.

— Dujardin-Beaumetz. —

Dans les affections mitrales compensées, contre les douleurs, l'oppression et l'insomnie, donner :

Bromure de potassium . . . . 15 gr.
Eau . . . . 250 gr.

Une cuillerée dans de la tisane ou du lait.

Ou bien :

Bromure de potassium . . . . 15 gr.
Sirop d'écorces d'oranges amères 250 gr.

Même dose.

— Potain. —

Digitaline cristallisée . . . . . 0 gr. 10
Glycérine neutre à 30°. . . . . 33, 3 cc.
Eau distillée . . . . 14, 6 cc.
Alcool à 95°. . . . . Q. s. pour faire 100 cc.

Donner 40 gouttes en une fois. Si la diurèse est insuffisante, donner 20 gouttes le lendemain ou le surlendemain.

Moelle (Traumatismes de la).

— Kirmisson. —

Placer le malade sur un matelas d'eau. Combattre la paralysie de l'intestin et de la vessie. S'il y a une plaie, la désinfecter et en pratiquer l'occlusion. Enlever les corps étrangers, au besoin en trépanant.

Contre la congestion et l'inflammation secondaires, ergot de seigle, belladone. Si, après la disparition de l'inflammation, il y a de la paralysie : révulsion ; strychnine à l'intérieur.

Dans la convalescence : douches, bains sulfureux, électricité.

Morphinomanie.

— Magnan. —

La suppression complète de la morphine est, lorsqu'on peut la faire dans les conditions de surveillance et d'attention nécessaires, le meilleur mode de traitement.

Mort du fœtus pendant la grossesse.

— Pinard. —

Le fœtus est mort, l'œuf intact et le travail est commencé. — Trois choses à faire :

1º Faire l'antisepsie aussi complète que possible ;

2º Tout faire pour éviter la rupture prématurée de l'œuf.
— Éviter de rompre les membranes. Pratiquer le toucher rarement et toujours dans l'intervalle des contractions. Sauf des cas exceptionnels, ne jamais rompre les membranes, même quand la dilatation est complète. Si la poche se rompt, faire sur le champ une injection vaginale et mettre sur la vulve une compresse trempée dans un liquide antiseptique.

3º Hâter l'expulsion de l'œuf. — Si le travail marche régulièrement, *irrigations* vaginales chaudes, toutes les heures. Si le travail est lent, injections intra-utérines chaudes.

Aussitôt que le fœtus est expulsé, faire une injection antiseptique chaude. Si le décollement du placenta tarde, injections intra-utérines toutes les demi-heures. Si, après la délivrance, on constate une absence partielle ou totale des membranes, ne pas introduire la main pour les retirer. Faire des injections intra-utérines.

Si le placenta ne se décolle pas, intervention manuelle.

Le fœtus est mort, l'œuf ouvert et le travail est commencé. — Accélérer le travail le plus possible. Irrigations chaudes vaginales, intra-utérines. Introduction du ballon de Champetier de Ribes.

Muguet.

— Descroizilles. —

Acide borique.	4 gr.
Sirop diacode.	10 gr.
Miel rosat.	50 gr.
Eau d'orge	200 gr.

Pour gargarismes.

Ou bien :

> Acide borique. . . . . 10 gr.
> Glycérine. . . . . 50 gr.

Pour badigeonnages.

— Hanot. —

> Borax. . . . . 4 gr.
> Sirop de mûres . . . . 30 gr.

Pour attouchements.

— Le Gendre. —

Collutoires avec :

> Bicarbonate de soude . . . . . 5 gr.
> Miel rosat. . . . . 30 gr.

Ou :

> Borax. . . . . 10 gr.
> Glycérine. . . . . 30 gr.

Mycosis fongoïde.

— E. Besnier. —

Panser les ulcérations avec :

> Salol . . . . 2 gr.
> Sous-nitrate de bismuth . . . . 18 gr.

Myélite.

— Dujardin-Beaumetz. —

Révulsifs sur la région de la colonne vertébrale : pointes de feu, vésicatoires, sac de glace. Courants continus et intermittents.

A l'*intérieur* : Iodure de potassium, nitrate d'argent. Phosphure de zinc. — Contre les douleurs : opium, bromure de potassium, antipyrine.

Myxœdème.

— P. Marie. —

Prendre un *lobe thyroïde* frais. Le couper dans une assiette en petits fragments : sur ces fragments verser du bouillon chaud qu'on fait prendre immédiatement. Pendant les 3 ou 4 premiers jours, on fait prendre, chaque jour, un lobe. On diminue ensuite en ne donnant un lobe que tous les 2 jours, puis tous les 3 ou 4 jours.

La ration d'entretien à laquelle il faut laisser le malade pour empêcher la rechute est d'un lobe tous les 4 ou 5 jours.

N

Nævus.

— C. Paul. —

Vacciner sur la tumeur. Si celle-ci est trop grosse ou si l'enfant a été vacciné, appliquer :

    Sublimé . . . . 0 gr. 25
    Collodion. . . . . 5 gr.

Ou bien galvano-puncture. Injections de perchlorure de fer. Vésicatoires. Caustiques liquides.

Nécrose des os.

— Desprès. —

Extraire le séquestre. Les téguments sont incisés et on ouvre l'os avec une rugine et une gouge. On trépane l'os dénudé au fond d'une fistule qu'on a eu soin de dilater avec l'éponge préparée et on perfore la paroi opposée de la cavité avec le perforatif du trépan. On passe un drain par cet orifice. On le fait mouvoir tous les deux jours. On doit laisser le drain en place 18 mois à 2 ans pour le fémur, 6 mois à 1 an pour le tibia et le calcanéum.

Quand il y a des fistules et qu'on sent un os à nu et mobile, il faut extraire le séquestre et faire le drainage. Si la nécrose est une récidive d'une ancienne nécrose, même si l'on ne sent pas de séquestre mobile, faire le drainage d'emblée.

Néphrites aiguës.

— BRAULT. —

1º *Faire rétrocéder le processus morbide en évolution* : Déplétion sanguine (saignée, ventouses scarifiées), révulsifs (pas de vésicatoires).

2º *Alimenter les malades sans compromettre la diurèse* : Régime lacté.

3º *Assurer et augmenter la diurèse*.

Poudre digitale. . . . . . } ââ 2 gr.
— scille. . . . . . . }

Puis 20 pilules. A prendre en 2 ou 3 jours.

Benzoate de soude : 5 à 10 gr. par jour dans du sirop d'orange. Tisanes avec 30 gr. *Ecorce fraîche de sureau*; *stigmates de maïs* 5 gr. ; *fleurs sèches de muguet* 10 gr. pour un litre d'eau. Les toniques cardio-vasculaires sont indiqués surtout dans les formes chroniques, quand l'état de la circulation l'exige.

Bains d'air chaud.

N'user qu'avec prudence des *purgatifs*, sauf en cas d'urémie.

4º *Prévenir les accidents urémiques* : Saignée de 200 à 300 gr. Inhalations de chloroforme, éther, chloral, bromures (contre l'éclampsie).

— LANCEREAUX. —

Lait d'ânesse, ou, à son défaut, lait de vache trait depuis au moins 12 heures et bien écrémé. De 4 à 6 litres par jour. Ajouter, par litre de lait, 4 à 10 gr. de chlorure de sodium. Si, au bout de 8 jours, il n'y a pas d'amélioration, cesser le régime lacté. La durée ordinaire du traitement est de 5 à 6 mois.

— GAUCHER. —

Dans le cas d'albuminurie abondante :

Lactate de strontium . . . . . 50 gr.
Eau . . . . 375 gr.

3 cuillerées à soupe par jour.

— Huchard. —

1° Régime lacté exclusif pendant 8 à 15 jours. 3 à 4 litres de lait par jour pris par doses régulières toutes les deux heures et par petite quantité à la fois. Si le lait produit de la diarrhée, y ajouter du bismuth ; de la magnésie s'il produit de la constipation. Quand les accidents dyspnéiques ont disparu, ajouter des œufs et des légumes en purée et, progressivement, de la viande très cuite et non faisandée. S'abstenir de bouillon, de poissons, de charcuterie, de gibier, de fromages faits. Ce régime sera suivi pendant 6 mois à 1 an.

Suspendre tout médicament actif pendant les accès de dyspnée, surtout les remèdes qui s'éliminent par les reins (iodures) et certains aliments (asperges).

S'il y a hyposystolie, donner la *digitale*. Son action sera favorisée par l'ingestion préalable d'un purgatif.

Teinture de jalap composée.
Sirop de fleurs d'oranger. . } ââ 20 gr.

A prendre en une fois.

Ensuite prescrire :

Solution de digitaline à 1 0/00.   L gouttes.

A prendre en une fois, pendant un jour seulement.
Revenir à la digitale tous les mois ou toutes les trois semaines, à la même dose et sous la même forme.

De temps en temps, dans l'intervalle prescrire :

Teinture de grindelia robusta.   30 gr.
—   convallaria . . . .   10 gr.
—   scille. . . . . . .   5 gr.

XV gouttes, 3 fois par jour.

Néphrites infectieuses et toxiques.

— Brault. —

Eliminer le plus vite possible les substances toxiques. *Vomitifs, lavage de l'estomac et de l'intestin.* Faire le traitement de l'empoisonnement par l'arsenic ou le phosphore.

Antisepsie intestinale dans la fièvre typhoïde.

Tisanes en abondance. Dans certaines affections à caractère ataxo-adynamique : balnéation de Brand.

Néphrite interstitielle.

— Huchard.

De temps en temps, purgatif : 15 gr. d'eau-de-vie allemande ou 1 à 2 verres d'Hunyadi-Janos.

Régime : lait, légumes, quelques œufs, presque pas de viande, toujours bien cuite, pas faisandée. Éviter les bouillons, poissons surtout de mer, conserves, charcuterie sauf le jambon, salaisons, gibier, fromages forts, boissons alcooliques.

Donner 3 à 4 cachets de :

    Benzo-naphtol. . . . . 1 gr.

Pendant 20 jours chaque mois prendre :

    Iodure de sodium ou de calcium 0 gr. 30 à 0 gr.50

Néphrite saturnine.

— Lancereaux. —

Au début du mal : *iodure de potassium* 2 à 3 gr. par jour. Plus tard y associer le régime lacté et les toniques. Quand la fonction urinaire devient insuffisante : Diurétiques, drastiques, sudorifiques.

Neurasthénie.

— Charcot. —

Plus grave quand elle est héréditaire.

1° Douche en jet brisé sur le tronc, à plein jet sur les jambes en terminant. Durée de la douche : dix secondes. Ne pas doucher la tête.

15.

2º Avant chaque repas, un verre à bordeaux de macération de quassia.

3º Préparations ferrugineuses.

4º En se couchant, 2 cuillerées à bouche de :

>   Bromure de potassium. . . . . 50 gr.
>   — sodium. . . . ⎱ ââ 20 gr.
>   — d'ammonium . ⎰
>   Eau . . . . 1000 gr.

Pendant 3 mois.

Autre traitement :

Tous les matins, douche froide en jet, courte : ne pas doucher la tête.

Avant chaque repas, prendre, dans un verre à liqueur d'eau, 2 gouttes de liqueur de Baumé et 6 gouttes de teinture de Mars tartarisée.

Le soir, en se couchant, prendre à une heure d'intervalle, 2 cachets de :

>   Sulfonal . . . . 0 gr. 50

Après chaque repas, prendre 3 des pilules suivantes :

>   Bromhydrate de quinine. . . . 0 gr. 05
>   Extrait de valériane. . . . . . Q. s.

Pour une pilule.

— Huchard. —

Injecter 2 fois par semaine 5 gr. de :

>   Phosphate de soude pur. . . . 10 gr.
>   Sulfate de soude pur. . . . . . 5 gr.
>   Chlorure de sodium pur. . . . 2 gr.
>   Acide phénique neigeux. . . . 0 gr. 50
>   Eau distillée . . . . 100 gr.

— A. Robin. —

Prendre une cuillerée à soupe, au milieu des deux principaux repas, de ;

Glycérophosphate de chaux. . . 6 gr.
— soude . . ⎫
— potasse. . ⎬ ââ 2 gr.
— magnésie. ⎭
— fer . . . . . 1 gr.
- Teinture de fève de St-Ignace . 30 gouttes
Pepsine. . . . . 3 gr.
Maltine. . . . . 1 gr.
Teinture de kola . . . . 10 gr.
Sirop de cerises. . . . . 200 gr.

Ou bien, un cachet de :

Glycérophosphate de chaux. . . 0 gr. 30
— soude . . ⎫
— potasse. . ⎬ ââ 0 gr. 10
— magnésie. ⎭
— fer. . . . . . 0 gr. 05
Poudre de fève de St-Ignace. . 0 gr. 03
Pepsine. . . . . 0 gr. 15
Maltine. . . . . 0 gr. 05

Ou bien *injections sous-cutanées*. Le glycérophosphate de chaux en solution à 5 0/0, le glycérophosphate de soude en solution à 20 0/0. Dose pour une injection : 2 grammes.

Les glycérophosphates sont *contre-indiqués* chez les malades présentant des phénomènes d'excitation avec exagération des échanges azotés et des oxydations.

Neurasthénie des enfants.

— J. SIMON. —

Strychnine . . . . 1 milligr.
Eau distillée . . . . 20 gouttes

2 gouttes au début. Aller jusqu'à 20 gouttes.

Faire des onctions avec :

Teinture de noix vomique. . . . 5 gr.
Huile camphrée . . . . 15 gr.

Ou bien :

Strychnine.	0 gr. 50
Axonge	30 gr.

Névralgies.

— Cadet de Gassicourt. —

Cinchonine.	0 gr. 40
Sulfate de morphine.	0 gr. 80
Café faiblement torréfié	250 gr.
Eau bouillante.	350 gr.
Sucre.	700 gr.

1 à 2 cuillerées à bouche.

— Huchard. —

Teinture alcoolique de Piscidia erythrina.	āā 20 gr.
Teinture de Viburnum prunifolium.	

A prendre 40 à 50 gouttes, dans les 24 heures.

Ou bien :

Alcool camphré.	āā 80 gr.
Alcoolature de genièvre	
Alcoolat de lavande	60 gr.
Chloroforme.	āā 15 gr.
Teinture d'opium	

En frictions avec une flanelle.

— G. Sée. —

Antipyrine	10 gr.
Chlorh. de cocaïne	0 gr. 15.
Eau distillée	10 gr.

Pour injections hypodermiques.

Névralgies utérines.

— Letulle. —

> Antipyrine . . . . 5 gr.
> Acide borique passé. . . . . . 10 gr.

Pour un paquet. Pour injections vaginales.

Névralgies syphilitiques.

— Mauriac. —

> Poudre d'iodoforme. . . . . . 1 gr.
> Extrait et poudre de gentiane . Q. s.

Pour 20 pilules. 2 à 3 par jour.

Névralgie de la face.

— Marfan. —

> Teinture de noix vomique . . . 20 gr.

dix gouttes dans un peu d'eau à chacun des deux principaux repas.

— Rendu. —

Dans les cas aigus : sangsues derrière l'oreille. Soigner les dents et désinfecter la bouche.

Dans les accès périodiques : *sulfate de quinine*. Chez les rhumatisants et les goutteux : *salicylate* ou *acide salicylique*.

Dans les paroxysmes douloureux, chez les anémiques : inhalations de *nitrite d'amyle*. Quand il existe du vertige et des accidents cérébraux : *vératrine*, 2 à 3 milligr. (à manier avec réserve). *Aconitine* cristallisée Duquesnel en pilules d'un quart de milligr. : une toutes les 3 heures. Dose maxima en 24 heures : 2 milligr.

Névralgie de la vessie.

— Guyon. —

Dans la névralgie *vésicale*, les malades sont quelquefois soulagés par le passage d'un instrument métallique.

Névrite.

— DUJARDIN-BEAUMETZ. —

Révulsifs, surtout cautérisations. Combattre les troubles trophiques par les courants continus.

Névrites périphériques.

— E. BARIÉ. —

Supprimer ou atténuer les causes provocatrices de la maladie : alcool, plomb, mercure, arsenic. Enrayer les progrès de la paralysie et surtout de l'atrophie musculaire, en réveillant la contractilité des muscles. Le meilleur moyen est, pour cela, l'électrothérapie.

Faire usage du courant à gros fil avec des intermittences rapides et à un degré aussi intense que possible dirigé de préférence sur les muscles dont la contractilité et la sensibilité sont le plus affaiblies. Répéter les séances tous les deux jours. Ne pas les prolonger plus de dix minutes.

Quand la contractilité sera revenue : massages, flagellation, frictions excitantes, hydrothérapie, bains sulfureux.

A l'intérieur : strychnine, phosphore, iodures.

— DÉJERINE. —

Supprimer l'agent toxique (tabac ou plomb). Calmer les douleurs par le *salicylate de soude*, l'*antipyrine* ou la *phénacétine*. Lutter contre l'atrophie par *électrisation* faradique et galvanique des muscles. Eviter les rétractions fibro-musculaires par le *massage* et les *mouvements passifs* des articulations.

Cure d'Aix.

O

Obésité.

— DESCROIZILLES. —

Iode	2 gr.
Iodure de potassium.	4 gr.
Eau	200 gr.

2 à 3 cuillerées à bouche par jour.

Ou bien :

Extrait alcoolique de fucus vesiculosus.	10 gr.

En 40 pilules : 4 à 10 par jour.

— MATHIEU. —

Les obèses prendront, par jour :

Pain	150 à 300 gr.
Viande maigre	300 à 350 gr.
Légumes verts ou salade. . . .	200 à 300 gr.
Fruits verts	200 à 300 gr.
Eau.	1200 à 1500 gr.

On peut remplacer 100 gr. de viande par 2 œufs ou par 40 à 50 gr. de beurre pris en nature aux repas. Ne permettre à chaque repas que 250 gr. de liquide, le reste sera pris entre les repas.

Exercice proportionné à l'âge et à l'état du cœur. Hydrothérapie. Massage.

Les *eaux purgatives* conviennent aux obèses avec gros foie et pléthore abdominale, les *iodures* à ceux qui ont de l'artério-sclérose, les *toniques* aux lymphatiques et anémiques.

— A. Robin. —

2 catégories d'obèses : ceux par excès, ceux par défaut. Cette division est basée sur la quantité d'urée excrétée journellement. Si le chiffre dépasse la moyenne, l'obésité est par excès. S'il lui est inférieur, elle est par défaut.

Si le chiffre d'urée est moyen, se baser sur le coefficient d'oxydation, rapport entre les matériaux solides de l'urine et l'urée. S'il est plus élevé que la normale, l'obésité est par excès ; s'il est plus faible, elle est par défaut.

Dans l'obésité par excès, permettre les boissons et même en augmenter les doses. Dans l'obésité par défaut, les restreindre.

Régime habituel : 300 à 400 gr. de viande, 100 gr. de légumes verts, 100 à 150 gr. de pain.

— G. Sée. —

Le régime physiologique comprend 120 à 130 gr. de principes azotés, provenant de 250 à 300 gr. de chair musculaire ou albuminoïdes, de 100 à 120 gr. de graisses neutres, de 250 gr. d'hydrocarbures fournis par 300 à 400 gr. de fécule ou de sucre.

Les proportions doivent être modifiées de façon que les substances musculo-albuminaires ne dépassent pas sensiblement la ration normale. Les corps gras faciles à digérer peuvent sans inconvénient être utilisés à la dose de 60 à 90 gr. Les hydrocarbures seront réduits au minimum. Les aliments herbacés ne contiennent rien de nutritif.

Les boissons seront augmentées, mais il faut supprimer les liquides alcooliques, la bière et les eaux minérales. Les exercices musculaires, à l'exception de l'équitation, seront imposés.

Les sudations, bains de vapeurs et bains chauds, l'hydrothérapie surtout, peuvent présenter des avantages.

Les médicaments les plus utiles sont les iodures à très petites doses, les eaux chlorurées sodiques. Les eaux alcalines, puissantes contre les diabétiques gras, n'ont pas d'action dans l'obésité vulgaire.

Occlusion intestinale.

— Monod. —

Ne pas insister sur les purgatifs dans les cas aigus. Avant de faire la laparotomie, on peut, avec avantage, recourir aux lavements électriques pour exciter les contractions de l'intestin et provoquer l'expulsion des matières, dans le cas où elles seraient la cause de l'occlusion. Si ce moyen ne réussit pas, il ne reste plus qu'à faire la laparotomie pour aller directement à la recherche de l'obstacle.

— Peyrot. —

Traitement médical. — Si l'occlusion date de quelque temps, éviter l'insufflation, les injections forcées de liquide et de gaz. On peut essayer le lavage de l'estomac. L'électricité est indiquée tant qu'il n'y a pas de complication inflammatoire (courants induits ou continus). On peut essayer de ponctionner l'intestin avec une aiguille capillaire.

Traitement chirurgical. — La *laparotomie* est indiquée dans tous les cas d'occlusion aiguë, à condition qu'elle soit pratiquée de bonne heure. Elle est plus incertaine dans les obstructions chroniques. Elle est indiquée dans les cas où l'intestin est comprimé par une tumeur extérieure, dans certains cas de corps étrangers.

L'*entérotomie* est applicable dans les tumeurs, les rétrécissements de l'intestin, les obstructions chroniques de cause inconnue. Elle est surtout applicable aux cas d'occlusion chronique.

— Schwartz. —

Pour le *lavement électrique*, il faut prendre une pile de 24 éléments, munie d'un galvanomètre. L'excitateur rectal se compose d'une longue sonde en gomme recourbée munie à son bout libre d'un mandrin métallique dont l'extrémité n'atteint pas le niveau de l'œil de la sonde. Le mandrin métallique est rattaché au pôle négatif de la pile. Le pôle positif est formé par une large plaque en étain recouverte de peau de chamois. On introduit la sonde dans le rectum aussi loin que possible et la plaque d'étain mouillée est appliquée sur le ventre. On injecte doucement par la sonde un litre d'eau tiède salée et on fait passer le courant. On commence par 10 milliampères et on va progressivement jusqu'à 30 ou 40. On fait passer le courant pendant 5 minutes, puis on renverse le sens du courant. On recommence toutes les 20 ou 30 secondes pendant 5 à 10 minutes, jusqu'à ce que le malade accuse un besoin pressant d'aller à la selle. On termine alors la séance.

Le lavement électrique est *contre-indiqué* : 1º dans l'asthénie cardiaque consécutive à une lésion du cœur ou causée par le retentissement de la lésion abdominale sur la circulation ; 2º si le pouls est petit, précipité, intermittent ; 3º si, au bout de plusieurs séances, il se produit une modification du pouls indiquant une dépression progressive ; 4º si l'on soupçonne une lésion organique de l'intestin ou une rupture de cet organe.

— TILLAUX. —

Essayer d'abord les douches gazeuses par l'anus avec un siphon d'eau de Seltz et une sonde œsophagienne poussée aussi haut que possible.

Électricité. On se sert d'une pile de Gaiffe de 14 à 16 éléments. Le pôle rectal est formé d'une sonde en gomme qu'on introduit le plus haut possible. Elle porte un mandrin métallique rattaché par un fil conducteur à l'un des fils de la batterie. On pousse dans le rectum une petite quantité d'eau salée. Le pôle externe est une plaque de peau de chamois mouillée qu'on applique sur la région dorsale. On fait passer le courant pendant un quart d'heure. Le pôle rectal est négatif. Si on veut obtenir des contractions énergiques, on renverse brusquement le courant.

La *gastrotomie* est indiquée dans l'occlusion par étranglement interne, dans les rétrécissements cicatriciels purement fibreux, dans l'invagination.

L'*entérotomie* est préférable dans l'étranglement à forme chronique, surtout s'il y a de la péritonite, dans l'obstruction par corps étrangers.

Le *lieu d'élection* de l'entérotomie est au niveau de la fosse iliaque droite, à quelques travers de doigt au-dessus de l'arcade crurale. On ouvre la première anse d'intestin qui s'offre à la vue.

Œdème de la glotte.

— Descroizilles. —

Insuffler :

Sulfate de morphine.	0 gr. 40
Oxyde de zinc.	8 gr.
Iodoforme.	12 gr.

— Peyrot. —

Scarifier les parties tuméfiées avec un bistouri conduit au moyen du laryngoscope.
Trachéotomie.

Œdème (des maladies cardiaques).

— G. Sée. —

Poudre de scille	1 gr.
Extrait de scille	2 gr.

Pour 20 pilules : 5 à 10 par jour.

— J. Simon. —

Extrait de scille	} ââ 0,02 à 0,10
Poudre de scille	
Gomme en poudre	Q. s.

Pour 20 pilules. — 1 à 2 à chaque repas. Chez les enfants atteints d'œdème de la face.

Œsophagisme.

— Peyrot. —

Antispasmodiques. Injections sous-cutanées de morphine. Électrisation.

Dilatation graduelle avec des bougies de diamètre croissant.

Ongle incarné.

— Lucas-Championnière. —

Laver le pied avec de la décoction de Panama, puis avec une solution phéniquée à 5 0/0. Après anesthésie locale, on arrache l'ongle et on excise les bourrelets. On fait un nouveau lavage avec la solution phéniquée. On applique ensuite de l'ouate salicylée imprégnée de :

Acide borique	2 gr.
Vaseline	10 gr.

On saupoudre par-dessus avec de l'iodoforme. On met ensuite un peu d'ouate salicylée, puis de l'ouate ordinaire. On laisse ce pansement jusqu'à guérison.

— Tillaux. —

Après avoir étreint la base de l'orteil avec un tube en caoutchouc et avoir fait l'anesthésie locale avec l'éther, on introduit à plat une branche de ciseaux qu'on redresse et on divise l'ongle vers sa partie moyenne. On l'arrache ensuite par un mouvement de torsion et de traction. On enlève ensuite la matrice de l'ongle et le bourrelet qui en recouvrait le bord. Lavage phéniqué, pansement à l'iodoforme.

— Trélat. —

Après anesthésie locale, sectionner l'ongle et les parties molles sous-jacentes jusqu'à l'os sur la ligne médiane. L'incision commence un peu en arrière de la matrice de l'ongle. On fait une incision parallèle un peu en dehors du bourrelet. Ces deux incisions sont réunies par deux autres transversales. On enlève le rectangle de tissu ainsi formé. On rapproche les bords de la plaie. Pansement compressif à l'iodoforme.

Oreillons.

— Descroizilles. —

Applications émollientes. Onctions avec huile camphrée ou glycérolé d'amidon auquel on peut ajouter une petite quantité d'opium. Laxatifs.

Toniques pendant la convalescence.

Orchite.

— Fournier. —

Combattre la douleur et l'inflammation. *Emissions sanguines* locales : 10 à 15 sangsues au niveau du cordon.

Ou bien application de glace prolongée jusqu'à disparition des douleurs. Sangsues chez les pléthoriques, glace chez les anémiques et lymphatiques. Il y a souvent utilité à ponctionner la vaginale. La *compression* est souvent mal tolérée.

— Tillaux. —

Calmants, antiphlogistiques, purgatifs.

Le débridement de la tunique albuginée est dangereux parce que, si l'incision a une certaine étendue, elle facilite l'issue de la substance séminifère. On ne doit débrider que si l'élimination de l'organe est fatale, pour calmer les douleurs très vives.

Orchite blennorrhagique.

— Bazy (d'après Martel). —

Teinture d'anémone pulsatile. . XXX gouttes.
Sirop de sucre. . . . . : 120 gr.

A prendre par demi-cuillerées à soupe toutes les deux heures.

ORGE

— Balzer. —

Suivant le siège de la douleur, faire des badigeonnages de gaïacol sur la région abdomino-inguinale, ou appliquer sur le scrotum une pommade avec 5 gr. de gaïacol et 30 gr. de vaseline.

En même temps :

> Chlorhydrate d'ammoniaque . . 50 gr.
> Eau . . . . 1000 gr.

Pour imbiber des compresses à mettre sur les bourses.

Orgelet.

— Panas. —

> Précipité rouge . . . . 0 gr. 10
> Vaseline . . . . 20 gr.

En onctions matin et soir sur le bord des paupières.

Ostéo-myélite.

— Lannelongue. —

Une fois le diagnostic assuré, faire une large incision, couper les tissus couche par couche (en dehors lorsqu'il s'agit de la cuisse). Débrider le périoste dans toute l'étendue de la zone enflammée. L'inflammation ayant toujours pour point de départ la portion de la diaphyse attenant au cartilage de conjugaison, le bulbe de l'os, porter en ce point une couronne de trépan, enlever une rondelle de substance compacte et le pus amassé dans les aréoles s'écoulera.

Sous l'influence de cette opération, l'inflammation se localise souvent. Si on est appelé trop tard, et qu'il y ait une nécrose étendue de l'os, extraire la diaphyse ou l'épiphyse de sa gaîne périostée et pratiquer la résection de la partie mortifiée.

Otite externe sous-périostique.

— Tillaux. —

Au début, antiphlogistiques et calmants. Quand la tuméfaction mastoïdienne est manifeste, inciser profondément. Faire l'incision à un centimètre en arrière du sinus auriculo-mastoïdien, pour éviter l'artère auriculaire. L'incision aura une longueur de 4 centimètres. Elle pénétrera jusqu'à l'os.

Otite purulente chronique.

— Terrier. —

Applications directes d'iode ou de glycérine phéniquée au 1/10e.

— Duplay. —

Introduire un petit tampon imbibé de :

Tanin. . . . . } àâ 10 gr.
Alcool pur. . . . .

le laisser en place 24 heures et renouveler l'introduction tous les 4 à 5 jours.

Otorrhée.

— Le Gendre. —

Deux ou trois fois par jour, faire une irrigation avec

Acide borique. . . . . 20 gr.
Eau. . . . . 500 gr.

Le liquide doit être *tiède*. Il doit être poussé doucement. Sécher ensuite le conduit avec soin, puis insuffler de l'acide borique en *poudre*.

— Tillaux. —

Injections avec solutions phéniquées, chloralées, boriquées, la liqueur de Van Swieten, l'eau alcoolisée. Instiller ensuite une dizaine de gouttes de :

Sulfate de zinc . . . . 0 gr. 05
Eau distillée. . . . . 30 gr.

Mettre par-dessus une boulette d'ouate hydrophile.

Oxyures.

— Descroizilles. —

  Calomel . . . . 4 gr.
  Axonge. . . . . 20 gr.

En onctions sur la marge de l'anus.

— J. Simon. —

Santonine 0,10, suivie immédiatement d'une prise de 0,50 de calomel.

Tous les soirs, lavement avec infusion d'absinthe, de pyrèthre ou de fenouil, ou avec eau chargée de phénol, une cuillerée à café par verre.

Une à deux fois par semaine, introduire dans le gros intestin de la pommade :

  Onguent napolitain . . . . . . 10 gr.
  Camphre . . . . 2 gr.
  Axonge . . . . 30 gr.

Ozène.

— Terrillon. —

Lavage des fosses nasales avec de l'eau tiède salée (une cuillerée à café de sel de cuisine par litre d'eau).

Introduire ensuite, sur une aiguille à tricoter, un tampon d'ouate de 6 centimètres de longueur.

— Tillaux. —

Faire disparaître les croûtes avec des injections. Modifier ensuite la pituitaire et ses sécrétions par des attouchements avec de la teinture d'iode, de la liqueur de Van Swieten, une solution concentrée de chlorure de zinc ou de nitrate d'argent.

Ozène caséeux.

— Tillaux. —

Injections fréquentes. Extraction de la masse caséeuse avec une curette. Au besoin détacher le nez en incisant dans le sillon naso-labial et en renversant le nez sur le front. Cautériser énergiquement les parois après le curage.

P

Palpitations nerveuses.

— Gingeot. —

Lotions froides sur la région du cœur. On prend une compresse d'une certaine épaisseur, on la trempe dans l'eau froide. On la tord. On la dépose au niveau du cœur et on la recouvre d'une compresse non mouillée. La double compresse reste en place tant qu'elle ne s'est pas échauffée.

On peut aussi, avec avantage, recourir aux pulvérisations d'éther sur la région du cœur.

Palpitations.

— C. Paul. —

P. de la neurasthénie. — Eviter le bord de la mer et les hautes altitudes, les bains de rivière, de vapeur, l'hydrothérapie froide. Bains frais à 28 ou 30° de cinq minutes suivis de frictions et de promenade. Courants continus : pôle positif au niveau des points douloureux.

Manger lentement, peu à la fois, viandes blanches. Pas d'alcool ni de tabac.

P. de croissance. — Repos moral et physique. Séjour à la campagne. Iodure de fer, phosphate de chaux.

> Bromure d'or . . . . 0 gr. 05
> Eau distillée . . . . 250 gr.

Une cuillerée à soupe au repas.

P. des dyspeptiques. — Amers. Avant le repas, extrait

de malt et craie préparée 1 gr. S'il y a du pyrosis : alcalins, bicarbonate de soude, 50 centigr. au repas. Eaux bicarbonatées faibles. Défendre : café, thé, alcool. Prescrire infusions aromatiques.

— Le Gendre. —

Chez *l'enfant* contre les *palpitations de croissance* : hygiène sévère, exercice physique réglé. Gymnastique méthodique graduelle.

Panaris.

— Bouilly. —

Forme superficielle. Bains antiseptiques, excision de l'épiderme soulevé. Pansement antiseptique.

Forme anthracoïde. Incision comprenant toute l'étendue du gonflement.

Panaris sous-cutané. Anesthésie locale avec l'éther. Incision précoce. Dans le panaris de la pulpe, elle doit être faite d'emblée et profondément, dès le deuxième ou le troisième jour. Elle sera suivie d'un bain antiseptique prolongé.

Dès qu'on soupçonne la suppuration de la gaîne, faire une incision en haut et en bas du doigt, surtout s'il s'agit du pouce et du petit doigt.

Si le doigt est transformé en éponge purulente, amputation.

— Després. —

Panaris sous-cutané. La suppuration existe dès le premier jour, mais il n'y a vraiment collection de pus que le troisième jour. Au début, cataplasmes. Le troisième jour, le quatrième au plus tard, incision. On ouvre le panaris sur le point du doigt où la douleur s'est montrée et sur le point ou la pression modérée provoque le maximum de douleur. L'incision doit avoir 15 millimètres.

Panaris périostique. A partir du quatrième jour après

le début du mal, quand il n'y a eu aucune rémission dans les douleurs, il faut inciser. L'incision doit aller jusqu'à l'os. Si l'opération est faite du sixième au huitième jour, l'incision doit occuper toute la pulpe du doigt. Sur les 1re et 2e phalanges, il ne faut pas inciser sur la ligne médiane car on diviserait la gaîne des tendons. Mais, si on incise après le 4e jour, la gaîne des tendons participant à l'inflammation, l'incision doit être faite sur la ligne médiane.

— POLAILLON. —

Au début, onctions d'huile phéniquée ou badigeonnages de teinture d'iode, puis émollients.

Si l'inflammation augmente, débrider hardiment le doigt sur la ligne médiane par une incision allant jusqu'à l'os, s'il s'agit de la dernière phalange, mais n'intéressant pas la gaîne, s'il s'agit des deux premières phalanges. Aussitôt après l'incision, mettre le doigt dans un bain antiseptique. Pansement antiseptique.

Pendant la suppuration, s'il s'agit d'un panaris superficiel, ouvrir la phlyctène et abraser l'épiderme soulevé. Laver avec un liquide antiseptique ; pansement émollient.

Dans le panaris sous-cutané, inciser dès qu'on soupçonne le pus, en évitant d'inciser sur les parties latérales du doigt.

Dans le cas de suppuration de la gaîne, faire une incision en haut et en bas, afin de drainer le canal ostéo-fibreux. Pansement antiseptique.

Panaris nerveux.

— BROCQ. —

Enveloppement des doigts sur lesquels on met un liniment au laudanum et au chloroforme. Applications irritantes sur la région cervicale et le trajet des nerfs. A l'intérieur : valérianate d'ammoniaque et de quinine.

Pannus.

— Panas. —

Mettre le matin de la pommade :

>   Naphtol α. . . . .   0 gr. 10
>   Vaseline. . . . .   30 gr.

Lotions 4 fois par jour avec :

>   Naphtol α. . . . .   0 gr. 20
>   Eau distillée. . . . .   500 gr.

Paralysie agitante (maladie de Parkinson).

— Déjerine. —

Dans la forme liée au rhumatisme : *salicylate de soude* ou *salol*.

Massage, courants continus. N'user de l'*hyoscyamine* qu'avec une grande prudence. La *suspension* peut produire des accidents très graves.

Paralysie alcoolique.

— Rendu. —

Supprimer l'alcool. Hydrothérapie. Massage. — Teinture de noix vomique (20 gouttes) au début du repas, deux fois par jour. S'il y a excitation cérébrale : chloral ou opium. Pour prévenir l'atrophie musculaire : faradisation en débutant par des courants faibles. S'ils sont mal supportés, courants galvaniques descendants.

Paralysie faciale.

— C. Paul. —

Quand la contractilité faradique est conservée, faradisation. Si elle est très affaiblie, courants continus ou faradisation. Si elle a disparu, courants continus.

Paralysies diphtéritiques.

— J. Simon. —

Bains sulfureux.

Prendre au repas :

  Teinture de noix vomique. . . 2 à 5 gouttes.

Faire des frictions avec :

  Alcoolat de lavande. . . . . . 100 gr.
  Teinture de benjoin. . . . . . 80 gr.

Donner 2 à 8 gouttes par jour de :

  Sulfate de strychnine . . . . . 1 milligr.
  Eau. . . . . 1 gr.

— Le Gendre. —

Si la déglutition est gênée ou impossible, emploi journalier de la sonde œsophagienne. Injections hypodermiques de *caféine*. Prescrire la *strychnine* : teinture de noix vomique, 5 à 30 gouttes par jour ; sulfate de strychnine, 1 à 6 milligrammes, par doses fractionnées.

Electricité : courants continus de préférence.

Frictions sur la peau avec :

  Alcoolat de lavande. . . . . . 100 gr.
  Teinture de benjoin. . . . . . 80 gr.

Hydrothérapie : bains sulfureux, salés, douches froides très courtes.

Contre les *troubles oculaires* ; instiller quelques gouttes de :

  Sulfate d'ésérine. . . . . . . 10 centigr.
  Eau distillée. . . . . 30 gr.

Paralysie infantile.

— Descroizilles. —

Faire des frictions avec :

    Ammoniaque . . . . } ââ 40 gr.
    Teinture de noix vomique .

Ou avec :

    Essence de citron . . . . .
    —   lavande . . . . } ââ 5 gr.
    —   romarin. . . .
    Alcool . . . . 60 gr.

Donner à l'intérieur :

    Eau de menthe . . . . . . } ââ 20 gr.
    Essence de térébenthine . .
    Julep gommeux. . . . . 160 gr.

1 à 3 cuillerées à café par jour.

— Le Gendre. —

1re *période*. — Repos au lit. Température assez élevée, bains d'air chaud. Révulsion modérée au niveau du rachis. A l'intérieur : quinine, aconit, ciguë.

2e *période*. — Courants continus, le pôle positif au niveau du dos, le négatif sur le membre paralysé : à l'intérieur, teinture de noix vomique ou 2 à 10 gouttes, suivant l'âge, de :

    Sulfate de strychnine. . . . . . 10 milligr.
    Eau. . . . . 10 gr.

— J. Simon. —

    Teinture de noix vomique . . . 2 gr.
    —   colombo . . . } ââ 5 gr.
    —   gentiane . . .

X gouttes, 2 fois par jour, avant le repas.

Électrisation. Frictions avec baume de Fioraventi.

Paralysie saturnine.

— C. Paul. —

A l'intérieur : iodure de potassium.

Bains sulfureux. Électricité avec les courants continus.

Paraphimosis.

— Bouilly. —

Réduction immédiate. Combattre le gonflement œdémateux par l'application d'une bande roulée ou de caoutchouc. Repousser le gland en arrière avec les doigts pendant que la verge est attirée en avant.

Si on n'obtient pas la réduction, abandonner les choses à elles-mêmes. Comprimer légèrement la partie avec un bandage roulé ; compresses résolutives. S'il y a de violentes douleurs ou des menaces de gangrène, débrider l'anneau constricteur en plusieurs points avec des ciseaux ou un bistouri conduit sur une sonde cannelée.

Pelade.

— E. Besnier. —

Raser le cuir chevelu et le laver tous les matins soit avec de l'eau de savon chaude, soit avec une décoction de bois de Panama. Quand les cheveux ont repris une longueur suffisante, épiler autour des plaques aussi loin que l'on trouve des poils peu adhérents et dépourvus de leur gaîne normale.

Faire sur tous les points malades ou, quand ils sont trop étendus, sur quelques-uns d'entre eux, une friction avec un des liquides suivants :

  Acide acétique cristallisable.
  Chloroforme . . . . } ââ 10 gr.
  Eau distillée. . . . .

Agiter vivement avec le pinceau avant de badigeonner les parties malades.

Ou bien :

Teinture de cantharides . .
Chloroforme . . . .   } ââ 10 gr.
Teinture de Baumé . . . .
Alcoolat de Fioraventi. . .

Ou bien :

Teinture d'iode. . . . . . . } ââ 10 gr.
Chloroforme . . . .

Ou bien :

Acide chlorhydrique. . . . } ââ 1 gr.
Alcool. . . . .
Glycérine . . . .   3 gr.

Quand les poils follets commencent à repousser, cesser l'épilation, la rasure et la révulsion énergique. Couper le duvet aux ciseaux, deux fois par semaine. Continuer les savonnages de la tête et frictionner avec :

Teinture de cantharides. } ââ 10 à 30 gr.
Teinture de noix vomique
Alcoolat de Fioraventi. . . . .   100 gr.

Le soir appliquer sur les plaques :

Huile de bouleau blanc . . . .   10 gr.
Soufre . . . .   } 1 à 4 gr.
Turbith minéral. . . . . .
Vaseline. . . . .   90 gr.

Autre traitement.

Épiler les bordures des plaques au début du traitement ou lorsque les plaques grandissent. — Tous les matins savonner la tête, puis frictionner avec :

Chloroforme . . . .   15 gr.
Alcoolat de Fioraventi. . .
Teinture de cantharides . . } ââ 5 gr.
Teinture d'iode . . . . . .
Acide acétique cristallisable . 5 à 10 gr.

Tous les soirs, frictionner la tête avec :

Acide salicylique . . . . . . ⎱ ââ 1 gr.
Résorcine. . . . . ⎰
Soufre précipité. . . . . 10 gr.
Vaseline . . . . 100 gr.

— THIBIERGE. —

Couper la barbe. Savonnage quotidien avec le savon phéniqué ou au sublimé. Tous les jours, lotions avec un pinceau imbibé de la 2ᵉ solution de Besnier (Voir ci-dessus).

Badigeonner la plaque tous les jours avec :

Essence de Wintergreen. . ⎱ ââ 4 gr.
Ether. . . . . ⎰

Ou, tous les 5 jours, avec :

Acide phénique. . . . . 2 gr.
Alcool . . . . 4 gr.

Ou, tous les jours, avec :

Acide acétique cristallisé . . . 1 gr.
Chloral. . . . . 4 gr.
Ether. . . . . 50 gr.

Suspendre dès qu'il survient de l'irritation cutanée.

Pemphigus bulleux.

— HARDY. —

Pas de bains ni de compresses émollientes.
Poudre d'amidon ou de quinquina.
Panser les ulcérations avec le liniment oléo-calcaire.
Mettre ensuite de l'ouate.
Toniques.
Arséniate de fer, 2 à 3 centigr. par jour.
Chez les nouveau-nés, même traitement externe. Veiller à la nourrice, dont le lait doit être irréprochable.

Péricardite.

— C. Paul. —

Repos absolu. — Dans la péricardite *sèche*, saignées locales, parfois saignée générale, mais seulement chez les pléthoriques, jamais chez les rhumatisants. Vésicatoire, pointes de feu. Redouter le sac de glace s'il coexiste une pneumonie. Dans tous les cas, le laisser peu de temps en place.

Contre les *douleurs* : opium, injections de morphine. Si la péricardite est rhumatismale : salicylate de soude 4 gr.

Contre l'*adynamie* : alcool, injections d'éther, de camphre, de quinine. La digitale à doses massives est dangereuse. Le tartre stibié est dépresseur. Les éviter.

Contre l'*insomnie* : chloral avec prudence, car il déprime le cœur.

Diurétiques. Purgatifs drastiques.

Au besoin, si l'*épanchement* est abondant : ponction, à gauche du sternum, à 6 centimètres du bord gauche.

Faire précéder la paracentèse d'une ponction exploratrice avec la seringue Pravaz. Evacuer le liquide très lentement. S'il est purulent, faire une injection antiseptique.

— Rendu. —

Le lieu d'élection pour la *ponction* est au-dessous et en dehors de la pointe du cœur, à la base du sac péricardique. On ponctionne dans le 7e ou 8e espace intercostal, au-dessous de la ligne mamelonnaire, non loin des limites de la matité.

Péricardite rhumatismale.

— Bucquoy. —

Combattre la cause étiologique, le rhumatisme. Débuter par :

    Sulfate de quinine . . . . . . 1 gr.

A prendre en 4 ou 5 fois. Augmenter ou diminuer la

dose, suivant l'augmentation ou la diminution dans l'intensité de la fièvre ou des phénomènes articulaires.

Emissions sanguines locales légères (quelques ventouses scarifiées). Si la péricardite persiste et qu'il y ait de l'oppression et des palpitations : vésicatoire sur la région précordiale, badigeonnage de teinture d'iode.

Si la péricardite s'accompagne de phénomènes graves, pratiquer de bonne heure une large *saignée*, mais ne pas pousser trop loin les émissions sanguines.

Péritonite.

— AUDHOUI. —

Vider l'intestin avec soin. Applications émollientes sur le ventre. Grands bains. Contre la douleur, opium. S'il se formait un épanchement assez abondant pour gêner la respiration, faire la ponction.

— DESCROIZILLES. —

Chez les enfants :

Calomel	1 gr.
Extrait d'opium	0 gr. 20
Poudre de Dower	0 gr. 80

En 20 paquets. 4 à 6 par jour.

Faire sur le ventre des onctions avec :

Extrait de ciguë	4 gr.
Axonge	20 gr.

Pour un paquet. — Un matin et soir.

Péritonite enkystée.

— TILLAUX. —

Ouvrir la poche. La laver complètement avec la solution phéniquée forte. Toucher les parois avec la solution de chlorure de zinc à 5 0/0. Drainage et suture de la plaie. Le drain mis après l'opération sera volumineux et remplacé par de plus petits, à mesure que l'écoulement diminuera.

Péritonite puerpérale.

— Charpentier. —

Dès qu'il se produit du frisson, de la fièvre et de la douleur abdominale, appliquer 20 sangsues à la région hypogastrique. Donner :

    Sulfate de quinine. .   1 gr. — à 1 gr. 50
    Extrait thébaïque. .   0 gr. 05 à 0 gr. 10

Injections vaginales phéniquées.

Onctions sur le ventre avec 30 grammes d'onguent napolitain, en trois fois, dans les 24 heures. Lait froid, champagne, grog. Glace contre les vomissements.

Le deuxième jour, lavement avec 3 à 4 cuillerées à bouche de glycérine. Vésicatoire. Injections de morphine.

Péritonite tuberculeuse.

— Routier. —

Traitement chirurgical. — La *laparotomie* est indiquée quand on constate une péritonite tuberculeuse avec épanchement, circonscrite ou diffuse. Quand elle est *circonscrite*, on incise au niveau de la collection. Si le contenu de la poche est purulent, on nettoie la paroi interne avec des lavages à l'eau bouillie, ou à la liqueur de Van Swieten. On retire avec des éponges le pus concrété, les fausses membranes molles ou sphacélées. Si les parois de l'abcès sont tomenteuses, on les touche avec la solution de chlorure de zinc à 10 0/0. Si la cavité est petite, on la bourre avec de la gaze iodoformée. Si elle est grande, on fait quelques points de suture et on draine aves des mèches de gaze iodoformée.

Si la péritonite est *diffuse*, on fait une incision médiane au-dessous de l'ombilic et longue de 5 à 6 travers de doigt. On évacue le liquide et on fait un lavage abondant avec la solution naphtolée à 40°. On fait ensuite un lavage au sublimé, puis une nouvelle irrigation naphtolée. On éponge la séreuse et on suture.

Si les lésions sont trop avancées et que la surface péritonéale soit tomenteuse, on draine avec une mèche de gaze iodoformée. On ne doit pas, en général, toucher aux adhérences intestinales.

Péritonite tuberculeuse des enfants.

— Marfan. —

Régime : alimentation substantielle. Séjour au bord de la mer.

Sirop iodo-tannique de 2 cuillerées à café à 2 cuillerées à soupe, suivant l'âge. Huile de foie de morue. Créosote. Phosphates. Arsenic. De temps en temps, laxatifs doux et huileux, s'il y a constipation. Contre la diarrhée, antisepsie intestinale, élixir parégorique.

Révulsion. Badigeonnage du ventre avec la teinture d'iode. Celle-ci séchée, appliquer une cuirasse de collodion élastique pour immobiliser et comprimer l'abdomen. On la renouvelle tous les 8 ou 15 jours. Si la douleur causée par l'iode est trop vive, on se contente de la cuirasse au collodion.

Pharyngite chronique.

— Vidal. —

> Borate de soude . . . . 10 gr.
> Eau de laurier-cerise. . . . . . 25 gr.
> Glycérine. . . . . 15 gr.

Pour badigeonnages.

Phimosis.

— Lucas-Championnière. —

Excision du prépuce laissant un excès de muqueuse. Celle-ci est fendue sur la face dorsale du gland, en évitant d'aller jusqu'au fond du sillon balano-préputial. Conserver avec soin le frein. La muqueuse est suturée à la peau avec du crin de Florence. On panse avec une compresse de gaze iodoformée.

— De Saint-Germain. —

Quand les tissus sont souples et non altérés, faire la dilatation avec un dilatateur à deux branches. Le chirurgien saisit le bord antérieur du prépuce : l'autre est pris par l'aide. On plonge alors le dilatateur dans la cavité du prépuce et on le pousse jusqu'à la couronne du gland. Le dilatateur ayant été écarté suffisamment, on le replace perpendiculairement à sa première position et on l'écarte de nouveau. On applique ensuite sur le gland une couche épaisse de vaseline boriquée, puis le gland est recouvert par le prépuce et on applique des compresses imbibées d'eau blanche. Chaque matin on découvre le gland.

Phlébite infectieuse puerpérale.

— Rendu. —

Commencer par des injections intra-utérines de sublimé à 1/2000, application de tampons iodoformés dans la cavité utérine, curettage. Quand l'agent infectieux a pénétré dans l'organisme, continuer l'antisepsie utérine. Donner le sulfate de quinine à haute dose. Boissons chaudes alcooliques, sudorifiques (poudre de Dower), lotions vinaigrées froides. Lait, jus de viande.

Phlegmon.

— Reclus. —

Quand la région s'y prête (membres), bains antiseptiques chauds (eau à 48° à 50°).

Une fois le pus collecté, si la poche est bien limitée, sans tendance à la diffusion, on peut attendre l'ouverture spontanée. Dans le cas contraire, aller à la recherche de la collection. Inciser au point le plus déclive et juste assez pour permettre la libre évacuation du pus, quand il s'agit d'une région où on craint les cicatrices. Ne pas redouter les sections plus larges dans les régions cachées par les vêtements. Quand l'écoulement du pus se fait difficilement par une ouverture indirecte ou trop étroite, faire une contre-ouverture. La ponction faite et le pus évacué, laver la cavité avec une solution antiseptique, tant que le liquide ne sort pas clair. Si on redoute la réunion des lèvres de l'incision, mettre un drain. Compression de la plaie et pansement antiseptique.

Phlegmon diffus.
— Reclus. —

Au début, pulvérisations phéniquées et bains locaux antiseptiques.

Quand la tuméfaction gagne et que les phénomènes s'aggravent, recourir aux *grandes incisions*. Débrider largement les tissus jusqu'à l'aponévrose dans le phlegmon en nappe, jusques et y compris l'aponévrose dans le phlegmon total. Poursuivre le pus au niveau de ses fusées les plus lointaines. Pour éviter les incisions trop grandes, drainer la plaie ; placer les drains dans la position la plus déclive.
— Bains antiseptiques, pansements à l'eau phéniquée.

Phlegmon de l'orbite.
— Tillaux. —

Sans attendre la suppuration, faire une large incision transversale au niveau de chaque rebord orbitaire. Pénétrer dans l'orbite assez loin pour débrider la loge postérieure. L'incision doit avoir au moins 2 centimètres de profondeur. Pansement avec compresses et eau boriquée à 4 0/0.

Phlegmon périnéphrétique.
— Bouilly. —

Au début : cataplasmes, grands bains, ventouses scarifiées, sangsues, vésicatoires.

S'assurer du siège et de la nature de la collection par une ponction aspiratrice.

L'incision sera faite dans une étendue de 6 à 8 centimètres, le long du bord externe de la masse sacro-lombaire couche par couche, jusqu'à la collection. Ouvrir celle-ci dans une étendue correspondant à peu près à l'incision des téguments. Vider complètement le foyer ; lavages avec eau phéniquée à 5 0/0, ou solution de chlorure de zinc à 2 0/0. Mettre un gros tube à drainage.

Phosphaturie essentielle.

— A. Robin. —

Exercice modéré, régulièrement prolongé. Massage. Diminuer l'alimentation azotée, féculents et sucres. Augmenter légumes verts et fruits. Si l'urine ne contient pas d'albumine, insister sur le poisson. Lait écrémé aux repas.

Avant le déjeuner et le dîner, donner, dans un peu de lait tiède, une cuillerée à soupe de :

    Arséniate de soude . . . . 5 centigr.
    Eau . . . . 300 gr.

Prendre, au milieu du repas, un cachet de :

    Phosphate de chaux. . . . . . 0 gr. 40
    —   soude . . . . . . 0 gr. 20
    —   potasse. . . . . . 0 gr. 10
    Magnésie calcinée. . . . . 0 gr. 10
    Poudre d'yeux d'écrevisse . . . 0 gr. 20
    — fève St-Ignace. . . . . 0 gr. 01 à 0,04

Ou bien : une cuillerée à soupe d'un sirop contenant par cuillerée à soupe :

    Hypophosphite de strychnine. . 0 gr. 00025
    —   quinine . ⎱ ââ 0 gr. 02
    —   magnésie. ⎰
    —   potasse. . . . 0 gr. 03
    —   chaux . . . . 0 gr. 08
    —   soude . . . . 0 gr. 07
    —   fer. . . . . . 0 gr. 03

Chez les malades déprimés, dont l'urée et les *oxydations azotées* tombent *au-dessous de la normale*, donner au milieu du repas, un cachet de :

Glycérophosphate de chaux . .	0 gr. 20 à 0,40
Poudre de fève St-Ignace . . .	0 gr. 02 à 0,03
Albumine d'œuf desséchée et pulvérisée	0 gr. 10

Si les malades sont très *déprimés* ou *neurasthéniques*, donner, au milieu du repas, un cachet de :

Glycérophosphate de chaux. . .	0 gr. 30
— magnésie. } āā	0 gr. 10
— soude . .	
— fer	0 gr. 05
Poudre de fève St-Ignace. . . .	0 gr. 02
Albumine d'œuf desséchée. . .	0 gr. 10

Dans les *cas graves* : injection de 25 à 50 centigr. par jour de glycérophosphate de soude.

Moyens accessoires : A chaque repas, une pilule de :

Sulfate de quinine	0 gr. 05
Extrait quinquina	0 gr. 10
Poudre noix vomique	0 gr. 02

Inhalations d'oxygène.

A la fin de la crise, donner au début des repas une pilule de :

Tartrate ferrico-potassique. . .	0 gr. 05 à 0,10
Poudre rhubarbe	0 gr. 05
Extrait quinquina.	0 gr. 10

Eaux minérales : Malades à oxydations diminuées, à réactions nerveuses modérées : Brides, St-Nectaire, Royat.

Malades très excitables : Néris, Plombières, Ragatz.

Malades déprimés : Biarritz, Salins, Salies, Rheinfelden.

Phthiriase. (Voir *Poux*.)

Phtisie.

— Barié. —

> Phosphate de soude . . . . 15 gr.
> Vin de quinquina . . . . . . ⎱ āā 125 gr.
> — gentiane . . . . . . ⎰

Un verre à bordeaux, au repas.

— Bouchard. —

> Emploi de la créosote.

1° *Voie gastrique.*

> 1° Créosote . . . . 50 gr.
> Huile de foie de morue
> ou huile de faîne . . Q. s. pour faire 1 litre.

(Verser très lentement en agitant l'huile dans la créosote.) Chaque cuillerée à bouche renferme 0 gr. 75 de créosote. A prendre de 1 à 2 cuillerées matin et soir.

> 2° Créosote . . . . 10 gr.
> Poudre de savon amygdalin séché à l'étuve. . . . . 25 gr.

Pour 100 pilules, 8 à 10 chaque jour, une toutes les deux heures.

> 3° Créosote pure de goudron de bois 13 gr. 50
> Teinture de gentiane. . . . . 30 gr. 80
> Alcool de Montpellier. . . . . Q. s.
> Vin de Malaga. . . . . 250 gr.

2 à 4 cuillerées à bouche. Chaque cuillerée dans un verre d'eau.

> Créosote pure de goudron de bois 1 à 2 gr.
> Huile de foie de morue. . . . 150 gr.

Mêmes doses.

2° *Voie sous-cutanée.* — En cas d'intolérance de l'estomac, on peut employer :

> Créosote. . . . . 25 à 50 gr.
> Huile d'amandes. . . . . 100 gr.

Ces injections sont douloureuses et laissent après elles des indurations longues à se résoudre.

— Bucquoy. —

Liqueur de Fowler. . . . . . 1 gr.
Teinture de noix vomique. . . 2 gr.
Sirop de goudron. . . . . . . 300 gr.

Une cuillerée à soupe avant les deux repas, quand il y a des troubles gastriques.

— D'Heilly. —

Arséniate de soude. . . . . . 5 centigr.
Teinture de noix vomique. . 4 gr.
Vin de gentiane au Malaga.
— colombo . . . . . . ⎱ ââ 100 gr.
— rhubarbe . . . . . ⎰

2 cuillerées à bouche par jour.

— Hérard. —

Quand il y a lieu de décongestionner le poumon et d'abaisser la température fébrile :

Tartre stibié. . . . . 5 centigr.
Extrait de réglisse. . . . . . Q. s.

Pour 20 pilules : 3 à 4 par jour.

A cette dose, le tartre stibié n'a pas d'inconvénient et favorise la résolution des indurations chroniques du poumon.

Iode. . . . . 25 milligr.
Extrait de noyer. . . . . . . 20 centigr.

Pour 1 pilule. Ces pilules sont bien supportées même à des doses élevées, pourvu qu'elles soient prises au milieu des repas.

Inhalations d'acide fluorhydrique. Amener, dans une cabine disposée pour cette opération, l'air qui a barboté dans un vase en gutta-percha rempli à moitié de sa hauteur d'une solution ainsi composée :

Acide fluorhydrique. . . . . . 150 gr.
Eau. . . . . 300 gr.

L'air est chassé dans le flacon à l'aide d'un soufflet mis en mouvement par le pied.

L'acide qui a barboté dans la solution, avant d'entrer dans la cabine, se purifie dans un flacon laveur des restes d'acide sulfurique ou d'hydrogène sulfuré que pourrait contenir l'acide fluorhydrique.

Le malade reste une heure dans la cabine et, tous les quarts d'heure, on renouvelle la provision d'air chargé d'acide.

— HÉRARD et HANOT. —

Teinture d'iode	1 gr.
Glycérine neutre	10 gr.

Pour badigeonner le fond de la gorge pour calmer l'ardeur et la sécheresse de la muqueuse.

Quand la toux s'accompagne d'une sensation de picotement à la gorge, badigeonner le pharynx avec :

Chlorhydrate de cocaïne. . . .	0 gr. 25
Glycérine neutre	10 gr.

Ou bien avec :

Chlorhydrate de cocaïne. . . .	1 gr.
Eau	20 gr.

Ou avec :

Bromure de potassium	10 gr.
Eau distillée	30 gr.

— HUCHARD. —

Créosote	
Iodoforme	ââ 0 gr. 05
Poudre de benjoin	
Baume de Tolu	

Pour une pilule. 2 à 4 par jour. Les pilules doivent être dragéifiées.

— HUCHARD. —

Injecter tous les jours 2 à 4 seringues de :

    Camphre . . . . 10 gr.
    Huile d'olives stérilisée . . . . 100 gr.

Ou bien :

Injecter tous les jours ou tous les 2 jours une seringue de :

    Camphre . . . . 20 gr.
    Gaïacol . . . . 5 gr.
    Huiles d'olives stérilisé . . . . 100 gr.

— HUTINEL. —

    Créosote de hêtre . . . . 10 gr.
    Savon médicinal. . . . . 25 gr.

Pour 100 pilules. 8 par jour.

— JACCOUD. —

Donner 100 gr. d'huile de foie de morue par jour. Cette dose est à peine suffisante. Souvent on prescrit 200 à 300 gr. par jour. On donne cette huile en dehors ou pendant les repas et on associe, quand l'huile est mal supportée, de l'eau-de-vie, du rhum, du kirsch, de l'éther ou 1 milligr. de strychnine par dose d'huile.

Contre la fièvre des phtisiques, prescrire le *salicylate de soude*, l'*acide salicylique* et le *bromhydrate de quinine*. Jaccoud préfère le second. Quand le tube digestif est en bon état, il donne, le premier jour 2 gr. d'acide salicylique, le 2e et le 3e jour 1 gr. 50 à 1 gr. selon les cas. Si, au bout de 3 jours, la fièvre n'a pas disparu, il recommence une nouvelle série.

Quand le malade est forcé de prendre des doses plus rapprochées, il prescrit :

    Acide salicylique. . . . . 2 gr.
    Salicylate de soude . . . . . . 5 gr.
    Rhum ou cognac . . . . 50 gr.
    Eau distillée. . . . . 5 gr.
    Vin cordial . . . . 120 gr.

Quand le malade ne peut supporter l'acide salicylique ou le salicylate de soude, Jaccoud prescrit les injections sous-cutanées d'une solution, à parties égales, d'eau et de salicylate de soude. Il injecte une seringue tout entière du mélange à l'un ou l'autre bras.

— Legroux. —

Créosote............	
Iodoforme...........	ââ 5 gr.
Terpine.............	
Acide benzoïque.....	ââ 2 gr.
Térébenthine de mélèze..	
Poudre de guimauve....	ââ 6 gr.
Magnésie...........	

Pour 100 pilules ; 4 à 10 pilules par jour.

Iodoforme...........	5 gr.
Créosote............	2 gr. 50
Térébenthine........	2 gr.
Magnésie...........	3 gr.
Poudre de guimauve......	3 gr.

Pour 100 pilules ; 4 à 10 par jour.

Iodoforme...........	ââ 3 gr.
Terpine.............	
Poudre de guimauve......	1 gr. 50
Acide benzoïque........	2 gr.
Magnésie...........	1 gr. 50

Pour 60 pilules ; 4 à 10 par jour.

Iodoforme...........	ââ 5 gr.
Créosote,...........	
Térébenthine........	ââ 2 gr.
Acide benzoïque......	
Poudre de guimauve....	ââ 6 gr.
Magnésie...........	

Pour 100 pilules ; 4 à 10 par jour.

— Marfan. —

Chez les *enfants* : injecter 3 fois par semaine 2 gr. de :

Gaïacol.	12 gr.
Eucalyptol.	6 gr.
Huile d'olives stérilisée.	Q. s. pour faire 120 cc.

— Potain. —

Chlorure de sodium.	10 gr.
Bromure de sodium.	5 gr.
Iodure de sodium.	1 gr.
Eau.	100 gr.

Une cuillerée à café, tous les matins, dans une tasse de lait. Stimule la digestion et active la nutrition.

Baume de Tolu	} ââ 2 gr.
Térébenthine de mélèze	
Créosote de hêtre	3 gr.
Gomme adragante	1 gr. 50
— arabique	3 gr.
Extrait d'opium	0 gr. 25
Iodoforme	0 gr. 50
Magnésie	6 gr.

Pour 100 pilules. — 5 à 10 par jour.

Voir : *Tuberculose pulmonaire*.

Phtisie aiguë. Granulie (d'Empis).

— Empis. —

Combattre énergiquement les inflammations localisées des viscères au moyen des ventouses scarifiées et des sangsues. Recourir ensuite aux révulsifs (vésicatoires).

Donner ensuite au malade pendant 3 jours :

Calomel	0 gr. 30

Diviser en 12 paquets, à prendre dans les 24 heures.

Au bout de 3 jours, recourir à l'iodure de potassium.

— Potain. —

Sulfate de quinine contre la fièvre. *Tanin* : 2 à 3 gr. par jour.

Phtisie diabétique.

— A. Robin. —

La *créosote*, à l'intérieur, cause des troubles digestifs.

Donner, chaque matin, un lavement de 90 gr. d'eau et de 2 cuillerées à café de :

    Créosote pure. . . . . 10 gr.
    Décoction bois Panama . . . . 90 gr.

Prendre 2 à 5 pilules de :

    Arséniate de soude . . . . . . 0 gr. 001
    Iodoforme . . . . 0 gr. 01
    Baume de soufre anisé. . . . . 0 gr. 05
    Thériaque . . . . 0 gr. 10
    Extrait feuilles de noyer. . . . 0 gr. 10
    Poudre ratanhia. . . . . Q. S.

pour une pilule.

Phtisie et grossesse.

— Tarnier. —

Toutes les fois qu'une jeune fille a présenté des accidents de tuberculisation pulmonaire, il faut déconseiller le mariage, surtout avant 30 ans. Si la femme est mariée, il faut déconseiller la grossesse. Si la femme est accouchée, il faut déconseiller l'allaitement.

L'utilité de l'accouchement prématuré chez une phtisique est fort douteuse, on ne doit pas le conseiller. Si la mère meurt sans être accouchée, on a la ressource de l'opération césarienne ou de l'accouchement forcé *post partum*.

Pityriasis rosé de Gibert.

— E. Besnier. —

Faire prendre tous les deux jours un bain tiède au son

ou à l'amidon, dans lequel on met de 50 à 100 grammes de borate de soude.

Tous les soirs, mettre sur les points malades :

    Borate de soude . . . . 2 gr.
    Glycérolé d'amidon . . . . . . 50 gr.

Pityriasis versicolor.

— E. BESNIER. —

Faire prendre, pendant trois heures, un bain avec 60 gr. de carbonate de soude. Faire ensuite un savonnage vigoureux et mettre :

    Acide salicylique . . . . 5 gr.
    Soufre précipité. . . . . 20 gr.
    Vaseline . . . . 100 gr.

Ou bien :

    Bichlorure de mercure . . . . 0 gr. 50
    Eau distillée . . . . 250 gr.

Pour lotions, après avoir frotté la peau avec du savon.

— GAUCHER. —

    Salicylate de soude . . . . . . 2 gr.
    Eau . . . . 100 gr.

Pour lotions.

    Chloral. . . . . 3 gr.
    Glycérine. . . . . }
    Alcool . . . . } ää 25 gr.
    Eau . . . . 100 gr.

Pour onctions.

— FOURNIER. —

    Fleur de soufre. . . . . 1 gr.
    Teinture de benjoin . . . . . . 6 gr.
    Huile d'amandes douces . . . . 20 gr.
    Moelle de bœuf . . . . 60 gr.

Pour une onction le soir.

Carbonate de soude . . . . 2 gr.
Glycérine . . . . 40 gr.
Eau de son . . . . 500 gr.

Pour un lavage le matin.

Plaies de l'abdomen.

— Peyrot. —

Plaies non pénétrantes. — Extraire le corps étranger s'il est resté dans la plaie. Lier les vaisseaux divisés. Calmer la douleur par l'opium à l'intérieur ou la morphine en injection. Si la plaie est profonde, faire la suture et maintenir le malade dans l'immobilité.

Plaies pénétrantes. — S'efforcer de prévenir la péritonite traumatique. Dès qu'elle débute, donner l'opium à l'intérieur (10 à 20 centigr.), injections sous-cutanées de morphine. — Repos et diète absolus. — Glace sur le ventre, vésicatoire, badigeonnage au collodion.

Si un vaisseau donne du sang et qu'on puisse l'atteindre, le lier. S'il est inaccessible : faire prendre du perchlorure de fer, de l'eau de Léchelle, pratiquer des injections d'ergotine.

Si l'*épiploon* fait hernie, s'il est sain et forme une tumeur peu volumineuse, s'il n'est pas étranglé, on le réduit. Si l'épiplocèle est volumineuse, on en excise une partie au-dessous d'une ligature et on réduit. Si l'épiploon est souillé de façon qu'on ne puisse en faire l'antisepsie, on le fixe à la paroi abdominale. Si l'épiplocèle est ancienne, volumineuse et enflammée, on applique dessus des caustiques et on la laisse à l'extérieur.

Si l'intestin *sain* fait hernie, le réduire après l'avoir lavé avec une solution antiseptique. Débrider au besoin la plaie. Si l'intestin présente une solution de continuité, on fait la suture de Lembert et on réduit, en laissant l'anse suturée au voisinage de la plaie. Si la plaie de l'intestin est mâchée, contuse et peu étendue, on amène les lèvres de la plaie au contact de la plaie cutanée pour créer un anus artificiel.

Si on est certain que l'intestin est lésé dans l'intérieur de l'abdomen, on ouvre celui-ci sur la ligne médiane et on va à la recherche de l'intestin blessé.

— RECLUS. —

Dans les plaies pénétrantes de l'abdomen par balle de revolver, pratiquer l'abstention en se contentant de recourir aux moyens médicaux : injection de morphine, extrait d'opium à l'intérieur, glace sur le ventre. La laparotomie et la suture de l'intestin sont indiquées : 1º lorsqu'il existe une hémorrhagie interne ou externe ; 2º quand l'anse intestinale fait hernie au dehors ; 3º quand l'issue de gaz et de matières ou la percussion seule permettent de diagnostiquer à coup sûr une perforation intestinale ; 4º dans certains modes de traumatismes (coup de pied de cheval) dans lesquels il y a presque toujours de larges perforations de l'intestin.

— TILLAUX. —

Plaies par instruments piquants. — On fait l'occlusion de la plaie, on immobilise l'intestin par la diète et l'opium, on met de la glace sur le ventre. Si la péritonite éclate, on peut, à la rigueur, faire la laparotomie, mais les chances de succès sont faibles.

Si la plaie est *large* et que l'*épiploon* fasse seul saillie à l'extérieur, il vaut mieux ne pas le réduire. On applique une ligature au catgut sur l'épiploon au ras de la plaie et on sectionne la partie herniée. On touche le pédicule avec une solution phéniquée forte et on réduit. On suture la plaie de l'abdomen.

Si l'*intestin* est hernié et *sain*, on le lave avec une solution antiseptique forte et on le réduit. Suture de la plaie. Si l'intestin est *blessé* et que la plaie soit extrêmement fine (piqûre d'aiguille), on peut réduire. Dans le cas contraire, faire la suture de l'intestin. Si l'intestin est contus, déchiré, réséquer la partie altérée.

Plaies par écrasement.

— Reclus. —

Lavage antiseptique minutieux ; puis on bourre les diverticules de la plaie avec de la gaze iodoformée imprégnée de :

Sublimé	5 centigr.
Iodoforme	1 gr.
Antipyrine	
Acide borique	ää 3 gr.
Salol	
Vaseline	50 gr.

Puis envelopper les parties avec une couche épaisse de ouate hydrophile. Terminer par un bandage roulé compressif.

Plaies des gros troncs veineux.

— Ricard. —

Quand la ligature totale ou latérale d'une veine volumineuse est impossible ou dangereuse, faire la suture de la plaie veineuse à l'aide de points séparés, par la méthode de Lembert, et faire une suture de soutien avec les tissus voisins.

Plaies de la poitrine.

— Peyrot. —

Maintenir, avant tout, l'asepsie de la plaie et de la cavité pleurale. Dans les plaies *nettes*, faire la suture de la plaie, en comprenant toutes les parties molles du thorax, jusqu'aux muscles intercostaux, si c'est possible. Si on ne peut faire la suture, obturer la plaie avec le collodion iodoformé après un lavage soigneux. — Dans tous les cas, appliquer un large pansement antiseptique et compressif. Quand la plaie est déchirée, compliquée de fracture avec esquilles, on la régularise et on extrait les esquilles. Réséquer une côte au besoin. On introduit dans la plaie un tube à drainage de quelques centimètres et de gros calibre et on recouvre la moitié du thorax correspondant à la blessure avec un pansement antiseptique et absorbant.

Contre l'*hémorrhagie* venant de la plaie : compression avec un tampon antiseptique. Si l'hémorrhagie vient du poumon, suture de la plaie. Si l'hémothorax tend à la guérison, rien à faire. S'il survient une altération putride des produits épanchés, rouvrir la plaie et faire au besoin l'empyème. S'il y a *hernie* du poumon, chercher à réduire. Si la partie herniée est mortifiée, la détruire au fer rouge ou la laisser au dehors sans y toucher.

Plaies de la vessie.

— Bouilly. —

Combattre l'hémorrhagie par des applications froides ou par le tamponnement. Introduire une sonde de caoutchouc dans la vessie. Si elle est mal supportée, faire le cathétérisme fréquemment. Pansement antiseptique. A l'*intérieur*, opium.

Dès qu'il se manifeste des phénomènes de rétention ou d'infiltration d'urine, faire la laparotomie avec suture complète de l'organe, si la plaie est petite et régulière ; avec suture partielle et application d'un tube à demeure faisant siphon, si elle est grande ou difficilement accessible. La suture sera faite par le procédé Lembert, avec adossement péritonéal.

Dans les plaies *intra-péritonéales*, faire la laparotomie au premier signe de péritonite.

Plaques muqueuses.

— A. Fournier. —

Nitrate d'argent. . . . . 1 gr.
Eau distillée . . . . 150 gr.

Pour toucher les plaques muqueuses.
Si les plaques siègent dans la bouche, et qu'elles soient

peu étendues, employer le *nitrate acide de mercure*. Laver ensuite la bouche avec soin.

Pleurésie.

— Cuffer. —

S'il y a congestion pulmonaire, vésicatoire large ou cataplasme sinapisé ; diurétiques. Si la congestion est plus intense : 8 à 10 ventouses scarifiées. Digitale et régime lacté. Un purgatif drastique est souvent utile.

Ne songer à la thoracentèse que vers le 23e jour quand le traitement médical a échoué. Terminer l'opération dès que le manomètre indique 1 cm. 1/2 de dépression (Potain).

Après toute pleurésie : iodure de potassium à hautes doses, pointes de feu, badigeonnages d'iode, cautère à la pâte de Vienne si la lésion est très limitée.

— Dieulafoy. —

Contre les douleurs : sangsues, ventouses scarifiées, injections de morphine. Dès qu'on a constaté que l'épanchement atteint 1800 grammes, qu'il y ait ou non fièvre ou dyspnée, *thoracentèse*. A la première ponction, ne pas retirer plus d'un litre. Si l'état ne s'améliore pas, revenir à la ponction le surlendemain et les jours suivants.

— Faisans. —

Au début, ventouses scarifiées. Pas de traitement si le liquide est peu abondant. Pas de vésicatoire tant qu'il y a de la fièvre et que l'épanchement augmente. Pas de purgatifs, de sudorifiques, de diurétiques. Si le liquide ne se résorbe pas : ponction.

— Huchard. —

1° Combattre la cause de la dyspnée, la *congestion pulmonaire*, par une saignée locale et les préparations d'ipéca à petites doses. — Si la congestion est intense et active, recourir à une saignée locale (ventouses scarifiées) et même à une petite saignée générale ou encore à un vomitif avec de l'ipéca, 1 gr. 50 à 2 grammes à prendre en 3 fois.

Si la congestion pulmonaire est peu intense, prescrire l'ipéca à doses réfractées.

Poudre de Dower . . . . . ⎫
— de scille. . . . . . ⎬ ââ 3 gr.
Sulfate de quinine. . . . . ⎭

En 30 cachets. — 4 à 5 par jour.

Dans la pleurésie *diaphragmatique*, s'il y a des douleurs provoquées sur le trajet des nerfs phréniques, appliquer sur ce trajet des ventouses scarifiées et faire une ou plusieurs injections de morphine.

— JACCOUD. —

Dans la pleurésie aiguë franche avec épanchement assez abondant, se formant assez rapidement et avec un état fébrile assez intense, prescrire le *tartre stibié*, à la dose de 40 centigr. chez l'homme, de 30 centigr. chez la femme (dose maximum). Le médicament est prescrit dans un julep : ne pas ajouter d'opium. A la fin de la journée, les malades sont dans un état de dépression qu'on combat par une potion cordiale. Le malade reste au repos le lendemain. Le surlendemain ou même le quatrième jour, on donne une deuxième dose, si l'affection n'est pas enrayée. Si la deuxième dose ne donne pas de résultat satisfaisant, donner un drastique :

Eau-de-vie allemande . . . ⎫
Sirop de nerprun. . . . . ⎬ ââ 2 à 30 gr.

— LANCEREAUX. —

Au *début*, un large vésicatoire peut, peut-être, faire avorter l'inflammation. Plus tard, tous les médicaments restent sans action. Il faut ponctionner.

— LÉCORCHÉ. —

Le *salicylate de soude* ne donne pas de résultat. A recours au traitement classique avec les *vésicatoires*.

— A. Robin. —

Vésicatoires largement appliqués. Au début : 40 centigr. de calomel en 4 doses à une heure d'intervalle, pendant 2 à 3 jours. Quand le malade a eu de la diarrhée, donner le *salicylate de soude* à la dose de 2 grammes par jour dans une potion de 150 grammes à prendre toutes les heures par cuillerées. La *thoracentèse* est réservée aux cas d'urgence absolue (déplacement du cœur, épanchement considérable).

— Talamon. —

Les *vésicatoires* n'ont pas d'action. Les *diurétiques* sont inutiles, les *drastiques* nuisibles. Le *salicylate de soude*, 4 à 6 grammes par jour, paraît avoir une certaine action sur la résorption de l'épanchement. Le meilleur moment pour le donner est du 15e au 20e jour.

Quand la maladie a dépassé le troisième septénaire et que l'épanchement reste abondant, retirer par la thoracentèse un litre à un litre 1/2 de liquide. Administrer le salicylate les jours suivants.

— Tapret. —

S'opposer à la formation de l'épanchement avec les *révulsifs*. Modérer la réaction générale avec la *quinine* et l'*antipyrine*. S'il y a de la congestion pulmonaire : jaborandi, digitale, scammonée.

Contre l'épanchement constitué, il n'y a plus que la thoracentèse. Ne pas la faire trop tôt, à moins d'urgence. Attendre la fin de la période fébrile. Enlever le liquide aussi complètement que possible, mais avec une très grande *lenteur*. Après la ponction : ventouses. Pendant les deux premiers jours : quinine, 1 gr. par jour.

Pleurésie diaphragmatique.

— Rendu. —

Dans la période aiguë, combattre la douleur par des injections de morphine. Révulsifs, surtout les ventouses scarifiées. A la période suraiguë, entourer la base de la poitrine d'une cuirasse d'emplâtre de Vigo. Surveiller l'état général.

Pleurésie des enfants.

— DESCROIZILLES. —

    Fleurs d'arnica . . . . 3 gr.
    Sirop de polygala . . . . 20 gr.
    Eau de tilleul. . . . . 50 gr.

Par cuillerées à café.

    Poudre de digitale. . . . . . . 0 gr. 10
    Calomel . . . . 0 gr. 40
    Poudre de gomme . . . . 1 gr.

En 20 paquets : 2 à 5 par jour.

— J. SIMON. —

Maintenir l'enfant dans une température modérée, mais constante. Envelopper les jambes dans de l'ouate recouverte de taffetas imperméable.

Régime : lait, bouillon.

Contre l'insomnie, pas d'opium. Prescrire chloral, bromures.

Au début : cataplasmes sinapisés sur la poitrine. S'il y a de l'épanchement, vésicatoires de petite dimension laissés 2 à 3 heures. Appliquer ensuite un cataplasme.

A l'intérieur : calomel, diurétiques.

Il faut faire la *thoracentèse* dès que l'épanchement devient considérable et déplace le cœur.

Pleurodynie.

— D'HEILLY. —

Révulsifs. Cataplasmes laudanisés. Liniments narcotiques.

Dans les cas sérieux : sangsues, ventouses scarifiées, bains de vapeur.

Électrisation avec courants continus.

Pneumatocèle crânienne.

— KIRMISSON. —

Évacuer le contenu de la tumeur par une ponction avec un trocart capillaire. Faire ensuite, sur la tumeur, la compression. On peut aussi faire une injection iodée. Si on échoue, on peut inciser la tumeur au niveau de l'orifice osseux et amener son oblitération par suppuration.

Pneumonie.

— AUDHOUI. —

Contre le point de côté : applications émollientes, sangsues. Saignée, chez l'adulte, quand l'expectoration est difficile, sanglante, visqueuse, quand l'oppression est très forte et le malade très agité.

Kermès, ipéca, émétique à dose nauséeuse. Pas d'alcool. Ne donner que du vin avec modération, si le malade est très déprimé. Vésicatoires, seulement lorsque la résolution traîne en longueur.

— BUCQUOY. —

Chez les *enfants*, pas de médication. — Chez l'*adulte*. Tout à fait au début, en cas de congestion pulmonaire intense, *saignée*. *Tartre stibié* 10 à 15 centigr. : s'arrêter dès que les vomissements commencent. Le *sulfate de quinine* agit comme tonique. A la fin *vésicatoire*, seulement s'il est nécessaire d'activer la résolution.

— CORNIL. —

Au début, ventouses scarifiées. S'il y a congestion généralisée, *saignée*. Ensuite *vésicatoire*. Potion de Todd et un peu de poudre de Dower.

— Descroizilles. —

Chez l'enfant.

Musc.	0 gr. 10
Sirop d'opium	50 gr.
— de Tolu	15 gr.
Eau de fleurs d'oranger	60 gr.

Par cuillerées à dessert.

— Dumontpallier. —

Emploie rarement les vésicatoires. N'a jamais recours à l'émétique et à la saignée.

— Hayem. —

Verser une quinzaine de gouttes de *nitrite d'amyle* pur sur une compresse qu'on maintient à 2 ou 3 centimètres de la bouche et du nez du malade qui doit respirer largement. Quand les premières gouttes sont évaporées, on verse une deuxième, puis une troisième fois 15 gouttes.

Dans les cas ordinaires une inhalation par jour suffit. Dans les cas graves, il en faut faire deux.

— Huchard. —

Donner l'alcool à la dose minimum de 100 gr. S'il y a un grand affaissement, aller jusqu'à 300 gr. par jour. Fractionner les doses.

Dès le début, donner en une fois 50 gouttes de solution de digitaline au 1000e, 2 à 5 jours après, donner 25 à 40 gouttes.

Dans la pneumonie *grippale*, injecter 1 à 2 seringues Pravaz par jour de :

Chlorhydro-sulfate de quinine	5 gr.
Eau distillée	10 gr.

Injections de caféine et d'éther à la dose de 4 à 8 injections par jour de 40 centigr. Pour lutter contre l'insuffisance cardiaque, injections d'huile camphrée à 20 0/0. S'il y a de l'albumine dans les urines infusion de 10 à 30 centigr. de digitale pendant 3 jours.

En cas de *dyspnée* intense, de congestion pulmonaire considérable, d'hyperthermie et d'albuminurie pneumonique : *saignée. Jamais* de vésicatoire.

— JACCOUD. —

Teinture de cannelle	5 gr.
Sirop	45 gr.
Eau	50 gr.
Vin rouge	100 gr.

Par cuillerées à bouche toutes les heures.

Sirop diacode	
Eau de tilleul	āā 30 gr.
— laurier-cerise	
— laitue	

Par cuillerées à bouche d'heure en heure.

Éviter le vésicatoire dans les premières périodes. Le réserver pour le moment où la défervescence s'est produite.

Contre la dyspnée : émissions sanguines et injections de morphine.

Contre le délire, prescrire :

Bromure de potassium	3 gr. 50
Sirop de chloral	āā 30 gr.
Eau	

Une cuillerée à bouche dans une tasse de lait additionnée d'un jaune d'œuf.

— LANDOUZY. —

Pas de vésicatoire. Emploi raisonné de : digitale, café, caféine, alcool, sulfate de quinine et même saignée.

— MOIZARD. —

Dans les formes adynamiques : injections d'éther et de caféine, de spartéine contre les troubles cardiaques.

— MUSELIER. —

Jamais de vésicatoires.

— RIGAL. —

Expectation seulement dans les cas bénins. Contre l'infection : sulfate de quinine : 40 à 60 centigr. par jour. Si la *dyspnée* est excessive, saignée de 300 à 400 gr. Si les *troubles nerveux* sont très intenses : bain à 26 ou 28° pendant dix à quinze minutes en massant continuellement les masses musculaires. Si le premier bain est bien supporté, en donner, 2 ou 3 heures après, un second à 22° ou 24°. Répéter ces bains de 3 à 3 heures jusqu'à cessation de l'ataxie.

Le bain *tiède* suffit s'il n'y a qu'une légère agitation.

Pneumonie diabétique.

— A. ROBIN. —

Commencer par donner en 4 doses, à une heure d'intervalle : *calomel*, 0 gr. 40. Insister sur les stimulants diffusibles, l'alcool. Ne pas craindre l'application d'un large vésicatoire. Régime lacté.

Pneumonie des enfants.

— CADET DE GASSICOURT. —

Ne pas employer de médicament perturbateur. Sulfate de quinine à dose faible : 15 à 20 centigr. Potion de Todd. S'il y a du délire, lavements avec 2 à 4 gr. de teinture de musc. Pas de vésicatoire. En cas d'*agitation* très vive : bains tièdes.

Pas de vomitifs, ni de tartre stibié, ni de saignée.

— DESCROIZILLES. —

La médication antiphlogistique n'est utile qu'au début. Appliquer aussitôt que possible des ventouses scarifiées :

retirer de 40 à 100 gr. de sang. Plus tard, application de vésicatoire liquide.

A l'approche de la période de résolution : kermès, oxyde blanc d'antimoine, poudre de Dower.

L'alcool, les stimulants donnent de bons résultats surtout pendant la convalescence.

— Hutinel. —

Sulfate de quinine. Parfois acétate d'ammoniaque, alcool à doses modérées, boissons abondantes. Dans les cas exceptionnellement graves, *bains froids* toutes les 3 heures, si l'hyperthermie est excessive. Ventouses et même saignée s'il y a menace d'asphyxie. Injections d'éther contre le collapsus. Caféine, digitaline, si le cœur faiblit.

Pneumothorax.

— Faisans. —

Calmer la douleur : injections de morphine.

Diminuer la gêne causée par l'épanchement gazeux : thoracentèse, indiquée surtout quand le pneumothorax est total.

Combattre la congestion pulmonaire : ventouses sèches, sinapismes, inhalations d'oxygène. Au besoin, saignée.

— Fernet. —

Combattre le point de côté par les injections de morphine, la dyspnée par les inhalations d'oxygène, les troubles résultant de l'abondance de l'épanchement gazeux par des ponctions.

Si les accidents infectieux sont légers ou douteux, ne rien faire ou pratiquer la thoracentèse si le liquide épanché est abondant ou tenace. Si l'infection pleurale est peu intense et cause une pleurésie subaiguë, injecter dans la plèvre des liquides antiseptiques, ou bien laver la plèvre avec ces liquides et injecter ensuite une substance antiseptique. Dans les cas rebelles et en cas de pleurésie septique suraiguë, thoracotomie.

— Galliard. —

Dans le traitement d'urgence, la *thoracentèse* peut soulager les malades et même leur assurer la survie. Elle doit être pratiquée avec un trocart fin et un appareil aspirateur. Les canules à demeure ne doivent être employées que si l'on est certain d'avoir affaire au pneumothorax à soupape.

Si la thoracentèse est suivie d'un emphysème souscutané généralisé, faire immédiatement la thoracotomie et mettre un drain. En dehors de ce cas, la thoracotomie d'emblée est à rejeter, à moins qu'il n'y ait gangrène.

— Moizard. —

Si l'épanchement est abondant, il faut le remplacer par de l'air stérilisé selon la méthode de Potain. S'il est très peu abondant, on peut assurer l'asepsie pleurale par une injection avec :

Teinture d'iode . . . . . . ⎫
Alcool . . . . ⎬ ââ 60 gr.
Iodure de potassium au 10° ⎭

On injecte au niveau du cinquième espace intercostal, 30 gr. de ce liquide. L'iode, en se volatilisant dans la plèvre, arrête la septicémie.

— Potain. —

S'il en est besoin, évacuer les gaz thoraciques par aspiration et les remplacer par de l'air stérilisé.

— Rendu. —

Ne pas intervenir trop hâtivement. Si l'on fait la thoracentèse, n'évacuer que partiellement les gaz thoraciques, de façon à prévenir la reproduction du pneumothorax.

Polypes utérins.

— Tillaux. —

Polypes muqueux. — Les enlever par torsion ou avec l'écraseur ou l'anse galvanique.

Polypes fibreux. — Si le polype est bien pédiculé, après lavage antiseptique du vagin, on saisit la partie la plus saillante avec une pince de Museux à arrêt et, par une traction douce et continue, on abaisse le polype le plus possible. On enlève ensuite le polype avec l'écraseur. Lavage au sublimé. Tampons de gaze iodoformée dans le vagin. Tenir la malade au lit pendant 8 jours.

Si le polype est contenu dans la cavité utérine et qu'on ne puisse porter sur son pédicule un instrument quelconque, on enlève avec le bistouri ou les ciseaux de larges tranches de la tumeur, en commençant par le centre. On le réduit peu à peu, jusqu'à ce que le pédicule devienne accessible.

Polyurie.

— Bucquoy. —

A prendre en 24 heures.

  Ergot de seigle . . . . 0 gr. 75

— Potain. —

Extrait de valériane, 1 à 4 gr. Antipyrine à doses modérées. Hydrothérapie si la réaction se fait bien.

Polyurie hystérique.

— E. Hirtz. —

Essayer la suggestion à l'état hypnotique. Si elle n'est pas applicable, isoler la malade, éviter les émotions, les refroidissements. Alimentation azotée. Exercice modéré. Toniques et hydrothérapie chez les anémiques. *Valériane* : 3 à 4 gr. par jour. Lavement avec :

  Valériane . . . . 12 gr.
  Eau . . . . 300 gr.

Réduire à 150 gr. par l'ébullition : ajouter 10 gouttes de laudanum. *Bromure de sodium*.

Ponction dans la cirrhose du foie.

— DUJARDIN-BEAUMETZ. —

Si le malade est vigoureux, que l'estomac fonctionne assez bien et que l'abdomen soit très distendu, on peut ponctionner (Lieu d'élection : milieu d'une ligne tirée de l'épine iliaque supérieure à l'ombilic). Si le liquide se reforme rapidement, en 3 ou 4 jours, ne pas renouveler l'opération. Si, au contraire, il ne se reforme qu'au bout de 15 jours à un mois, on peut la renouveler.

Dans la cachexie avancée, ne pas faire la ponction.

Pouls lent permanent (maladie de Stokes-Adams).

— COMBY. —

Au moment des accès dyspnéiques et syncopaux : faire respirer 5 à 6 gouttes de *nitrite d'amyle* ou d'*iodure d'éthyle*. Contre la dyspnée, *inhalations d'oxygène*. En cas d'asystolie : injections de *caféine*. Contre la syncope : injections d'*éther*. Quand on soupçonne la syphilis : *iodure de potassium*.

Régime lacté.

— HUCHARD. —

1º *Indication artérielle*. Donner l'iodure et les vaso-dilatateurs : trinitrine, nitrite d'amyle ;

2º *Indication cardiaque*. Tonifier le cœur. La digitale ne doit être donnée qu'avec circonspection (elle ralentit le pouls). Préférer la caféine, la spartéine ;

3º *Indication cérébro-bulbaire*. Combattre l'ischémie bulbaire. Proscrire tout médicament vaso-constricteur (bromure, ergot). Provoquer la vaso-dilatation par les iodures et la trinitrine. Repos absolu. En cas de syncope, mettre le malade la tête très basse ;

4º *Indications tirées des symptômes associés*. Contre les accidents urémiques : régime lacté.

Poux.

— Besnier. —

1º Pulvériser dans les cheveux avec un soufflet :

> Poudre de pyrèthre . . . . ⎱ à parties égales.
> Soufre précipité. . . . . . ⎰

2º Pulvériser, avec l'appareil de Richardson, de l'eau chaude contenant 10 0/0 de liqueur de Van Swieten.

3º Démêler les cheveux, sans les couper.

4º Savonner la tête à l'eau chaude et au savon et peigner.

Pour faire disparaître les lentes : pulvériser

> Liqueur de Van Swieten. . ⎱ ââ 2 cuillerées à
> Vinaigre fort . . . . ⎰ bouche.
> Eau chaude. . . . . 1 verre.

Peignage soigné.

— Brocq. —

Contre les poux du pubis.

> Sublimé . . . . 1 gr.
> Vinaigre. . . . . 300 gr.

Pour lotions : on obtient ainsi la mort des poux et le détachement des lentes.

— C. Paul. —

Tête. — Couper les cheveux. Lotions avec eau sulfureuse.

Corps. — Bains sulfureux ou mercuriels. Poudre de staphysaigre. Désinfection des vêtements.

Pubis. — Onctions mercurielles ou lotions avec du pétrole, ou avec :

> Sublimé. . . . . 1 gr.
> Alcool. . . . . Q. s.
> Eau. . . . . 100 gr.

— Vidal. —

Poux de la tête. — Le premier jour, faire une friction sur tout le cuir chevelu avec de l'*onguent napolitain*. Le lendemain faire un lavage avec de l'eau savonneuse. Le surlendemain appliquer :

    Extrait fluide de Panama . . . 5 gr.
    Huile de cade . . . . 25 gr.
    Glycérolé d'amidon. . . . . . 25 gr.

Poux du pubis. — Frictions quotidiennes ou biquotidiennes avec :

    Bichlorure de mercure . . . . 1 gr.
    Eau de Cologne. . . . . . . 100 gr.

On en met une cuillerée à bouche dans 200 gr. d'eau tiède.

Procidence du cordon.

— Varnier. —

S'il s'agit d'un siège, pratiquer l'extraction manuelle rapide. S'il y a une présentation de l'épaule, version par manœuvres internes en repoussant le cordon avant d'aller chercher le pied.

Si la tête reste élevée et mobile, la version est préférable au forceps. Si la tête est engagée : forceps en faisant attention à ne pas pincer le cordon entre les cuillers et la tête.

Quand la poche est *rompue,* faire la rétropulsion manuelle, en introduisant toute la main dans le vagin. Si la procidence siège dans la moitié gauche du bassin, se servir de la main droite ; si elle siège à droite, de la main gauche.

Procidence des membres pendant le travail.

— Varnier. —

Faire la rétropulsion chaque fois que, la tête étant mobile au-dessus ou au niveau du détroit supérieur, la dilatation du col est incomplète ou que, l'orifice étant complètement dilaté et la tête non engagée, l'intérêt de la mère ou de l'enfant n'exige pas une terminaison immédiate.

Si la tête est très engagée : forceps. Si la rétropulsion manuelle a échoué, s'il y a plusieurs membres procidents avec le cordon, si, malgré la réduction, l'engagement ne se fait pas : version en mettant un lacs sur la ou les extrémités procidentes avant de faire l'évolution du fœtus.

Si la tête et les membres sont tellement enclavés qu'on ne peut faire la version, ni appliquer le forceps : crâniotomie et céphalotripsie. Faire cette opération d'emblée si, le fœtus étant mort, il faut intervenir.

Prolapsus utérin.

— Pozzi. —

Dans le prolapsus génital complet, on peut être obligé d'avoir recours à l'hystérectomie vaginale, accompagnée d'une colpectomie et d'une périnéorrhaphie. Si la malade a dépassé la ménopause, on peut faire l'amputation de la portion sus-vaginale du col qu'on peut combiner avec la colpectomie et la périnéorrhaphie.

Prosopalgie. (Voir *Névralgie faciale*.)

Prostate (affections de la).

— Guyon. —

Hygiène. — Éviter les refroidissements, les écarts de régime, les excès de boissons, même non excitantes. Ne pas retenir les urines ; éviter le décubitus prolongé, la constipation. Pour la combattre, éviter les purgatifs qui, comme l'aloès, congestionnent les organes abdominaux. Préférer les lavements.

Frictions générales, massages, exercice. Bain d'un quart d'heure. Narcotiques : belladone, opium. Iodures.

Traitement chirurgical. — Quand la vessie se vide mal, procéder à son évacuation. Celle-ci réussira d'autant mieux que les voies digestives seront en bon état. L'évacuation de la vessie doit être lente et progressive, jamais il ne faut la vider d'emblée. Ce n'est qu'au bout d'une dizaine de jours qu'on peut faire l'évacuation complète. Au début, on n'enlève que le tiers du contenu de la vessie.

Antisepsie rigoureuse. Remplacer une partie de l'urine évacuée par une petite quantité de solution boriquée à 4 0/0. Le cathétérisme sera renouvelé six à huit fois dans les 24 heures. Se servir d'une sonde en caoutchouc vulcanisé. Si on éprouve trop de difficulté à pénétrer dans la vessie, faire une ponction capillaire aspiratrice. Si on craint de ne pouvoir pas pénétrer de nouveau, mettre une sonde à demeure, du calibre 18 au maximum. Elle doit rester à l'entrée de la vessie, ne pas être recourbée sur elle-même. La verge sera relevée sur l'abdomen. Mais le cathétérisme est toujours préférable.

Prostatite.

— Guyon. —

1º Repos au lit ;
2º Matin et soir, un lavement avec de l'eau de graine de lin épaisse. Une fois ce lavement rendu, introduire un suppositoire :

>   Onguent napolitain. . . . . .   0 gr. 25
>   Extrait de belladone . . . . .   0 gr. 02
>   Beurre de cacao . . . .   3 gr.

Pour un suppositoire.

3º Vider la vessie avec une sonde en caoutchouc, s'il y a rétention d'urine.

— Reclus. —

Lavements avec de l'eau à 55º. Le liquide doit remplir l'ampoule rectale dans ses deux tiers inférieurs.

Prostatite aiguë et suppurée.

— Bouilly. —

Au début : antiphlogistiques et calmants. Grands bains, applications émollientes. Suppositoires calmants. Sangsues. Combattre la rétention d'urine par le cathétérisme avec une sonde molle.

Dès qu'un abcès est constaté, l'ouvrir. Si l'abcès a tendance à se montrer à la région périnéale, l'ouvrir en ce point par une large incision transversale, comme pour le premier temps de la taille prérectale.

— Routier. —

Purger le malade la veille, donner un grand lavement deux heures avant l'opération. Faire l'anesthésie. Mettre le malade dans le décubitus latéral droit, la cuisse droite étendue, la gauche fléchie, la fesse gauche relevée.

On introduit le spéculum de Trélat. Chercher le point le plus gros. S'assurer qu'il n'existe pas, à ce niveau, de battements artériels. Inciser sur une étendue de 2 à 3 centimètres. Le pus évacué, laver la cavité et tamponner avec de la gaze iodoformée.

— Tillaux. —

Si l'abcès fait saillie dans le *rectum*, on l'ouvre en ce point. On fait prendre d'abord un lavement avec de l'eau boriquée. Puis, avec l'index gauche, on va reconnaître le point où siège la fluctuation. On sent souvent de grosses artères battre sous le doigt. Il faut les éviter avec soin. On porte ensuite à plat sur l'index gauche un bistouri entouré jusqu'à un centimètre de sa pointe d'une bande de diachylon et on l'enfonce dans l'abcès. Pas de traitement consécutif spécial.

Si le foyer s'est vidé dans le *rectum* et dans *l'urèthre*, il faut placer dans la vessie une sonde à demeure.

Prostatite chronique.

— BOUILLY. —

Traitement général. Hydrothérapie. Coït autorisé à intervalles éloignés. Révulsion locale avec des badigeonnages de teinture d'iode sur le périnée. Bains de siège très chauds et très courts.

Instillation d'une solution de nitrate d'argent au 1/50 portée dans la région prostatique.

Prostatite tuberculeuse.

— GUYON. —

Créosote pure	} àà 5 centigr.
Cynoglosse	
Iodoforme.	1 centigr.
Arséniate de soude	1 milligr.

Pour 1 pilule. — 2 au repas, deux fois par jour.
Lait sucré avec du sirop de buchu.

Extrait thébaïque	3 centigr.
— de belladone.	2 centigr.
Beurre de cacao.	3 gr.

Pour un suppositoire à introduire le soir.

— TILLAUX. —

En général, il est inutile d'intervenir chirurgicalement dans les abcès tuberculeux de la prostate. Cependant si les poumons sont sains ou à peu près, s'il existe au périnée des fistules qui, par leur suppuration, épuisent le malade, on peut pénétrer dans le foyer et le nettoyer.

Prurigo.

— GAUCHER. —

Lotions avec :

Hydrate de chloral	3 gr.
Alcool	20 gr.
Eau	130 gr.

Ou bien :

 Acide phénique cristallisé. . . 2 gr.
 Alcool . . . . 10 gr.
 Glycérine. . . . . 20 gr.
 Eau . . . . 200 gr.

Ou bien :

 Sublimé. . . . . 0,10 à 0 gr. 25
 Eau de laurier-cerise. . . . . 10 gr.
 Eau distillée. . . . . 240 gr.

— E. Besnier. —

Tous les soirs, faire, sur tout le corps, une lotion avec de l'eau chaude contenant, pour un bol, une cuillerée de :

 Acide phénique . . . . 5 gr.
 Vinaigre aromatique du Codex. 250 gr.

Mettre ensuite :

 Salicylate de bismuth. . . . . 10 gr.
 Amidon . . . . 90 gr.

— Thibierge. —

 Oxyde de zinc. . . . . 100 gr.
 Gélatine en plaques. . . . . . 150 gr.
 Grénétine. . . . . 100 gr.
 Solution aqueuse contenant 1 gr.
  de phénosalyle . . . . .
 Glycérine. . . . . } ââ 300 gr.

Etendre cette colle, sur la peau, avec un pinceau. Laisser le pansement pendant une semaine.

Prurigo d'Hebra. (Voir *Lichen agrius*.)

Prurit anal.

— Brocq. —

1º Régime alimentaire sévère ;
2º Régulariser les garde-robes. N'aller au cabinet qu'a-

près avoir enduit l'anus et le pourtour avec de la vaseline ;

3º Lotionner, matin et soir, les points douloureux avec de la décoction de feuilles de coca aussi chaude que possible, additionnée d'une solution glycérinée d'acide phénique ;

4º Tenir l'anus constamment poudré avec :

> Oxyde de zinc . . . . } ââ 200 gr.
> Poudre de talc . . . .

5º Tous les trois jours, badigeonner le pourtour de l'anus avec une solution de nitrate d'argent au 20º ;

6º En cas de crises trop fortes, prendre, au dîner et en se couchant, 0 gr. 50 d'antipyrine ;

7º Douches sédatives chaudes. Électricité statique.

Prurit sénile.

— E. BESNIER. —

Bains amidonnés.

Tous les soirs, lotions avec eau à 40º additionnée de 2 cuillerées à bouche de :

> Acide phénique . . . . 4 gr.
> Vinaigre aromatique . . . . . 200 gr.

Saupoudrer ensuite avec :

> Salicylate de bismuth . . . . . 20 gr.
> Amidon . . . . 90 gr.

Prurit vulvaire.

— TARNIER. —

> Bichlorure de mercure . . . . 2 gr.
> Alcool . . . . 10 gr.
> Eau de roses . . . . 40 gr.
> Eau distillée . . . . 450 gr.

En lotions matin et soir. On fait d'abord un lavage avec de l'eau tiède ordinaire, puis, après avoir essuyé les parties avec un linge fin, la malade imbibe une éponge fine avec quelques grammes de la solution et la promène rapidement sur toute la surface des organes qui sont le siège des démangeaisons.

Psoriasis.

— E. Besnier. —

Naphtol β	10 gr.
Axonge	90 gr.

Pour onctions.

Acide salicylique	} ââ 6 gr.
— pyrogallique	
Alcool et éther	Q. s. pour liquéfier.

Pour mettre sur les plaques.

Décaper la plaque psoriasique par des bains ou des frictions. La badigeonner énergiquement avec un pinceau trempé dans une solution d'*acide chrysophanique* dans le chloroforme à 15 0/0. La recouvrir avec :

Gutta-percha	10 gr.
Chloroforme	80 gr.

Dans le psoriasis buccal :

Beurre de cacao	10 gr.
Iodoforme	1 gr.

— Gombault. —

Ergotine	} ââ 3 gr.
Protochlorure de mercure	
Axonge lavée	36 gr.

Pour faire, 2 fois par jour, des frictions sur les parties malades.

Sirop avec bicarbonate et acétate de soude ââ 8 gr. pour 500 gr. de sirop composé d'extraits concentrés de : salsepareille, squine, sassafras, gentiane, aristoloche.

Ajouter : rhubarbe 1/5, séné et jalap ââ 1/12.

Prendre 50 à 100 gr. de ce sirop par jour en 3 ou 4 fois.

— Mauriac. —

> Huile de cade . . . .) ââ 2 gr.
> Onguent napolitain . . . .)
> Vaseline . . . . 30 gr.

Contre le psoriasis syphilitique palmaire.

— J. Simon. —

> Arséniate de soude . . . . . . 5 centigr.
> Eau distillée . . . . 300 gr.

Une cuillerée à café, 2 fois par jour aux repas, pour les enfants âgés de plus de 2 ans. Indiqué dans le psoriasis chronique.

Ptérygion.

— Tillaux. —

Disséquer très complètement le ptérygion et les tissus sous-jacents jusqu'à la sclérotique et l'exciser.

Purgatifs.

— Audhoui. —

> Poudre de séné. . . . . 16 gr.
> — de feuilles d'oranger. . 12 gr.
> — d'anis . . . .)
> Magnésie calcinée . . . . .) ââ 4 gr.
> Sucre. . . . .)
> Essence de menthe . . . . . . Q. s.

Une à deux cuillerées à café dans un peu d'eau, le soir en se couchant.

Ou bien :

> Poudre d'aloès . . . . . .) ââ 2 gr.
> Crème de tartre. . . . . .)
> Savon amygdalin. . . . . . . 4 gr.
> Poudre de gomme arabique. . 2 gr.
> Sirop . . . . V gouttes.

Pour 100 pilules. 1 à 2 aux repas.

— Empis. —

Aloès	2 gr.
Calomel	0 gr. 20.

Pour 20 pilules. 1 à 2 par jour.

— Huchard. —

Extrait aqueux d'ergot de seigle.	4 gr.
Poudre de scille	3 gr.
Calomel	2 gr.
Poudre de digitale	1 gr.

Pour 40 pilules. — 3 à 4 par jour pendant 3 ou 4 jours. Dans les affections du cœur compliquées de congestion hépatique.

Sulfate de potasse	
Crème de tartre	ââ 6 gr.
Nitrate de potasse	
Poudre de feuilles de digitale.	1 gr.

En 20 paquets. 1 à 3 par jour. Mêmes indications.

Digitale	
Scille	ââ 5 gr.
Scammonée	
Sirop de gomme	Q. s.

Pour 100 pilules. 2 à 6 par jour. Mêmes indications.

Poudre de follicules de séné passés à l'alcool	ââ 6 gr.
Soufre sublimé	
Poudre d'anis	ââ 3 gr.
— de fenouil	
Crème de tartre pulvérisé	2 gr.
Poudre de réglisse	8 gr.
Sucre en poudre	25 gr.

De une cuillerée à dessert à une cuillerée à soupe dans un demi-verre d'eau.

Tous les 2 ou 3 jours, 1 à 2 pilules de :

Aloès.	4 gr.
Résine de jalap	1 gr.
Extrait de belladone.	0 gr. 20
Huile essentielle d'anis	Q. s.

Pour 24 pilules.

Lavements purgatifs.

Sulfate de soude	30 gr.
Miel de mercuriale	20 gr.
Infusion de séné	200 gr.

Ou bien :

Feuilles de séné	8 gr.
Jalap en poudre	4 gr.
Diaphœnix	āā 30 gr.
Sirop de nerprun	
Eau bouillante	500 gr.

Cachets.

Magnésie anglaise.	25 gr.
Crème de tartre.	13 gr.
Bicarbonate de soude	2 gr.
Oléo-saccharure d'anis	1 gr.

Pour 40 cachets. Un au début du repas.

Ou bien :

Magnésie calcinée.	āā 10 gr.
Fleur de soufre	

En 20 cachets. Un cachet tous les jours.

— C. Paul. —

Podophyllin	0 gr. 03
Poudre de gingembre	0 gr. 03
Miel.	Q. s.

Pour 1 pilule.

Purgatifs chez les enfants.

— LE GENDRE. —

Magnésie calcinée : une demi-cuillerée à deux cuillerées à café, le soir, dans de l'eau sucrée.

Citrate de magnésie.	10 à 30 gr.
Sirop de cerises.	30 à 50 gr.
L'au.	120 gr.

Acide tartrique . . . . . . ⎫	ââ 10 à 30 gr.
Bicarbonate de soude . . . ⎭	
Sirop de limons	60 gr.
Eau.	Q. s.

Tartrate de potasse et de soude.	5 à 20 gr.
Phosphate de soude	15 à 30 gr.
Sirop de limons	30 gr.
Décoction d'orge.	120 gr.

Une cuillerée à café, dans un peu d'eau, avant les repas, de :

Crème de tartre . . . . . . ⎫	
Magnésie calcinée . . . . . ⎬	ââ 10 gr.
Soufre précipité. . . . . . ⎭	
Sulfate de magnésie.	10 à 30 gr.
Sirop.	30 gr.
Infusion de café.	100 gr.
Sulfate de soude	10 à 30 gr.
Sirop de menthe	30 gr.
Eau.	120 gr.

Huile d'amandes douces seule ou avec un quart, un tiers ou parties égales d'huile de ricin (chez les nouveau-nés).

Calomel :

0 gr. 05	jusqu'à	6 mois
0 gr. 10	—	1 an
0 gr. 15 à 0 gr. 20	—	18 mois.
0 gr. 30 à 0 gr. 50	de	2 ans à 5 ans.

Huile de ricin :

 4 gr.   de 6 mois à 2 ans.
 4 gr. à 8 gr. de 2 ans à 4 —
 8 gr. à 10 gr. — 4 — à 8 —
 10 gr. à 20 gr. — 8 — à 12 —

Dans du lait chaud, bouillon aux herbes, café noir, jus d'oranges, sirop groseilles, émulsion d'amande.

Manne :

 De 3 à 10 ans . . . . 10 à 30 gr.

— J. Simon. —

 Sulfate de soude . . . . 15 gr.
 Follicules de séné . . . . 5 gr.
 Miel de mercuriale . . . . 30 gr.

Pour un lavement. Chez les enfants.

Purpura.

— Descroizilles. —

Chez l'enfant.

 Eau-de-vie . . . . 10 gr.
 Jus de citron . . . . 30 gr.
 Eau de mélisse . . . . 1 gr.
 Sirop de quinquina . . . . 60 gr.

Par cuillerées à café.

Purpura hémorrhagique infectieux.

— Rendu. —

S'opposer à l'infection du sang, combattre la tendance à la diffusion hémorrhagique. Sulfate de quinine, 1 gr. par jour. — Opium à haute dose (0 gr. 15). Astringents, acides.

Purpura infectieux secondaire.

— E. Besnier. —

Mettre les membres dans l'élévation et faire une compression modérée.

— Vidal. —

Appliquer des compresses de tarlatane imbibées de :

  Chlorhydrate d'ammoniaque . . . 1 à 2 gr.
  Eau distillée. . . . . 100 gr.

Pustule maligne.

— Verneuil. —

  Teinture d'iode . . . . 1 gr.
  Eau. . . . . 200 gr.

Pour injections sous-cutanées faites autour de la pustule. 10 gouttes par injection.

Pyélite aiguë.

— Dreyfus-Brisac. —

Contre la congestion inflammatoire du bassinet : émissions sanguines, ventouses, sangsues. Révulsion cutanée, teinture d'iode, pointes de feu. Révulsion intestinale. Donner 2 à 3 cachets, à une heure d'intervalle, de :

  Scammonée. . . . . ⎫
  Calomel. . . . . ⎬ ââ 0 gr. 25

Régime lacté.

Contre les symptômes généraux : *sulfate de quinine*, 0 g. 75 en 3 cachets ; *alcool*, 30 à 40 grammes.

Contre la douleur : applications locales opiacées et belladonées. A l'intérieur : extrait d'opium. Suppositoire avec :

  Extrait de belladone. . . . 20 centigr.
  — d'opium . . . . . . 1 centigr.

Pyélite chronique.

— DREYFUS-BRISAC. —

Prendre, avant le repas, 2 à 4 pilules par jour de :

    Acide benzoïque . . . . 0 gr. 20
    Thériaque . . . . 0 gr. 10

Si cette médication fatigue l'estomac, prendre, 3 heures après les repas, dans une tasse d'infusion de buchu une cuillerée à soupe de :

    Benzoate de soude . . . . . . 4 gr.
    Sirop framboises. . . . . 30 gr.
    Eau de tilleul . . . . 90 gr.

Ou bien prendre toutes les 8 heures, avec une tasse d'infusion de busserole sucrée avec du sirop de baume du Canada, une pilule de :

    Térébenthine de Venise . . } ââ 6 gr.
    Camphre porphyrisé. . . .
    Extrait d'opium. . . . . 0 gr. 25
    Extrait de racines d'aconit. . . 0 gr. 20

Pour 60 pilules.

R

Rachitisme.

— Descroizilles. —

Iodure de potassium	. . . . .	4 gr.
Sirop d'écorces d'oranges amères	. . . .	āā 100 gr.
Eau de tilleul	. . . . . .	

2 à 8 cuillerées à café par jour.

Ou bien :

Teinture d'iode	. . . .	1 gr.
Sirop de gentiane	. . . . . .	100 gr.

2 à 10 cuillerées à café par jour.

Ou bien :

Phosphate de chaux	. . . . .	5 gr.
Carbonate de soude	. . . . .	10 gr.
Sucre de lait	. . . .	15 gr.

En 30 paquets. 2 à 4 par jour.

Rein flottant.

— Guyon. —

Quand les douleurs sont très vives, on est autorisé à extirper le rein mobile. La néphrorrhaphie a l'inconvénient d'exposer à la récidive.

— Mathieu. —

Repos horizontal prolongé pendant la période menstruelle. Sangle abdominale de Glénard. Contre la névropathie : *hydrothérapie, calmants.*

Néphropexie. Contre-indications : lésion du rein ou d'un autre viscère abdominal, entéroptose généralisée, faiblesse marquée, tendance à la cachexie.

Rétention d'urine.

— Guyon. —

Dans la *rétention incomplète*, s'attaquer aux rétrécissements et procéder, suivant les indications des cas particuliers, soit à l'uréthrotomie interne, soit à la dilatation. Si on prend ce dernier parti, recourir en même temps à un traitement antiphlogistique mesuré et veiller attentivement à la liberté de l'intestin.

Dans la rétention complète, ce n'est pas le rétrécissement même qu'il convient de combattre tout d'abord, mais le travail congestif.

Traitement médical. — Dans les rétentions de cause uréthrale récente : opium, bains, cataplasmes, lavements simples, laudanisés ou évacuateurs quand l'intestin n'est pas libre. Sangsues, chez les individus vigoureux.

Traitement chirurgical. — *Deux cas* : le rétrécissement est relativement large ou véritablement étroit. Si le rétrécissement a été franchi par un explorateur de 3 millimètres de diamètre ou au-dessus, on peut très utilement faire usage de la sonde. Si l'explorateur a fait mesurer 2 millimètres de diamètre et, à plus forte raison, s'il n'a pu franchir le rétrécissement, ce serait une faute de chercher à obtenir l'évacuation par la sonde.

Quand on peut utiliser les sondes, on détermine leur calibre en tenant compte du volume de l'olive de l'explorateur. On peut choisir une sonde de même volume que cette olive. Se servir de sondes coniques olivaires. Ne pas laisser la sonde à demeure.

Si le rétrécissement est étroit, on se sert d'une *bougie*.

L'urine s'écoule le long de l'instrument. On prend des bougies nos 3, 4, 5 et 6.

On peut parfois aussi recourir au *cathétérisme appuyé*. Il doit être fait avec douceur : une légère pression au niveau du rétrécissement est nécessaire, mais il ne faut pas user de la moindre force. Il convient souvent de prolonger la pression ou de la répéter séance tenante. Les instruments olivaires cylindriques et, mieux, les bougies de cire conviennent pour exécuter la manœuvre.

Si la bougie laissée en place ne permet pas l'écoulement de l'urine, il faut recourir à l'uréthrotomie interne. Si la bougie à demeure rétablit le cours de l'urine, l'indication de l'uréthrotomie ne peut se poser d'une façon immédiate, à moins de complications particulières.

Quand la rétention d'urine s'accompagne d'*infiltration*, il ne faut pas sonder, mais *inciser*. (Voir *Infiltration d'urine*.)

Rétention d'urine chez les prostatiques. — Si l'olive exploratrice a pénétré sans rencontrer d'obstacle, sans subir de déviation appréciable, on réussit avec toute espèce d'instrument, mais toujours mieux avec les sondes non rigides. Si l'olive n'a pénétré qu'après avoir rencontré un obstacle, si surtout elle a été complètement arrêtée, c'est aux instruments courbes coudés ou bicoudés, quelquefois armés de mandrins, qu'il faut avoir recours. La sonde en caoutchouc vulcanisé est excellente dans les cas simples.

Choisir les sondes nos 14 et 17. Mettre le malade dans la position horizontale. Répéter le cathétérisme à intervalles réguliers quand on peut le pratiquer *facilement*. Quand les premières manœuvres ont été mal conduites ou malheureuses, le cathétérisme répété doit être abandonné et il faut employer la *sonde à demeure*. Il en est de même quand le passage de l'instrument détermine un saignement abondant.

En même temps recourir aux injections émollientes, antiseptiques, à l'acide benzoïque, aux balsamiques.

En cas d'impossibilité de passer un instrument, recourir à la *ponction sus-pubienne* avec l'appareil Dieulafoy et une *aiguille fine*.

Rétention d'urine de cause traumatique. — Dans les cas *légers*, la miction est possible et non douloureuse, la guérison est la règle et le traitement chirurgical n'est pas indiqué primitivement. Repos complet, tisanes délayantes, cataplasmes. Recourir de bonne heure au cathétérisme progressif pour empêcher la rétraction de la cicatrice.

Dans les cas *moyens*, la miction est difficile et douloureuse. L'écoulement sanguin par le méat persiste en dehors des mictions. Si le cathétérisme est facile, on le répète 3 ou 4 fois dans les 24 heures ; s'il est difficile, on laisse une sonde à demeure pendant 2 à 3 jours. Ces cas se transforment souvent en cas graves.

Dans les cas *graves*, la rétention d'urine est complète. On peut alors avoir recours à : 1º cathétérisme ; 2º ponction de la vessie ; 3º ponction périnéale simple ; 4º incision périnéale avec recherche immédiate du bout postérieur et application de la sonde à demeure.

C'est à ce dernier procédé qu'il faut recourir. Faire sur la ligne médiane une longue incision dépassant les limites de la tumeur. Couper couche par couche la peau, le tissu cellulaire et l'aponévrose. Enlever les caillots et mettre l'urèthre à nu. A ce moment, introduire une sonde par le bout antérieur ; quand son bec arrive au niveau de la rupture uréthrale, le soutenir avec l'index et, en poussant doucement l'instrument, on le voit s'engager dans le bout postérieur. Ne pas prolonger le séjour de la sonde au delà de 4 à 5 jours. Pratiquer ensuite le cathétérisme dilatateur quotidien.

Rétraction de l'aponévrose palmaire.

— Bouilly. —

Tailler et disséquer par sa face profonde un lambeau de peau triangulaire dont la base correspond au sillon qui sépare le doigt fléchi du creux de la main et dont le sommet se termine au niveau du point le plus élevé de la paume de la main qui se trouve distendu quand le doigt est dans une extension complète. Sectionner successivement tous les tractus fibreux qui empêchent le redressement du doigt jusqu'à ce qu'on obtienne une extension complète. Le doigt sera immobilisé pendant longtemps dans l'extension.

Rétrécissement du bassin.

— Pajot. —

Dans un bassin normal, la distance du sommet de la symphyse du pubis à la première apophyse épineuse du sacrum est de 10 centimètres. Celle de l'épine iliaque supérieure à l'épine opposée est de 24 centimètres.

Si le bassin vicié a son plus petit diamètre de 9 centimètres et demi au moins : attendre tant qu'il n'y a pas de péril pour l'enfant et que les contractions se maintiennent. Dans le cas contraire, *forceps*. S'il y a présentation du tronc, version pelvienne.

Si le bassin a 9 centimètres et demi au plus et 8 au moins : si l'enfant vit, attendre quelques heures, puis forceps. Si on échoue, après une seconde tentative, céphalotripsie. On fera celle-ci si l'enfant a succombé. Ou bien accouchement prématuré à 7 mois et demi, 8 mois.

Si le bassin a 8 centimètres au plus et 6 et demi au moins : céphalotripsie. Accouchement prématuré à 7 mois et demi, 8 mois.

Au-dessous de 6 centimètres et demi : céphalotripsie répétée sans tractions. Opération de Porro. Avortement provoqué.

Rétrécissement de l'œsophage.

— Bouchard. —

Faire la dilatation avec des sondes cylindriques terminées par un bout mince et flexible et graduées par tiers de millimètre. La plus grosse a deux centimètres d'épaisseur.

— Verneuil. —

Faire la *dilatation progressive sur conducteur* en glissant, sur une tige mince préalablement introduite dans le rétrécissement, une boule dilatatrice percée d'un trou qui laisse passer la tige conductrice.

Rétrécissement du rectum.

— Duplay. —

Dilatation lente avec des bougies. La *rectotomie linéaire postérieure* doit être complétée par la dilatation consécutive. L'*ablation* permet la cure radicale, quand on peut enlever tout le rétrécissement, en conservant le sphincter et en suturant à la partie inférieure le rectum abaissé.

— Peyrot. —

Au début, faciliter l'évacuation des matières par les laxatifs et les lavements (ceux-ci sont dangereux quand le rétrécissement siège un peu bas).

Si le rétrécissement laisse passer une bougie, faire la dilatation lente avec des bougies. Reprendre chaque jour un ou deux numéros au-dessous de celui qu'on avait pris la veille.

La *divulsion* n'est indiquée que dans les rétrécissements voisins de l'anus. La *rectotomie* est préférable.

— Tillaux. —

Si le rétrécissement est *valvulaire*, après avoir ou non endormi le malade et lavé l'intestin avec la liqueur de Van Swieten, l'index gauche est introduit jusqu'au rétrécissement. Puis, avec un bistouri boutonné guidé par le doigt, on divise la valvule jusqu'à sa base. On fait une incision semblable du côté opposé. Le rectum est bourré avec de la gaze iodoformée qu'on laisse en place le plus longtemps possible. On fait ensuite la dilatation avec des bougies graduées.

Si le rétrécissement est *cylindrique*, on fait une incision de l'anus au coccyx. On divise couche par couche jusqu'à ce qu'on ait dépassé le rétrécissement. On introduit alors dans le rétrécissement une sonde cannelée qui, une fois arrivée au-dessus du rétrécissement, est basculée et tend les tissus. On fend ensuite les parties sur la sonde. Tamponnement avec de la gaze iodoformée.

Les rétrécissements *syphilitiques* abandonnés à eux-mêmes ne guérissent jamais. Le traitement médical a peu d'action sur eux. Pour les opérer, il faut dilater avec le spéculum, faire des débridements multiples, enlever le mieux possible les granulations, sans toutefois produire des lésions trop profondes. On introduit ensuite dans le rectum une grosse mèche de gaze iodoformée qu'on laisse en place deux ou trois jours.

Après la guérison de l'opération, le malade doit passer fréquemment des canules en gomme pour maintenir la dilatation.

Rétrécissement de l'urèthre.

— Guyon. —

Les rétrécissements de l'urèthre pour lesquels on a épuisé vainement tous les moyens de cathétérisme sont justiciables de l'*uréthrotomie externe*.

— Tillaux. —

Toutes les fois que, par la dilatation simple, on ne peut réussir à rendre au canal son calibre normal (7 à 8 millimètres), l'*uréthrotomie interne* est indiquée.
(Voir *Rétention d'urine*.)

Rétrodéviations utérines.

— Le Dentu. —

Le *redressement* avec l'hystéromètre ne peut rien contre les déviations par relâchement des ligaments.

Les *tiges métalliques* utérines sont dangereuses. Le *pessaire* de Dumontpallier est bon dans les cas simples.

Dans les cas sérieux, faire la *ventro-fixation* (incision médiane, fixation de l'utérus à la paroi abdominale avec des fils transversaux) ou la *vagino-fixation*, fixation du col à la paroi antérieure ou postérieure.

Rétroversion de l'utérus gravide.

— TARNIER. —

Repos. Vider la vessie et le rectum. Essayer ensuite de faire la réduction.

La réduction *manuelle* exige souvent le chloroforme. On variera la position de la femme. On introduit 2 ou 4 doigts ou la main entière dans le vagin. On appuie alors sur la face postérieure et le bord de l'utérus qu'on repousse lentement en haut et en avant. On peut opérer aussi par le rectum ou, à la fois, par le rectum et le vagin.

On peut encore mettre la malade dans la position genupectorale. Puis on entr'ouvre la vulve et on introduit un spéculum de Sims de façon à permettre à l'air de pénétrer dans le vagin. L'utérus exécute alors un mouvement de bascule et reprend sa position normale. La réduction instrumentale peut se faire avec le pessaire Gariel.

Si la rétroversion est irréductible, provoquer l'*avortement*. Traiter avec soin les complications, telles que la cystite.

Rhumatisme articulaire aigu.

— BARTH. —

Si le salicylate de soude est contre-indiqué (femmes enceintes, cardiopathies, néphrites chroniques, alcoolisme, athérome artériel) donner trois fois dans la journée un cachet de :

    Sulfate de quinine. . . . . . 0 gr. 25
    Antipyrine. . . . . 0 gr. 50

En même temps, appliquer sur les jointures malades

une série de *vésicatoires*. *Diurétiques*. *Toniques*. Plus tard : *bains de vapeur*.

— Bouchard. —

  Salicylate de soude. . . 5 gr. par jour
  Avec bicarbonate de
   soude. . . . . 10 gr. par jour

Après disparition de la congestion, diminuer la dose progressivement ; ne cesser que six jours après la disparition.

— Chauffard. —

Chez l'adulte : Antipyrine : de 4 à 8 gr. par jour, au maximum. Diète lactée et diurétiques. Si la diaphorèse est surabondante, quelques granules de sulfate neutre d'atropine.

— Huchard. —

Chez l'enfant : dosage du salicylate.

  Au-dessous d'un an. . . . . . 0 gr. 50 à 1 gr.
  Entre 2 et 5 ans . . . . 2 gr.
  Vers 6 ans . . . . 3 gr.
  Entre 6 et 10 ans . . . . 3 à 4 gr.
  Au-dessus de 10 ans. . . . . . 4 et 5 gr.

En *fractionnant* les doses. Le salicylate doit être prescrit au moins une douzaine de jours après la sédation des douleurs.

— A. Robin. —

  Salicylate de soude . . . . . . 2 à 4 gr.
  Sirop de fleurs d'oranger. . . . 30 gr.
  Eau de tilleul. . . . . 120 gr.

par cuillerées à soupe dans les 24 heures.

Prescrire en même temps du lait, de l'infusion de reine des prés.

Contre la douleur : envelopper les articulations d'ouate recouverte d'un taffetas imperméable et imprégnée de :

  Baume tranquille . . . . 40 gr.
  Extrait thébaïque . . . . . ⎫
  Extrait de jusquiame. . . . ⎬ āā 2 gr.
  Extrait de belladone. . . . ⎭
  Chloroforme. . . . . 10 gr.

Contre l'embarras gastrique : 15 gr. de sel de Seignette.

— SEVESTRE. —

Chez l'enfant :

Au-dessous de 6 ans, salicylate de soude. . 2 à 3 gr.
De 6 à 10 ans   —   . . 3 à 4 gr.
Au-dessus de 10 ans   —   . . 4 à 5 gr.

Ne pas trop diviser la dose quotidienne et diminuer la dose progressivement.

Rhumatisme articulaire chronique de l'adulte.

— MARFAN. —

Ichtyol . . . . 0 gr. 10

pour une pilule. — 5 à 6 pilules par jour (aux repas).

Ichtyol . . . . } ââ 15 gr.
Vaseline. . . . .

pour frictions sur les jointures malades.

— A. ROBIN. —

Pendant 1 à 2 mois, iodure de potassium à très petites doses (50 centigr. en 2 fois), données le plus loin possible des repas.

Inhalations d'oxygène.

Sulfate de quinine à doses faibles (20 centigr. en 2 fois aux repas).

Donner chaque jour :

Hypophosphite de strychnine.
—   fer . . . .   } ââ 1 à 2 centigr.
—   magnésie .

Eaux chlorurées sodiques chaudes, sulfureuses chaudes, inertes à haute température.

Traitement électrique. Dans la première période, avant l'atrophie musculaire, courants faradiques sur le rachis et les filets nerveux. Une fois l'atrophie constituée, courants continus au niveau des articulations malades et de la moelle.

Rhumatisme blennorrhagique.

— Balzer. —

Prescrire des *bains* ainsi formulés. Suivant la susceptibilité du malade, ajouter à un bain ordinaire une quantité plus ou moins forte de :

  Émulsion de savon noir. . . . 200 gr.
  Essence de térébenthine. . . . 100 gr.

— E. Besnier. —

Traiter la chaudepisse par les moyens ordinaires. Une fois l'écoulement disparu, prescrire l'iodure de potassium et, si le malade est affaibli, l'arsenic, l'huile de foie de morue.

Sur les articulations malades : ventouses scarifiées, badigeonnages de teinture d'iode, vésicatoires. Immobiliser les articulations.

Rhumatisme chronique des enfants.

— J. Simon. —

1º Immobiliser les articulations.
2º Les couvrir soit de teinture d'iode, soit d'un emplâtre de ciguë.
3º Administrer alternativement l'*iode* et le *colchique*.

Iodure de potassium, 0 gr. 15, ou *sirop d'iodure de fer* (une cuillerée à dessert au milieu du repas, 2 fois par jour) pendant 15 jours.

Pendant 15 autres jours, *teinture de colchique*, 5 à 10 gouttes par jour.

Rhumatisme puerpéral.

— Tarnier. —

Faire le traitement aussitôt que possible : antiphlogistiques, révulsifs (teinture d'iode, vésicatoires, cautérisations). Douches chaudes. Immobiliser le membre malade dans la

Rhumatisme spinal.

— Rendu. —

Au début, ventouses scarifiées sur le trajet de la colonne vertébrale. Salicylate de soude à hautes doses (6 à 10 gr.). Contre la douleur, injections de morphine.

Rigidité du col pendant l'accouchement.

— Maygrier. —

Rigidité spasmodique : chloral, chloroforme, morphine.

Rigidité anatomique : anesthésiques, ballon de Champetier de Ribes, *écarteur de Tarnier*, dilatation, digitale.

Rigidité incoercible : incisions petites et multipliées sur les côtés, légèrement en avant, basiotripsie. Dans quelques cas rares, opération césarienne.

— Varnier. —

Quand le travail de dilatation n'est que ralenti, expectation, injections chaudes. Si la dilatation ne se fait pas, quand la partie fœtale est élevée, introduire dans l'utérus le ballon de Champetier de Ribes. Si la tête est très engagée, recourir au dilatateur de Tarnier.

Rougeole.

— Descroizilles. —

Si la toux est trop fréquente :

Extrait de jusquiame.	0 gr. 10
Huile d'amandes douces.	4 gr.
Julep gommeux.	80 gr.

Par cuillerées à café.

Ou bien :

Alcoolature d'aconit.	0 gr. 25
Extrait de belladone	0 gr. 01
Sirop de guimauve.	5 gr.
Sirop de capillaire.	8 gr.
Eau de fleurs d'oranger.	30 gr.

Par cuillerées à café.

Rupture du ligament rotulien.

— Tillaux. —

Mettre le membre dans l'extension. L'immobiliser dans une gouttière pendant 60 jours, jusqu'à ce que le blessé puisse soulever le talon au-dessus du lit.

Rupture musculaire.

— Duplay. —

Partielle avec hématome. — Repos absolu du muscle mis dans le relâchement. Au début, applications émollientes. Plus tard, si la résorption est trop lente, révulsifs, compression. Pour le membre inférieur, éviter le massage, par crainte des embolies.

Rupture du tendon d'Achille.

— Tillaux. —

Laisser le membre dans l'attitude normale. L'immobiliser dans un appareil plâtré ou silicaté. Repos pendant un mois au moins.

Rupture de l'urèthre.

— Tillaux. —

Si on ne peut introduire une sonde dans le bout postérieur de l'urèthre, après l'incision périnéale, il faut renoncer à des tentatives infructueuses. Il n'y a aucun inconvénient à laisser le sujet sans sonde, l'urine s'écoulant par la plaie. Au bout de 6 à 8 jours, on met le blessé dans la position de la taille et on lui recommande d'uriner. On voit alors nettement le liquide sortir par le bout postérieur. On y fait pénétrer facilement une sonde introduite par le bout antérieur. Elle est laissée à demeure pendant une huitaine de jours. Elle doit avoir le plus gros calibre possible.

(Voir *Rétention d'urine.*)

Rupture de la vessie.

— BOUILLY. —

Pour les ruptures extra-péritonéales, voir *Plaies de la vessie.*

Pour les ruptures intra-péritonéales, faire d'emblée la laparotomie. Suture partielle de la plaie vésicale et tube à demeure en siphon, si la déchirure est grande. Suture totale, si elle est petite.

S

Salivation mercurielle.

— AUDHOUI. —

Suspendre le traitement mercuriel. Astringents. Chlorate de potasse.

— PANAS. —

    Tanin. . . . . 2 gr.
    Alun. . . . . 1 gr.
    Essence de menthe . . . . . . Q. S.
    Poudre de cachou. . . . . ⎱ ââ 15 gr.
    — quinquina jaune. ⎰

Comme dentifrice.

Salpingite.

— TILLAUX. —

Extirpation de la tumeur. On fait une incision abdominale plus longue que dans l'ovariotomie. On repousse en haut les intestins qu'on maintient à l'aide d'une éponge. La main introduite dans le bassin va à la recherche de la tumeur et décolle les adhérences en allant d'arrière en avant. Si la trompe se déchire, on enlève soigneusement les débris. On pédiculise la tumeur du côté de la corne utérine du même côté. On fait une ligature à la base et on réséque. Si du liquide tombe dans le petit bassin, on lave la cavité avec de l'eau bouillie et tiède.

— LABADIE-LAGRAVE. —

Deux indications à remplir : 1° ouvrir une large voie d'écoulement à la collection retenue dans les trompes ; 2° modifier les congestions du petit bassin, afin d'amener la résolution de la cellulite pelvienne et de ses complications.

On fera la *dilatation* de la cavité utérine avec des tiges de laminaire de calibre croissant, qu'on laisse 24 heures en place. Avant de faire cette opération, on fera des injections antiseptiques et le tamponnement vaginal avec la gaze iodoformée. Si la dilatation cause des douleurs ou des envies de vomir, on met la malade au repos et on fait des injections chaudes.

Une fois la dilatation utérine complète obtenue, si on constate des fongosités saignantes ou un écoulement purulent, on fera le *curettage*. On grattera minutieusement les angles de l'utérus. Le grattage fini, injection intra-utérine très chaude et cautérisation avec la teinture d'iode ou la glycérine créosotée. Enfin, tamponnement intra-utérin avec la gaze iodoformée ou salolée.

Si l'utérus est fixé et *immobilisé* par la cellulite pelvienne, on fera le pansement intra-utérin sans abaisser l'utérus.

Les pansements sont faits d'abord tous les 2 jours, puis tous les 4 jours, pendant 2 ou 3 semaines. Quand la collection salpingée diminue et que les douleurs disparaissent, on laisse l'utérus revenir sur lui-même, mais on continue l'antisepsie utérine en introduisant dans l'utérus des crayons de salol ou d'iodoforme qu'on laisse fondre.

Repos absolu pendant tout le traitement. Injections boriquées à 45°, 2 à 3 fois par jour. Révulsion avec des pointes de feu. Grands bains.

La *laparotomie* immédiate n'est indiquée que dans les cas urgents, dans les vastes salpingites suppurées, dans les poussées de pelvi-péritonite que rien n'améliore quand les douleurs sont intolérables.

Scarlatine.

— DESCROIZILLES. —

Carbonate d'ammoniaque . . .	1 gr.
Eau de menthe.	5 gr.
— tilleul.	20 gr.
Sirop.	15 gr.

4 à 6 cuillerées à café par jour.

S'il y a des phénomènes ataxiques, prescrire :

Musc.	1 gr.
Carbonate d'ammoniaque . . .	0 gr. 20
Sirop.	40 gr.
Eau	80 gr.

4 à 6 cuillerées à café par jour.

Sciatique.

— DEBOVE. —

Pulvérisations de *chlorure de méthyle* sur le trajet du nerf sciatique.

— JACCOUD. —

Dans la sciatique récente, repos absolu pour prévenir l'impotence du membre consécutive à la névrite qui succède souvent à la congestion du nerf.

Ventouses scarifiées au-dessus du pli fessier, dans le creux poplité et au mollet.

Injections de morphine en cas de douleurs vives.

Vésicatoires successifs sur le membre, ou bien vésicatoire en forme d'une longue bande recouvrant la face postérieure du membre.

Si la sciatique est d'origine rhumatismale, donner :

Salicylate de soude, 4 à 6 gr. par jour.

Dans les autres cas :
Bromhydrate de quinine, 1 gr. 50 à 2 gr. par jour.
Dans la sciatique *chronique*, si le traitement ci-dessus

a échoué, pulvérisations de chlorure de méthyle. Les employer avec prudence pour éviter les eschares et les ulcérations.

Bains de vapeur simples ou térébenthinés.

— TILLAUX. —

Quand les moyens médicaux ont échoué, on peut faire l'*élongation* du nerf.

Sclérème.

— C. PAUL. —

Activer la circulation. Bains chauds aromatiques sinapisés avec 500 gr. de farine de moutarde pour un grand bain. Frictions excitantes.

Stimulants diffusibles. Massage.

Scorbut.

— C. PAUL. —

Éviter l'humidité. Fruits acides. Légumes verts. Perchlorure de fer contre les hémorrhagies.

Scrofule.

— DESCROIZILLES. —

Arséniate de soude	0 gr. 10
Sirop de quinquina	600 gr.

1 à 5 cuillerées à café par jour.

Ou bien :

Iodure de potassium	āā 2 gr.
Extrait de quinquina	
Sirop antiscorbutique	20 gr.
Infusion de pensée sauvage	30 gr.

— E. Besnier. —

Iodoforme	0 gr. 10
Miel	120 gr.

Une cuillerée à café contient environ 5 milligr. d'iodoforme. De 1 à 2 cuillerées à café par jour aux enfants.

Chez les petits enfants :

Teinture d'iode.

1 goutte par jour dans de la bouillie au lait.

— Le Gendre. —

Donner successivement, pendant quinze jours :
1° 2 pilules chaque jour de :

Iodoforme	0 gr. 60
Extrait de gentiane	Q. s.

pour 30 pilules.
2° Liqueur de Fowler. 4 à 10 gouttes par jour.
3° Deux cuillerées à café de :

Iodure de calcium	6 gr.
Eau de chaux	50 gr.
Eau de menthe	100 gr.

4° Deux cuillerées à soupe de sirop d'iodure de fer.

Trois fois par semaine, un bain de 20 minutes avec :

Bromure de sodium	10 gr.
Chlorure de sodium	500 gr.
Carbonate de soude	100 gr.

5° Si le squelette se développe mal :

Phosphate de soude	ââ 5 à 10 gr.
— potasse	
Sirop de quinquina	200 gr.
Vin de Malaga	800 gr.

Séborrhée.

— BESNIER. —

Quand il y a inflammation eczémateuse du cuir chevelu, mettre :

Soufre . . . . } ââ	2 gr.
Oxyde de zinc	
Vaseline	40 gr.

— BROCQ. —

Acide salicylique	2 gr.
Chlorhydrate de pilocarpine . .	1 gr.
Soufre	12 à 20 gr.
Borate de soude	5 à 10 gr.
Poudre d'amidon	10 gr.
Poudre de talc	70 gr.

Pour poudrer les parties malades.

— HILLAIRET. —

Lotions avec :

Borate de soude	15 à 30 gr.
Ether sulfurique camphré . . .	10 à 30 gr.
Eau	250 gr.

En cas de sécrétion huileuse abondante.

Spasme de la glotte.

— AUDHOUI. —

Rechercher les causes. Débarrasser le pharynx des mucosités qu'il peut contenir. Frictions, sinapismes. Jeter de l'eau froide à la figure. Si l'état convulsif se généralisait, inhalations de chloroforme.

Spermatorrhée.

— TILLAUX. —

Si les pertes sont diurnes et nocturnes et inconscientes, pas de guérison probable.

Traitement tonique, pointes de feu sur la région lombaire. Au besoin, cautérisation de la partie profonde de l'urèthre au niveau des canaux éjaculateurs. Se rappeler que le verumontanum est situé à 3 centimètres environ en avant du col.

Spina-bifida crânien.

— Kirmisson. —

Compression, si elle est bien supportée. Ponction seulement dans la méningocèle et l'hydrencéphalocèle. Ligature dans la méningocèle. Elle est contre-indiquée dans l'hydrencéphalocèle.

Spléno-mégalie.

— Debove. —

Régime lacté. Arséniate de fer. La question d'une intervention chirurgicale peut se poser.

Stomatite aphteuse infectieuse.

— E. Hirtz. —

1º *Indications locales.* — Calmer les douleurs excessives de la période ulcéreuse par l'interposition entre les muqueuses gingivale et bucco-labiale de petits tampons d'ouate hydrophile imbibés d'une solution de :

Salicylate de soude	1 gr.
Chlorhydrate de cocaïne	2 gr.
Eau distillée	100 gr.

Dans la première période : gargarismes, fumigations, émollients. Pendant la période de réparation, gargarismes et bains de bouche légèrement astringents, solution de coaltar saponiné Le Beuf faible.

2º *Indications générales.* — Contre la fièvre, sulfate de

quinine ; contre l'insomnie, injections de morphine. Laxatifs légers. Pratiquer l'antisepsie intestinale avec :

Salicylate de bismuth	āā 2 gr.
Naphtol	

Pour 24 heures.

Laitage, œufs à peine échaudés.

Stomatite de dentition.

— Le Gendre. —

1° Lavages fréquents avec :

Acide borique.	20 gr.
Décoction de racine de guimauve	500 gr.

2° Dans l'intervalle toucher les gencives avec un pinceau imbibé de :

Chlorhydrate de cocaïne	0 gr. 10
Chlorate de soude	1 gr.
Glycérine	āā 10 gr.
Eau	

3° S'il y a de l'insomnie, donner :

Bromure de sodium	1 gr.
Sirop d'althœa	20 gr.
Julep gommeux	40 gr.

Stomatite diabétique.

— A. Robin. —

Antisepsie buccale. Gargarismes avec :

Naphtol β	0 gr. 20
Borate de soude	20 gr.
Eau de menthe	150 gr.
Eau bouillie	Q. s. pour un litre.

Contre l'inflammation des gencives, gargarismes avec :

Acide borique.	
Borate de soude.	ââ 10 gr.
Chlorate de potasse	
Eau de roses	30 gr.
Glycérine.	60 gr.
Teinture d'opium.	2 gr. 40
Décoction de guimauve et tête de pavot	Q. s. pour un litre.

Stomatite mercurielle.

(Voir *Salivation mercurielle*.)

Stomatite ulcéreuse.

— COMBY. —

Chlorate de potasse ou borax .	2 gr.
Miel rosat.	
Glycérine	ââ 10 gr.

Pour collutoire.

— J. SIMON. —

Alcoolature de cochléaria . . .	10 gr.
Teinture de quinquina	8 gr.
— cachou.	4 gr.
— benjoin	2 gr.
Eau de Botot.	200 gr.

Pour gargarismes : 1 à 2 cuillerées à bouche dans un verre d'eau.

Stomatite ulcéro-membraneuse.

— JACCOUD. —

Chlorate de potasse	6 gr.
Alcoolature de cochléaria . . .	30 gr.
Sirop de quinquina.	60 gr.
Décoction de quinquina. . . .	250 gr.

Pour gargarisme.

— TENNESON. —

Les effets du gargarisme au *chlorate de potasse* sont nuls.

Badigeonner les gencives, 3 fois par jour, avec un pinceau imbibé de :

>   Acide lactique . . . .   5 gr.
>   Eau . . . .   10 à 15 gr.

Se rincer fréquemment la bouche avec :

>   Chloral. . . . .   1 gr.
>   Eau bouillie . . . .   500 gr.

S'il se produit un ulcère rebelle, le badigeonner avec une solution de *sublimé* au 100°.

Stomatite urémique.

— BARIÉ. —

1° Surveiller l'hygiène buccale chez les malades menacés d'accidents urémiques.

2° Dans le cas de stomatite *érythémateuse* et pultacée, gargarismes à l'eau de Vichy, badigeonnages répétés avec :

>   Glycérine. . . . . }
>   Borate de soude. . . . . . } ää 15 gr.

Bains de bouche fréquents avec solutions alcalines.

3° Quand la stomatite revêt la forme *ulcéreuse*, toucher les ulcérations avec une solution de chlorure de chaux, ou avec du jus de citron ou le crayon de nitrate d'argent mitigé. Le traitement le plus efficace consiste à toucher les ulcérations avec :

>   Acide salicylique . . . .   2 gr.
>   Glycérine. . . . . 20 gr.

Combattre la fétidité avec des gargarismes, dans lesquels on ajoutera un liquide antiseptique comme l'alcoolature d'eucalyptus ou avec :

>   Alcoolature d'eucalyptus. . . .   10 gr.
>   Liqueur de Van Swieten. . . .   40 gr.
>   Eau distillée . . . .   400 gr.

Sueurs des phtisiques.

— Descroizilles. —

Sulfate de quinine	0 gr. 20
Teinture de jusquiame	2 gr.
Acide sulfurique médicinal	2 gr.
Infusion de cascarille	80 gr.

Prendre en 48 heures par cuillerées à café.

Ou bien :

Acétate de plomb	0 gr. 20
Poudre d'opium	0 gr. 04
Sucre	8 gr.

Pour 12 paquets : 2 à 3 par jour.

— Landouzy. —

Acide salicylique	10 gr.
Talc	90 gr.

Pour saupoudrer, 2 fois par jour, les parties du corps inondées par la sueur.

— Potain. —

Phosphate de chaux tribasique, de 4 à 8 gr. par jour.

Sueurs des pieds. (Voir *Hyperhydrose plantaire*.)

Suette.

— Laboulbène. —

Ventouses sèches contre l'oppression.
Lotions d'eau fraîche répétées.
Limonade vineuse.
Sulfate de quinine.

Sycosis. (Voir *Trichophytie de la barbe*.)

Symphyse pleurale.

— POTAIN. —

On peut intervenir utilement tant que l'état sub-inflammatoire de la plèvre existe. L'inflammation passée, il ne reste aucun moyen d'agir. Lorsque la rétraction a eu lieu, il faut chercher à combattre la paralysie plus ou moins précoce des muscles intercostaux : gymnastique respiratoire, massage, frictions sèches ou alcooliques, électricité faradique ou galvanique.

Syncope.

— AUDHOUI. —

Faire coucher le malade, la tête un peu basse.
Injections sous-cutanées d'éther. Excitants cutanés.

— C. PAUL. —

Inhalations de nitrite d'amyle, d'éther, d'eau de Cologne.
Injections sous-cutanées d'éther, de caféine.
Électrisation du nerf phrénique avec courants continus : pôle négatif au niveau du nerf au cou ; pôle positif à l'épigastre. — Tractions rythmiques de la langue (procédé Laborde).

Syphilis.

— BALZER. —

Benzoate de mercure. . . . . . . 0 gr. 05 à 0 gr. 10
Iodure de potassium . . . . 5 à 10 gr.
Sirop d'écorce d'oranges amères . 250 gr.

Une cuillerée à bouche 2 fois par jour. Est moins sujet à provoquer des vomissements et des douleurs gastralgiques que le sirop de Gibert.

— BALZER ET FOURNIER. —

Injections mercurielles.

Calomel. . . . . 1 gr. 50
Vaseline liquide. . . . . 15 gr.

Ou bien :

>   Oxyde jaune de mercure. . . . 1 gr. 50
>   Vaseline liquide. . . . . 15 gr.

Recommander au pharmacien de porphyriser avec soin les sels mercuriels. On les lave ensuite à l'alcool bouillant et on les sèche à l'étuve.

Une seringue Pravaz contient 10 centigr. de composé mercuriel.

Mode opératoire. — Faire l'antisepsie complète de l'instrument et de la région. Le lieu d'élection pour l'injection est la fossette rétro-trochantérienne. Quatre injections faites à un intervalle de 15 jours à 3 semaines constituent tout le traitement. Pour la première injection, n'employer qu'une demi-seringue.

— DU CASTEL. —

>   Thymolacétate de mercure. . . 1 gr.
>   Huile d'olive stérilisée. . . . . 10 cent. cubes

Injection d'une seringue tous les 7 à 8 jours.

— FOURNIER. —

Technique des frictions mercurielles. — La dose d'onguent napolitain est de 4 gr. pour un *adulte*. On peut l'élever, au bout de quelques jours, à 6 ou 8 gr., au maximum. La *femme* est plus sensible que l'homme à ces frictions. Chez l'*enfant* qui n'a pas encore de dents, 1 ou 2 gr. sont bien supportés. Le moment le meilleur pour la friction est le soir, avant de se coucher. On peut la faire partout, sauf sur le scrotum, l'aine, l'aisselle et les régions pileuses. Il faut changer chaque jour la place où on opère. Il faut frotter assez vigoureusement pendant un quart d'heure environ. On recouvre ensuite la partie frictionnée d'une couche d'ouate et de taffetas gommé. La pommade est laissée en place 8 ou 10 heures. La peau est ensuite savonnée. Le malade prend deux bains d'amidon par semaine.

La *durée* du traitement est en général de 3 à 4 semaines.

Sublimé corrosif . . . . . ⎫
Extrait d'opium. . . . . . ⎬ āā 1 centigr.

Pour une pilule. Dose moyenne, chez l'homme, 3 centigr. ; chez la femme, 2 centigr.

Protoiodure de mercure . . . . 5 centigr.
Extrait d'opium . . . . 1 centigr.

Pour une pilule. Dose moyenne, chez l'homme, 10 à 12 centigr. ; chez la femme, 7 à 8.

Donner le sublimé aux malades ayant la bouche en mauvais état. Prescrire le protoiodure aux gastralgiques, aux gens à intestin nerveux et délicat. — Sauf indication spéciale, le médicament de choix est le protoiodure qui est mieux toléré.

Dans le *phagédénisme tertiaire*, panser la plaie par occlusion avec de l'emplâtre de Vigo. Bains tièdes quotidiens.

On peut aussi employer les pansements à l'iodoforme.

Donner l'iodure de potassium à la dose de 3 à 6 gr.

Quand il y a intolérance gastrique, faire prendre l'iodure de potassium après le repas ; une cuillerée à soupe de :

Iodure de potassium. . . . . . 25 gr.
Anisette. . . . . 150 gr.
Sirop. . . . . 350 gr.

— A. GILBERT. —

L'action de la *sérothérapie* s'est manifestée dans certains cas par une amélioration de l'état général, une reprise des forces, la disparition de la céphalalgie, des douleurs osseuses et articulaires, l'atténuation et même la disparition des éruptions cutanées et des lésions muqueuses. Mais ces résultats ne sont pas constants et l'insuccès est souvent complet.

SYPH

— Mauriac. —

Protoiodure de mercure. . . . 0 gr. 03
Extrait thébaïque. . . . . . . 0 gr. 01
— de quinquina . . . . . . 0 gr. 06

Pour une pilule. — Dépasser rarement 9 à 12 centigr.

Sublimé . . . . ⎫
Extrait thébaïque . . . . . ⎬ 0 gr. 01
— quinquina . . . . . . 0 gr. 06

Pour une pilule. — Moyenne efficace : 2 à 3 centigr.

Biiodure de mercure . . . . . 0 gr. 10
Iodure de potassium . . . . 5 à 20 gr.
Sirop simple ou d'écorces d'o-
ranges amères . . . . 200 gr.

Dans les syphilides ulcéreuses, donner le sirop avec son maximum d'iodure : 20 gr. Donner 2 à 3 cuillerées à bouche par jour, quelquefois plus.

Iodure de potassium. . . . . . 20 gr.
Sirop simple ou d'écorces d'o-
ranges amères . . . . 200 gr.

Dose minimum : une cuillerée à dessert. Quelquefois 2 à 3 cuillerées à bouche.

Pour pansement des ulcérations primitives, des plaques muqueuses, des syphilides ulcéreuses, lotions avec :

Chloral. . . . . 5 gr.
Teinture d'eucalyptus . . . . . 10 gr.
Eau distillée . . . . 500 gr.

Pour faire disparaître les taches pigmentaires laissées par certaines syphilides, lotions avec :

Sublimé . . . . 0 gr. 20
Chlorhydrate d'ammoniaque. . 0 gr. 60
Eau de Cologne. . . . . 40 gr.
Eau distillée . . . . 100 gr.

Syphilis des enfants.

— MAURIAC. —

Contre les *syphilides sèches*, onctions avec :

Calomel	1 gr.
Amidon	2 gr.
Vaseline boriquée	25 gr.

Contre les *taches pigmentées* laissées par certaines syphilides, lotions fréquentes et au besoin compresses imbibées avec :

Sublimé	0 gr. 20
Chlorhydrate d'ammoniaque	0 gr. 60
Eau de Cologne	40 gr.
Eau distillée	100 gr.

Contre les *ulcérations syphilitiques* de l'anus et du rectum, suppositoires avec :

Onguent napolitain	āā 2 gr.
Cire blanche	
Extrait de belladone	0 gr. 02
Beurre de cacao	5 gr.

— J. SIMON. —

Biiodure de mercure	0 gr. 10
Iodure de potassium	āā 5 gr.
Eau distillée	
Sirop	240 gr.

Une cuillerée à bouche contient 0,01 de sel mercuriel et 0,50 d'iodure de potassium.

Chez l'enfant à la mamelle, donner 1/4 à 1/2 cuillerée à café en 4 ou 5 fois dans les 24 heures.

Chez un enfant de 2 ans, 1 cuillerée à café.
— de 3 à 5 ans, 2 —
— 5 à 8 ans, 3 —
— 8 à 12 ans, 4 —

Syphilis des nouveau-nés.

— J. Simon. —

Enfant de 5 à 6 semaines :

    Liqueur de Van Swielen. . . .   20 gouttes

par jour, en 4 fois, dans du lait. — Frictions mercurielles sous les aisselles. Au bout de 2 à 3 mois, iodure de potassium à la nourrice à la dose de 0,30 à 0,50 par jour.

Si l'enfant est élevé au biberon, sirop de Gibert à la dose d'un tiers de cuiller à café dissous dans de l'eau et fractionné par petites doses, réparties sur les 24 heures.

T

Tachycardie paroxystique.

— HUCHARD. —

La digitale et les médicaments cardiaques sont impuissants. A maladie bulbaire, il faut opposer une médication bulbaire. L'*antipyrine* donne de bons résultats. On doit y joindre la compression du nerf pneumogastrique gauche au cou et les pulvérisations de chlorure de méthyle à la nuque.

Prendre, 2 à 3 fois par jour, pendant quinze jours, deux pilules de :

> Sulfate de quinine. . . . . } àà 5 gr.
> Extrait de seigle ergoté. . .
> Extrait de noix vomique. . . .   0 gr. 50

pour 40 pilules.

— ŒTTINGER. —

Quand il y a insuffisance cardiaque avec asystolie menaçante : *digitale* ou *digitaline* associée à l'immobilité absolue.

Au début de l'accès : *morphine* à très petites doses, *antipyrine*. Dans l'intervalle : bromure associé à l'antipyrine. Défendre : thé, café, tabac.

Tænia.

— DESCROIZILLES. —

Chez l'enfant :

>   Huile éthérée de fougère mâle.   4 gr.
>   Calomel . . . .   0 gr. 40
>   Sucre . . . .   8 gr.
>   Gélatine . . . .   Q. s.

Pour faire une gelée qu'on donne en une fois.

— LABOULBÈNE. —

>   Écorce de racine de grenadier 60 à 90 gr.

Faire macérer dans la valeur de 2 verres d'eau pendant 24 heures. Réduire ensuite à feu doux, puis, à feu plus ardent, jusqu'à ce qu'il ne reste qu'un verre de liquide. Donner ce verre en deux fois, au moins, aux personnes qui vomissent facilement.

Dès qu'il se produit une sensation de malaise dans l'abdomen, administrer 30 grammes d'huile de ricin ou de l'huile d'olive.

— LEGENDRE. —

>   Semences de courges mondées   60 gr.

Triturer avec

>   Huile de ricin . . . .   30 gr.

Verser dans

>   Looch blanc du Codex.

A prendre le matin à jeun.

Tarsalgie.

— TILLAUX. —

Repos au lit. Quand il y a des contractures qui ne disparaissent pas par le repos, on anesthésie le malade et on remet le pied en bonne position. On immobilise ensuite dans un appareil plâtré, laissé en place deux mois au moins.

Teigne tondante (Voir *Trichophytie du cuir chevelu*).

Terreurs nocturnes (*Enfants*).

— Descroizilles. —

> Bromure de potassium . . . . 1 gr.
> Sirop de chloral . . . . 30 gr.
> Eau de tilleul . . . . 90 gr.

Par cuillerées à café.

Testicule tuberculeux.

— Bouilly. —

Avant la période d'ulcération, suspensoir.

Quand un abcès s'est formé, évacuer son contenu et modifier ses parois par le grattage et la cautérisation avec le chlorure de zinc ou le fer rouge.

Quand le testicule et l'épididyme sont pris en totalité, si le cordon n'est pas envahi sur une trop grande étendue, quand des abcès multiples apparaissent, faire la castration.

Tétanos.

— Berger. —

L'emploi des injections de sérum antitétanique n'a pas donné de bons résultats. Quand le point de départ du tétanos est une plaie d'un doigt, *amputer* l'organe blessé.

— Verneuil. —

Isoler le malade dans l'obscurité et le silence. Éviter tout contact de la peau qui pourrait éveiller des réflexes. Envelopper le malade dans de l'ouate pour le maintenir à une température constante. Ne donner que des aliments liquides. Administrer, dans les 24 heures, des doses de *chloral* variant de 12 à 25 grammes. Si l'on n'obtient pas la résolution musculaire et si des convulsions se produisent, associer la *morphine* au chloral.

Courants continus contre les accès de suffocation.

Thoracentèse.

— DIEULAFOY. — HUCHARD. —

Indications. — Dans les épanchements abondants sans dyspnée (3 ou 4 litres de liquide), qu'ils siègent à droite ou à gauche, l'abondance même de l'épanchement, en l'absence de dyspnée ou avec une dyspnée très modérée, est une indication précise.

En cas d'épanchement peu abondant, mais s'il y a une lésion valvulaire du cœur, la thoracentèse doit être pratiquée de bonne heure.

Si un épanchement modéré dure depuis des semaines et reste stationnaire, sans réaction inflammatoire, sans dyspnée, on doit craindre l'atélectasie permanente du poumon, la formation de fausses membranes et l'extension du travail inflammatoire au poumon : la thoracentèse est alors indiquée.

Si la pleurésie existe chez un tuberculeux et que l'épanchement soit abondant, malgré l'état fébrile, on doit pratiquer la thoracentèse.

Dans les pleurésies *rhumatismales*, ne pas se presser d'opérer.

Avant l'opération : tremper l'aiguille dans une solution de sublimé au $1/1000^e$, la flamber sans la graisser. Laver la peau au savon, à l'alcool et à l'éther.

Mode opératoire. — Le malade est assis sur son lit, les bras en avant. On peut pratiquer auparavant une injection de morphine. On choisit le 7e ou le 8e espace intercostal, en arrière. Appuyer l'index vers le bord supérieur de la côte située en bas de l'espace intercostal choisi ; glisser l'aiguille sur la face dorsale de l'index et l'introduire dans la cavité pleurale.

Quand la ponction est faite, arrêter l'écoulement quand il est trop rapide et qu'il cause des accès de toux. Dieulafoy recommande de ne jamais retirer plus de 1,200 à 1,500 gr. de liquide à la fois, pour ne pas exposer le malade aux dangers de l'expectoration albumineuse et d'une violente congestion œdémateuse du poumon. Huchard pense qu'on peut retirer 1 litre 1/2 maximum.

Quand on a retiré la quantité voulue de liquide, enlever le trocart et panser avec un morceau d'ouate boriquée imbibé de collodion iodoformé. Bandage de corps.

Thrombus de la vulve.

— Bouilly. —

Applications froides et résolutives.

Pendant le travail, si la poche est rompue et que l'hémorrhagie continue, terminer rapidement l'accouchement ou bien ouvrir largement la poche, la vider des caillots qu'elle contient et la tamponner. Si la poche suppure, l'ouvrir largement. Pansement antiseptique.

— Charpentier. —

Pendant la grossesse. — N'intervenir que si le thrombus se rompt spontanément. Si le thrombus se rompt, tamponnement.

Pendant le travail. — Attendre autant qu'on le peut. Terminer l'accouchement le plus vite possible par le forceps, de préférence à la version. N'inciser que quand on y est obligé.

Après la délivrance. — N'intervenir que quand il y a nécessité absolue. Inciser largement à la partie la plus déclive de la tumeur. Lavage de la cavité. Pansement antiseptique.

21.

Toniques du cœur.

— HÉRARD. —

Poudre de feuilles de digitale 0,10 à 0 gr. 50
Eau froide. . . . .   120 gr.

Faire macérer pendant 6 à 12 heures, filtrer. A prendre en 24 heures.

— HUCHARD. —

Digitale, le meilleur tonique du cœur.

L'alcoolature, la teinture éthérée, l'extrait aqueux sont infidèles.

La teinture alcoolique s'emploie plutôt à titre d'agent sédatif du cœur. Elle ne possède pas de propriétés diurétiques égales à la macération. Sa dose varie entre 10 et 50 gouttes.

La poudre de feuilles peut se prescrire à la dose de 5 à 50 centigr. La forme pilulaire est défectueuse. L'infusion et la macération sont les meilleures préparations contre l'asystolie.

La digitaline doit être employée à titre de sédatif contre les phénomènes d'excitabilité cardiaque. Dose 1/2 à 1 milligramme.

Un milligramme de digitale amorphe équivaut à :

Poudre de feuilles de digitale 10 centigr.
Teinture alcoolique . . . . .   18 gouttes ou 50 centig.
— éthérée . . . . . .   30 —
Extrait éthéré. . . . .   12 milligr.
— aqueux . . . .   45 —
— alcoolique . . . . . .   50 —
Sirop de digitale . . . . . .   20 gr.

Ou bien :

Caféine. . . . .   0,75 à 1 gr.
Benzoate de soude. . . . . . . 1 gr.
Eau de tilleul. . . . .   30 gr.
— laitue . . . .   60 gr.
Sirop des cinq racines. . . .   30 gr.

Par cuillerées à bouche dans les 24 heures.

Ou bien :

 Solution alcoolique de trinitrine
  au 100ᵉ . . . . XXX gouttes.
 Eau. . . . . 300 gr.

Une cuillerée à bouche le matin, à midi et le soir.

Pilules.

 Iodure de sodium. . . . . . . 4 gr.
 Sulfate de spartéine. . . . . 1 gr.
 Poudre de réglisse. . . . . . Q. s.

Pour 40 pilules : 4 à 6 par jour. Conserver dans un endroit bien frais.

 Benzoate de soude . . . . } ââ 3 gr.
 Caféine. . . . . }
 Extrait de stigmates de maïs. . 6 gr.

Pour 60 pilules : 2 pilules 2 à 3 fois par jour.

 Benzoate de soude. . . . . } ââ 5 gr.
 Caféine . . . . }
 Extrait de quinquina . . . . . 10 gr.

Pour 100 pilules : 2 au commencement de chaque repas.

 Extrait aqueux d'ergot de
  seigle. . . . . } ââ 2 gr.
 Sulfate de quinine. . . . . }

Ou bien :

 Extrait de jusquiame. . . . } ââ 0 gr. 20
 Poudre de digitale. . . . . }

Pour 20 pilules : 6 à 8 par jour pendant 5 à 6 jours.

— JACCOUD. —

 Poudre de feuilles de digitale . 0 gr. 50
 Sirop de digitale . . . . 30 gr.
 Eau chaude . . . . 120 gr.

A prendre en 24 heures.

— Potain. —

Digitaline d'Homolle.	0 gr. 02
Alcool à 90°.	3 gr. 50

X gouttes renferment 1 milligr. de digitaline.

Torticolis.

— Descroizilles. —

Chloroforme	5 gr.
Laudanum	5 gr.
Huile de jusquiame.	40 gr.

Pour frictions.

— Peyrot. —

Commencer par essayer l'électrisation et le massage. S'ils échouent, recourir à la section du muscle rétracté suivie de l'application d'appareils orthopédiques.

Trachéotomie.

Procédé intermédiaire entre celui de Saint-Germain et Bourdilliat (P. Renault).

Choix de la canule.

N° 0 jusqu'à 2 ans ;
» 1 de 2 ans à 3 1/2 ou 4 ;
» 2 de 3 1/2 à 5 1/2 ou 6 ;
» 3 au-dessus de 6 ans.

On se place à la droite de l'enfant étendu sur une table, le cou à peu près horizontal. On saisit le larynx par ses faces latérales au niveau du cartilage thyroïde, comme si on voulait l'énucléer. Si, pour cela, il faut serrer un peu, ne pas craindre de le faire. On applique l'ongle de l'index gauche au niveau du bord inférieur du cartilage cricoïde.

Faire, sur la ligne médiane, à partir de l'ongle de l'index gauche, une incision de 2 centim. 1/2 à 3 centim. Arriver rapidement sur la trachée par une ou deux incisions aussi longues. Sentir la trachée avec l'index gauche sur lequel on guide le bistouri. Ponctionner la trachée et inciser sans compter les anneaux. L'incision sera assez longue pour laisser pénétrer le doigt.

Prendre la canule de la main droite et la glisser sur l'index gauche qui est dans la plaie et qu'on retire à mesure qu'on introduit la canule.

Tremblement hystérique.

— RENDU. —

La partie essentielle du traitement est l'*hydrothérapie*, agent stimulant et sédatif. On peut donner avec bons résultats le *valérianate d'ammoniaque* et le *bromure de potassium*. Contre le tremblement, avoir recours aux *aimants*. Essayer l'électricité statique, la suggestion.

Trichophytie du cuir chevelu (*Teigne tondante*).

— HALLOPEAU. —

Matin et soir, savonner le cuir chevelu avec du savon noir. Essuyer et frictionner avec :

Ammoniaque liquide	5 gr.
Essence de térébenthine.	25 gr.
Alcool camphré.	125 gr.

Une demi-heure après, mettre sur la partie malade de la vaseline iodée à 1 0/0. Dans la journée, faire porter une calotte de caoutchouc.

Le soir, nouvelle application de vaseline iodée. Une fois par semaine, couper les cheveux courts aux ciseaux.

— BESNIER. —

Couper les cheveux ras aux ciseaux et les maintenir dans cet état pendant tout le traitement. Ne pas raser, pour éviter les auto-inoculations.

Epiler les plaques et le cuir chevelu dans une étendue de 8 millimètres autour d'elles. Enlever, en raclant avec une curette, tous les cheveux cassés et les détritus qui existent à la surface des plaques. Le raclage ne doit pas produire d'écoulement sanguin. On le facilitera en faisant sur les plaques une onction avec un corps gras.

Si le cuir chevelu n'est pas irrité, faire tous les jours des lavages avec du savon noir, du savon au goudron, à l'acide borique, au soufre ou à l'acide salicylique. S'il y a de l'irritation, laver le cuir chevelu avec un jaune d'œuf et de l'eau de son.

On recouvre ensuite les plaques avec du sparadrap de Vigo.

Ou bien :

Épiler autour des plaques.

Laver la tête tous les matins avec de l'eau chaude boriquée au 200e, additionnée de savon dans la proportion convenable, d'après l'état d'irritation du cuir chevelu.

Tous les soirs, frictionner légèrement les points malades avec :

    Acétate ou sulfate de cuivre. 0,50 à 1 gr.
    Vaseline . . . . 100 gr.

Surveiller le malade de façon à n'avoir jamais de dermite.

Si le cuir chevelu a de la tendance à s'enflammer, se borner à des onctions avec :

    Acide borique. . . . . 1 gr.
    Vaseline . . . . 20 gr.

— Brocq. —

Épilation autour des plaques.

Matin et soir, lotions avec :

    Sublimé. . . . . 1 gr.
    Glycérine. . . . . 100 gr.
    Eau. . . . . 400 gr.

Augmenter ou diminuer la dose de sublimé suivant la tolérance du cuir chevelu.

Matin et soir, frictionner les plaques malades, en en dépassant les bords, avec :

    Turbith minéral. . . . . 1 à 2 gr.
    Vaseline. . . . . 10 gr.
    Lanoline . . . . 30 gr.

Savonner la tête toutes les fois que c'est nécessaire.

— Bucquoy. —

Appliquer sur la tête rasée une calotte de collodion au sublimé corosif.

Ce moyen détermine parfois de l'irritation et demande à être surveillé.

— Tenneson. —

Épiler avec soin les plaques et une certaine étendue autour d'elles. Faire ensuite une lotion avec la liqueur de Van Swieten. Mettre :

    Soufre précipité. . . . . 6 gr.
    Vaseline . . . . 25 gr.

Trichophytie cutanée (*Herpès circiné*).

— Brocq. —

Teinture d'iode en badigeonnages. Faire un badigeonnage par jour pendant trois jours. Faire un quatrième et dernier badigeonnage deux ou trois jours après.

— Hardy. —

    Soufre précipité. . . . . 4 gr.
    Camphre. . . . . 1 gr.
    Axonge. . . . . 30 gr.

En onctions.

Trichophytie de la barbe (*Sycosis*).

— Brocq. —

Nettoyer complètement et épiler les régions atteintes et

les régions périphériques. Employer ensuite les lotions et pommades parasiticides.

Troubles cardiaques du diabète.

— A. Robin. —

Prendre, le matin et avant le déjeuner, une cuillerée à soupe de

Arséniate de soude	0 gr. 05
Iodure de potassium	6 gr.
Eau	300 gr.

Si le cœur fléchit : régime lacté, petites doses de caféine.

Contre les *palpitations* : bromure de potassium.

Troubles cardiaques des maladies infectieuses aiguës.

— Le Gendre. —

Application d'un sac de glace sur la région précordiale. Le sac ne doit contenir qu'une quantité de glace qui n'incommode pas par son poids. Le sac doit recouvrir complètement la région précordiale. Il faut interposer entre le sac et la peau un morceau de flanelle. En cas d'agitation, on fixe le sac avec un bandage de corps. L'application doit être ininterrompue pendant un à trois jours.

Tuberculose pulmonaire.

— J. Simon. —

Pour 10 kilogr. de poids du corps.

Créosote pure	0 gr. 005
Salol	} āā 0 gr. 40
Iodoforme	

Dissoudre dans huile d'olive Q. S. pour 10 cent. c.
A injecter chaque jour dans le rectum.
On se sert d'une sonde en gomme de 25 à 30 centim.

bien lavée, graissée et montée sur une seringue en verre de 15 centim. c. de contenance. Avant l'injection : chauffer la solution au bain-marie. Pendant l'injection, introduire la canule aussi haut que possible. Après l'injection, repos du malade.

— Barié. —

Administrée par l'estomac, la *créosote* diminue l'appétit et détermine la gastralgie.

— Fernet. —

La *créosote* amène une diminution des sécrétions bronchiques, comme les autres balsamiques. Mais son action sur le bacille est *nulle*. Elle est *indiquée* dans les formes torpides de la tuberculose, chez les scrofuleux avec expectoration abondante. Elle est *contre-indiquée* chez les tuberculeux avec éréthisme, tendance aux congestions, aux hémoptysies, chez les cardio-scléreux.

— Ferrand. —

La *créosote* est un agent dangereux, irritant pour l'estomac et l'intestin. A dose élevée, elle devient toxique comme le phosphore. On doit la laisser de côté quand il existe une tendance au ramollissement.

— Hayem. —

Par son action directe sur la muqueuse stomacale, la *créosote* ne peut qu'être nuisible chez les dyspeptiques. Elle est un des principaux facteurs de la gastrite médicamenteuse.

Voir : *Phtisie pulmonaire*.

Tuberculose mésentérique.

— Descroizilles. —

Iodure de plomb . . . . . } āā 40 gr.
Extrait de ciguë. . . . . .
Axonge. . . . . 60 gr.

Ou bien :

Chlorhydrate d'ammoniaque } āā 4 gr.
Iodure de plomb . . . . . }
Axonge. . . . . 60 gr.

Pour onctions sur le ventre.

Traitement général.

— Le Gendre. —

Huile de foie de morue créosotée. Lavements et suppositoire de créosote alternant avec l'iodoforme, les phosphates solubles et le phosphate de chaux. Bains de mer ou d'eaux chlorurées sodiques. — Révulsifs : teinture d'iode, collodion iodé, onctions avec lanoline iodo-potassique.

S'il y a ascite par infection péritonéale, l'évacuer dès qu'elle entrave la respiration.

Tumeurs blanches.

— Lannelongue. —

Méthode sclérogène. — Pour les fongosités articulaires se servir d'une solution de *chlorure de zinc* au 10e dont on injecte 2 à 3 gouttes autour de l'articulation malade sur un point déterminé. L'opération est répétée plusieurs fois soit par la même piqûre, l'aiguille étant dirigée dans un autre sens, soit en faisant plusieurs piqûres. Pour le *genou*, on enfonce l'aiguille au-dessus du cul-de-sac supérieur et on atteint le fémur. Autant que possible, faire l'injection sous le périoste. On dépose en 4 ou 5 piqûres sur la demi-circonférence du cul-de-sac supérieur 8 à 10 gouttes de solution pour un enfant de 10 ans.

Eviter de faire l'injection dans l'articulation, sous la peau.

— Reclus. —

Traitement général. — Bains salés (mer, Salies-de-Béarn, Salins-Jura).

Au début, surtout quand les lésions occupent la synoviale, sans altérations osseuses profondes, immobiliser l'articulation : gouttière de Bonnet, appareils en cuir moulé, appareil de Lannelongue (applicable seulement à la coxalgie). — Révulsifs sur la région.

Si le membre a pris une attitude vicieuse, faire le *redressement brusque*, sous le chloroforme : on met ensuite un appareil inamovible. Le membre inférieur est mis dans l'extension ; le supérieur dans la demi-flexion, l'avant-bras à angle droit avec le bras.

Si les lésions sont très avancées, pratiquer le raclage de la cavité. L'opération est renouvelée fréquemment. On fait des lavages antiseptiques de la jointure qu'on saupoudre d'iodoforme. Chez l'adulte, la résection est souvent indiquée.

Tympanite.

— Rendu. —

Si elle est causée par un mauvais état des voies digestives, traiter l'affection qui en est la cause. Emploi des amers, poudre de noix vomique (0 gr. 01 à 0 gr. 05), teinture (10 à 30 gouttes). Poudres absorbantes. Salol (0 gr. 20). S'il y a des crises douloureuses : éther (15 à 20 gouttes).

Si la tympanite est symptomatique de la *péritonite chronique*, éviter les purgatifs. Donner une pilule d'extrait de belladone (0 gr. 01) toutes les 2 ou 3 heures. On peut associer le calomel (0 gr. 01 à 0 gr. 05), 3 ou 4 fois par jour. Quelquefois révulsifs.

Tympanite nerveuse.

— Rendu. —

Massage. Frictions sèches et stimulantes. Douches froides et chaudes. Noix vomique. Electrisation : mettre la plaque positive le long de la colonne vertébrale, la négative sur l'abdomen. Valériane, asa fœtida, éther, valérianate d'ammoniaque.

TYPH — 380 —

Si un bouchon stercoral volumineux bouche l'intestin : lavements froids additionnés de glycérine ou de séné, mais seulement en cas de nécessité.

Typhlite. (Voir *Appendicite*.)

— BOUCHARD. —

1° Calmer la douleur par une injection de morphine ou par l'application d'une couche épaisse d'onguent napolitain belladoné ; recouvrir d'un cataplasme.

2° Déterger et rendre aseptique le gros intestin par de grandes irrigations intestinales faites 2 fois par jour avec un litre d'eau à 38° dans laquelle on ajoute :

Borate de soude. . . . . 5 gr.

et 2 à 3 cuillerées à café de :

Teinture de benjoin. . . . . } ââ 30 gr.
Alcool camphré. . . . . .

Typhus exanthématique.

— TALAMON. —

Emploi systématique des bains froids. (Voir *Fièvre typhoïde*.)

U

Ulcères.

— Bouilly. —

Lotions d'*eau très chaude*. Deux ou trois fois par jour plonger le membre dans un bain dont on élèvera progressivement la température jusqu'à 50 à 55°. Dans les régions où les bains locaux sont inapplicables, mettre des compresses de tarlatane imbibées d'eau à 50 à 55° pendant au moins un quart d'heure.

Application sur les parties d'une bande élastique.

— J. Simon. —

Poudre de charbon . . . . ⎫
— quinquina . . . ⎬ ââ 5 gr.
Iodoforme. . . . . ⎭

Pour saupoudrer la plaie.

Ulcère de l'estomac.

— Dujardin-Beaumetz. —

Essayer avec prudence le *chloral*, à la dose de 1 à 2 grammes par jour, en deux fois. On peut aller jusqu'à 4 grammes. On le donne dans de l'eau ou du lait.

Injections hypodermiques de morphine.

Éviter les vomissements, glace à l'intérieur et en applications sur l'épigastre.

Diète lactée absolue.

Pour éviter les douleurs, injections avec :

Chlorhydrate de morphine	0 gr. 10
Sulfate d'atropine	0 gr. 01
Eau stérilisée	20 gr.

Donner deux fois par jour, au repas, 1 gr. de poudre de feuilles de *condurango*. Cette préparation est préférable.

— Guéneau de Mussy. —

Sous-nitrate de bismuth	2 gr.
Extrait de belladone	0 gr. 10
Julep gommeux	120 gr.

Par cuillerées dans les 24 heures, pour combattre les vomissements.

Ulcère variqueux de la jambe.

— Berger. —

D'abord pansements avec la liqueur de Van Swieten. Ensuite recouvrir l'ulcère avec une compresse aseptique enduite de styrax laissée 4 à 5 jours. Puis revenir au pansement au sublimé et ainsi de suite jusqu'à ce que l'épidermisation commence à se faire à la circonférence de l'ulcère. Appliquer alors des greffes de Reverdin. Le malade ne peut se lever qu'un temps assez long après sa guérison.

Si les bords de l'ulcère sont calleux, si le fond a une coloration ecchymotique, faire, à 2 centimètres en dehors des bords de l'ulcère, une *incision* continue, intéressant toute l'épaisseur de la peau et divisant les veines dilatées.

— Duplay. —

S'il y a de l'inflammation, applications émollientes antiseptiques, pulvérisations phéniquées. Si l'ulcère est atonique, pansement plusieurs fois par jour avec la liqueur de Labarraque.

A la période de granulation, pansement occlusif avec le diachylon recouvert d'une couche d'ouate. Compression. On renouvelle ce pansement toutes les semaines.

En cas d'ulcère étendu : greffes dermo-épidermiques ou de Thiersch.

— LABBÉ. —

Repos absolu. Pansement à l'eau chlorurée à 10 0/0 ou bien avec le diachylon. Incision circonférentielle.

— LE DENTU. —

Pansement avec la solution de chlorure de chaux à 2 0/0 ou bien avec la poudre de sesquioxyde de fer.

— QUÉNU. —

Faire l'antisepsie de la plaie. Comprimer la région. Au début, compresses boriquées, puis imbibées de :

    Sulfate de cuivre. . . . .   10 gr.
    Eau. . . . . 1000 gr.

Refaire le pansement tous les trois jours. Par dessus le pansement, on applique une bande de caoutchouc.

— TERRIER. —

Pansements antiseptiques. Si l'ulcère est vaste : greffes ou autoplastie par la méthode italienne.

Urémie.

— HUCHARD. —

    Nitrate de pilocarpine. . . . .   0 gr. 05
    Résine de scammonée . . . ⎫
    —   jalap . . . . . . ⎬ ââ 0 gr. 005
    Extrait de scille . . . . . . ⎭

Pour une pilule, 3 ou 4 par jour. La pilocarpine est contre-indiquée dans tous les cas de dégénérescence avancée du muscle cardiaque.

— Jaccoud. —

Saignée générale. — Dérivation intestinale avec :

Eau-de-vie allemande . . . | ââ 20 gr.
Sirop de nerprun. . . . .

qu'on donne dans du café.

Pour relever le cœur, injections de 25 centigr. de caféine ; injections d'éther. — Inhalations d'oxygène : 3 ballons de 60 litres dans les 24 heures.

— Faisans. —

Dans la forme *délirante* à prendre tous les jours :

Bromure de potassium . . . . 4 gr.

ou bien chloral. — Contre les crises suraiguës : inhalations de chloroforme.

Dans la forme *convulsive* : belladone, valérianate de zinc, bromhydrate de cicutine.

Voir *Néphrite*.

Urticaire.

— Brocq. —

Bromhydrate de quinine. . | ââ 0 gr. 05
Ergotine . . . .
Extrait de belladone. . . . . . 0 gr. 02
Excipient et glycérine . . . . . Q. s.

Pour une pilule : 6 à 8 par jour, 2 par 2 toutes les deux heures.

V

Vaginisme.

— Tillaux —

Calmants locaux. Bromure de potassium. Dilatation simple.

En cas d'insuccès, anesthésier la malade. On excise l'hymen ou les caroncules myrtiformes. On distend la fourchette avec deux doigts introduits dans le vagin et, de chaque côté de la ligne médiane, on fait une incision oblique vers le raphé. On dilate ensuite le vagin avec les doigts, on le remplit avec une grosse mèche de gaze iodoformée qu'on enlève au bout de trois jours.

Vaginite.

— Balzer. —

Introduire, dans le vagin, des tampons imbibés de *rétinol*.

— Schwartz. —

Après un lavage soigneux du vagin, tamponner celui-ci avec de l'acide borique maintenu par un tampon d'ouate hydrophile. Laisser le pansement en place pendant 24 à 48 heures. Généralement un pansement suffit.

— Bouilly. —

Vaginite aiguë. — Au début, grands bains, injections émollientes chaudes et d'eau boriquée à 4 0/0 toutes les 5 heures. Opium contre la douleur.

Plus tard, injections astringentes et parasiticides : permanganate de potasse, acide phénique, chloral, acide borique, sublimé, tanin, sulfate de zinc. Tous les trois jours, toucher la muqueuse avec solution de nitrate d'argent au 1/30. Insufflation de poudre d'iodoforme. Suppositoires vaginaux iodoformés. Tampons vaginaux imbibés de glycérine et de tanin.

Vaginite chronique. — Même traitement.

Vaginite des petites filles.

— Comby. —

S'il n'y a que de la *vulvite* : bains sulfureux, lotions biquotidiennes avec solution de sublimé à 1/2000 ou d'acide borique à 4 0/0. Poudrer ensuite avec du salol et mettre un tampon d'ouate hydrophile.

S'il y a *vaginite,* joindre à ce traitement l'emploi de crayons avec :

Salol . . . . 10 centigr.
Beurre de cacao . . . . 1 gr.

qu'on introduit dans le vagin.

Dans les formes *chroniques* : huile de foie de morue, sirop d'iodure de fer, bains de mer, eaux chlorurées sodiques.

Varices chez la femme enceinte.

— Tarnier. —

Éviter avec soin les traumatismes de la région vaginale, au besoin défendre les rapports sexuels. En cas de gêne ou de pesanteur, repos au lit ou compression douce avec un bandage en T. S'il survient une hémorrhagie, compression locale sur l'ouverture de la veine, prolongée suffisamment. La compression locale avec le doigt est préférable au tamponnement vaginal.

Pendant le travail, la femme restera couchée et évitera le plus possible de faire des efforts. Si, pendant le travail, il survient une hémorrhagie qu'on ne puisse arrêter par la compression locale, employer des pinces à forcipressure ou faire le tamponnement. Une fois l'orifice dilaté, si l'hémorrhagie survient ou continue, terminer l'accouchement le plus tôt possible. Après l'accouchement compression locale.

Varicocèle.

— BOUILLY. —

Faire la résection du scrotum et traiter les veines par la section ou la résection entre deux ligatures en respectant l'artère spermatique.

— LUCAS-CHAMPIONNIÈRE. —

La résection des veines est inutile. La résection du scrotum suffit. Les testicules refoulés aussi haut qu'on le désire, on applique des pinces hémostatiques sur la peau du scrotum et, au-dessous de ces pinces, le scrotum est réséqué à petits coups de ciseaux. On fait un point de suture tout à fait superficiel placé à un millimètre du bord de la plaie. Les points alternent régulièrement. Pansement antiseptique.

— TILLAUX. —

Incision sur toute la hauteur du cordon, sans ouvrir la tunique vaginale. On arrive avec précaution sur le paquet veineux. On cherche le canal déférent qu'on isole avec soin ainsi que l'artère déférentielle. On isole les veines en un ou plusieurs faisceaux, sans oublier le groupe postérieur situé en arrière du canal déférent. On passe un double fil de catgut en arrière de chaque faisceau. On fait deux ligatures à quelques centimètres l'une de l'autre et on résèque la portion intermédiaire. — Lavage, drainage, suture.

Variole.

— AUDHOUI. —

Acide phénique	1 gr.
Sirop de quinquina	30 gr.
Julep gommeux	120 gr.

Dans la fièvre secondaire de suppuration des varioles confluentes graves.

— DESCROIZILLES. —

Teinture de musc	1 gr.
— cannelle	2 gr.
Sirop de morphine	20 gr.
Sirop	10 gr.
Eau de tilleul	60 gr.

Par cuillerées à café.

Mettre sur les pustules :

Huile de ricin	4 gr.
Collodion	40 gr.

Ou bien :

Glycérine	10 gr.
Savon	20 gr.
Onguent mercuriel	40 gr.

Dans la variole hémorrhagique :

Sulfate de quinine	1 gr.
Sucre	4 gr.

Pour 12 paquets : 6 par jour.

— DU CASTEL. —

Matin et soir, faire une injection sous-cutanée d'éther d'une pleine seringue Pravaz. Matin et soir, donner 7 à 10 centigr. d'extrait thébaïque. Plus le délire est intense, plus on doit élever la dose d'opium.

Enfin, faire prendre par cuillerées une potion contenant 20 gouttes de perchlorure de fer.

— TALAMON. —

Si l'éruption date de un ou deux jours, on savonne toute la face. On rince ensuite avec de l'eau boriquée et on essuie avec de l'ouate hydrophile. Si l'éruption date de 3 jours, le savonnage est inutile.

On fait ensuite une pulvérisation avec :

Sublimé. . . . . ⎫ ââ 1 gr.
Acide tartrique. . . . . . . ⎭
Alcool à 90°. . . . . 5 centim. c.
Éther. . . . Q. s. pour faire 50 centim. c.

La durée de la pulvérisation est d'une minute au maximum, on la fait de façon à blanchir légèrement la surface de la face. On prolonge le jet plus longtemps sur les points où les pustules sont confluentes.

Un quart d'heure après, recouvrir la face avec une couche de :

Sublimé . . . . 1 gr.
Glycérolé d'amidon . . . . . . 15 gr.

au moyen d'un tampon d'ouate avec lequel on frotte vigoureusement la peau.

Pendant le premier jour, ou pendant les trois premiers, suivant les cas, on fait les pulvérisations et les badigeonnages trois ou quatre fois par jour. Après le 4° jour, on ne fait plus que deux pulvérisations, mais on continue les badigeonnages aussi nombreux. Les pulvérisations deviennent inutiles le 6° ou 7° jour.

Quand les croûtes sont détachées, on remplacera le glycérolé ci-dessus par la vaseline boriquée ou salolée. On peut aussi faire prendre des bains avec :

Sublimé. . . . . 30 gr.

Les yeux sont lavés fréquemment avec l'eau boriquée chaude. La bouche et la gorge sont nettoyées avec des gargarismes antiseptiques.

22.

Végétation de l'ombilic.

— Sevestre. —

Recouvrir le matin la végétation avec une pincée de *tanin*. Faire pénétrer celui-ci, au moyen d'un stylet, jusqu'au fond, dans le sillon circulaire qui entoure la base du bourgeon. Mettre ensuite un petit bandage. Le lendemain, on enlève avec l'ongle ou la pointe des ciseaux la croûte qui s'est formée. On donne un bain tiède et on renouvelle le pansement. La guérison s'obtient en huit jours.

Végétations de la grossesse.

— Tarnier. —

N'opérer que quelques semaines après l'accouchement si la rétrocession ne s'est pas produite spontanément. Endormir la malade. On tend fortement les parties et on les gratte avec la curette de Volkmann. Ne s'arrêter que lorsque tout est enlevé. Arrêter le sang en saupoudrant avec de l'iodoforme.

Végétations vénériennes ou spontanées.

— Fournier. —

Chez l'homme, elles peuvent produire de la balanite, de la balano-posthite, du phimosis et parfois du sphacèle. Chez la femme, elles produisent de la vulvite, de l'intertrigo érosif des cuisses, des hémorrhagies et peuvent rendre l'accouchement laborieux.

Comme traitement, rejeter la ligature élastique, l'écraseur, l'acide chromique qui peut causer la mort par empoisonnement. Ne se servir que du *nitrate acide de mercure* en attouchements ou de l'*excision*. Dans les cas où les végétations sont énormes, il faut fragmenter la tumeur et, dans ce cas, on est parfois obligé de chloroformer le malade.

Les végétations doivent toujours être maintenues en état de dessiccation et la propreté la plus rigoureuse est indispensable pour éviter une récidive.

Vers.

— AUDHOUI. —

Mousse de Corse en poudre . . 4 gr.
Huile d'amandes douces. . ⎫ āā 15 gr.
Gomme arabique en poudre. ⎭
Sirop de gomme . . . . 20 gr.
— limons. . . . . 10 gr.
Eau de fleurs d'oranger . . ⎫ āā 50 gr.
— tilleul . . . . ⎭

Pour les petits enfants : donner en 3 ou 4 doses.

(Voir *Oxyures et Tœnia*.)

Version.

— PINARD. —

Contre-indications.

A. Non-dilatation de l'orifice.

Contre indication ⎧ Temporaire.   ⎧ Cancer.
                  ⎩ Quelquefois définitive. ⎩ Fibromes.

B. Engagement trop prononcé de la partie fœtale.
Contre-indication absolue.

C. Rétraction tétanique de l'utérus.
Contre-indication absolue.

D. Rétrécissements extrêmes du bassin.
Contre-indication dans les bassins mesurant moins de 7 centim. si l'enfant est *vivant*.
Version toutes les fois que l'introduction de la main sera possible, si l'enfant est *mort*.
Au-dessous de 5 centim. la version est impossible.

— PAJOT. —

Pour qu'on puisse faire la version, il est indispensable

que : 1º le col soit dilaté ou dilatable ; 2º la partie fœtale, surtout si c'est la tête, n'ait pas franchi l'orifice. Quand les membranes sont intactes, le pronostic est plus favorable.

La version est indiquée toutes les fois qu'un accident grave menace la vie de la mère ou de l'enfant et qu'une terminaison rapide de l'accouchement peut prévenir le danger. Quand on peut choisir entre le forceps et la version, on doit préférer le forceps.

Règles de la version :

Soins préparatoires. — La femme est placée en travers sur le bord du lit, le siège débordant le matelas. Quatre aides sont nécessaires. On commence par vider la vessie et le rectum. On reconnaît ensuite la présentation et la position. Pour les extrémités céphalique et pelvienne, on introduit la main dont la face palmaire regarde le plan antérieur du fœtus. Pour l'épaule, le choix de la main n'a pas autant d'importance. On graisse la face dorsale de la main à introduire et de l'avant-bras. On enduit la face palmaire de cendres fines ou de blanc d'Espagne. La main qui n'opère pas est placée sur le fond de l'utérus. On attend, pour commencer, qu'il n'y ait pas de contraction utérine.

1ᵉʳ temps. *Introduction de la main et recherche des pieds.* — Introduire la main en cône dans le vagin. Si les membranes sont intactes, les décoller le plus haut possible sans les rompre, ou les rompre au niveau de l'orifice, mais pénétrer sur le champ dans l'utérus. Suivre le chemin le plus court pour aller aux pieds. Saisir solidement les deux pieds ou un seul, si on ne peut en saisir qu'un.

2ᵉ temps. *Évolution.* — Déplier lentement le membre saisi. Attirer le pied à la vulve, de façon à faire tourner la tête de l'enfant vers le fond de l'utérus et à tourner le dos vers une des cavités cotyloïdes.

3ᵉ temps. *Extraction.* — Entourer le ou les pieds d'un linge chaud. Exercer des tractions et des mouvements de latéralité suivant les axes, d'abord en bas. Saisir largement les parties. L'accoucheur a les mains toujours près de la vulve, tant que le bassin du fœtus n'est pas dégagé. Faire avec les mains des attelles aux articulations. Veiller au cordon ombilical. Laisser le tronc se dégager presque seul, si rien ne presse et si les contractions utérines sont suffisantes. Si les bras se dégagent seuls, se contenter de soulever le tronc, en engageant la femme à pousser pour le dégagement de la tête.

Complications de la version. — Le bras est dans le vagin. — Ne jamais amputer. Combattre la rétraction utérine par la saignée debout ou le chloroforme. Si la version est possible, mettre un lacs sur le poignet du fœtus. Quand la version est impossible, on fait l'embryotomie.

La partie fœtale gêne l'introduction de la main. — On la repousse avec douceur dans la direction où tendra à l'entraîner le mouvement d'évolution.

On ne trouve pas les pieds. — Suivre le plan latéral et postérieur de l'enfant. Si on ne le peut pas, on porte la main jusqu'au fond de la matrice et on s'oriente.

Si la tête tend à s'engager avec les pieds, on met un lacs sur ceux-ci et on refoule doucement la tête avec une main pendant que l'autre tire lentement sur le lacs.

Si, dans la version avec un *seul* pied, l'autre membre inférieur se relève au-devant du tronc, on met un doigt en crochet dans l'aine, mais on ne dégage pas le membre.

Si les bras se redressent sur les côtés de la tête, on les dégage en commençant par le bras postérieur. On relève le tronc diagonalement pour dégager celui-ci, on l'abaisse pour dégager le membre antérieur. On ramène toujours le membre sur la face antérieure du fœtus.

Si la tête ne fait pas sa rotation, on introduit l'indicateur et le médius de la main dont la paume embrasse le mieux l'occiput, on les fait glisser sur la joue inférieure du fœtus et, de là, dans la bouche et on ramène l'occiput derrière le pubis.

Si l'occiput est dans la concavité du sacrum et que la tête

soit *fléchie*, on porte le dos du fœtus vers le dos de la femme. Si la tête est *défléchie*, on renverse le ventre du fœtus vers le ventre de la femme. Si le dégagement est impossible, forceps.

Si la tête est plus ou moins défléchie dans l'excavation ou au détroit, on tente de refouler le tronc, puis on introduit deux doigts dans la bouche, deux doigts de l'autre main en fourche sur la nuque et on renverse le dos du fœtus vers le ventre de la mère qu'on engage à pousser. Si le dégagement est impossible, forceps ou crâniotomie.

Vertige de Ménière.

— Charcot. —

Sulfate de quinine. . . . . 0,60 à 1 gr.

Pendant 15 jours. Suspendre pendant 8 jours et reprendre pendant 15 jours et ainsi de suite. En général 3 reprises suffisent.

Vitiligo.

— Thibierge. —

Application de teinture de cantharides et surtout de :

Acide acétique cristallisé. . 1 à 2 gr.
Ether. . . . . 50 gr.

A l'intérieur : bromures, valériane, hydrothérapie, courants continus, bains électriques.

Volvulus. (Voir *Occlusion intestinale*.)

Vomissements.

— Huchard. —

Dans les vomissements nerveux :

Chlorhydrate de morphine. . . 0 gr. 20
Bromure de potassium . . . . 2 gr.
Glycérine. . . . . 20 gr.

Pour badigeonner le pharynx, trois à quatre fois par jour.

Teinture d'iode. . . . . . . } ââ 5 gr.
Chloroforme . . . .

Prendre 5 gouttes matin et soir, au moment des repas dans un peu d'eau.

Vomissements incoercibles dans la grossesse.

— BOISSARD. —

Pulvérisation d'éther le long du rachis. Ou bien, appliquer à ce niveau un sac de caoutchouc rempli de glace. En cas de vomissements graves : lavements de bromure, ou de chloral, 8, 10 et 12 gr. en deux lavements. En cas de déviation utérine, la réduire en maintenant l'utérus réduit. Au besoin, dilatation digitale du canal cervical avec anesthésie générale. Forcer le col et, avec la pulpe du doigt, décoller légèrement les membranes.

Enfin si le pouls monte à 120 ou 130, que la perte de poids soit de 250 gr. par jour, faire l'avortement.

— CHARPENTIER. —

Respecter les caprices alimentaires de la malade.

Révulsifs locaux. Alcalins. Injections sous-cutanées de morphine. Extrait de belladone porté sur le col et maintenu par un tampon d'ouate. Glace à l'intérieur. Pulvérisations d'éther sur la colonne vertébrale. Électricité.

Traitement chirurgical. — Cautérisation du col utérin.

Traitement obstétrical. — Si on échoue, que la malade soit en danger et que l'enfant soit viable : avortement provoqué.

Vomitifs chez l'enfant.

— HUCHARD. —

Fleurs de narcisse des prés. 2 à 3 gr.
Eau . . . . 150 gr.

Faire infuser pendant 20 minutes. Faire prendre à chaud.

— J. Simon. —

	Nouveau-né	jusqu'à 1 an	à partir d'un an	à partir de 2 ans
Poudre d'ipéca.	0 gr. 20	0 gr. 30	0 gr. 50	1 gr.

Sirop d'ipéca par cuillerées à café de 10 en 10 minutes, jusqu'à ce qu'il se produise un vomissement.

Vulvite.

— Bouilly. —

Grands bains, lotions émollientes avec solution boriquée à 4 0/0. Interposer entre les parties un tampon imbibé de glycérine ou de vaseline phéniquées. Toucher les surfaces malades avec solutions de nitrate d'argent au 1/50.

Vulvite aphteuse.

— Bouilly. —

Application quotidienne de poudre d'iodoforme sur les surfaces ulcérée isolées par un tampon d'ouate.

X

Xanthélasma.

— E. BESNIER. —

    Phosphore . . . . 0 gr. 03
    Huile de foie de morue. . . . . 10 gr.

Chaque gramme d'huile contient 3 milligr. de phosphore dose maximum.

Cette dose est administrée pendant dix jours, trois fois de suite. Le mois suivant, on prescrit l'*essence de térébenthine*, qu'on porte à la dose quotidienne maxima de 10 grammes. En même temps, le malade fait des onctions avec de l'*alcoolat de térébenthine*.

— GAUCHER. —

Extraction par le râclage. Ne pas aller trop profondément. Essayer le collodion au sublimé au dixième.

Z

Zona.

— E. BESNIER. —

    Acide borique. . . . . : . . 0 gr. 50
    Liniment oléo-calcaire. . . . . 500 gr.

Dans les ulcérations du zona.

Electrisation avec les courants continus. Eaux de Néris.

ZONA

Dans le zona *ophtalmique*, quand il se produit des troubles de sensibilité de la cornée, faire des instillations d'atropine et faire l'immobilisation et l'oblitération de l'œil.

— Brocq. —

Ouvrir avec soin toutes les vésicules dès qu'elles se sont formées, au moyen d'une aiguille fine flambée. Laver avec de l'eau boriquée faiblement alcoolisée. Recouvrir avec de l'ouate aseptique ou avec la pâte :

>   Acide borique. . . . .   1 gr.
>   Oxyde de zinc. . . . . . . ⎱
>   Poudre d'amidon . . . . . ⎰ ââ 2 gr.
>   Vaseline pure. . . . .   6 gr.
>   Lanoline . . . .   9 gr.

Poudrer par-dessus avec de la poudre d'amidon, puis mettre une couche épaisse d'ouate.

Si les douleurs sont trop vives, on peut incorporer à la pâte du *chlorhydrate de morphine* ou de *cocaïne*.

— Gaucher. —

Injections de morphine contre les douleurs. Eviter la rupture des vésicules, en préservant le malade du frottement. Si des excoriations se produisent, panser avec une pommade *inerte*, non irritante. L'application d'un vésicatoire au niveau de l'émergence du nerf est inutile dans le zona non névralgique et inefficace dans le zona névralgique. Les pommades calmantes opiacées sont parfois utiles pendant l'éruption.

FORMULAIRE

DES

MÉDICAMENTS NOUVEAUX

Absinthine.

Principe amer de l'absinthe obtenu pour la première fois par Duquesnel.

Propriétés : Excellent toni-digestif. A le grand avantage de provoquer les garde-robe.

Dose : 10 centigr., vingt minutes avant le repas, deux fois par jour.

Mode d'administration : Capsules, — est très avantageusement associé au fer chez les chlorotiques.

Contre-indication : Diarrhée.

Acétal.

Constitué par l'union d'une molécule d'aldéhyde et de deux molécules d'alcool.

Propriétés : Hypnotique (peu usité).

Dose : de 2 à 10 gr.

Acétanilide (Antifébrine, Phénylacétamide).

Produit par l'action de l'acide acétique sur l'aniline.

Propriétés : Antithermique, analgésique.

Dose : 10 à 25 centigr. N'atteindre 1 gr. qu'avec prudence.

Mode d'administration : En cachets ou en solution dans de l'élixir de Garus ou dans un vin riche en alcool.

Contre-indication : Médicament dangereux, exposant à la cyanose. Le praticien fera bien d'y renoncer.

Acide agaricique (Agaricine).

Retiré de l'agaric blanc.

Propriétés : Antisudorifique.

Dose : 2 à 5 centigr.

Mode d'administration : Pilules ou cachets.

Acide anticylique.

Propriétés : Microbicide, antipyrétique.

Acide camphorique.

Produit de l'oxydation du camphre par l'acide azotique.

Propriétés : Antisudorifique.

Dose : 2 à 5 centigr. en deux fois, dans l'après-midi et dans la soirée.

Mode d'administration : Cachets ou potion alcoolisée.

Acide gynocardique.

Retiré de l'huile de chaulmoogra.

Propriétés : Antiscrofuleux.

Dose : 5 à 20 centigr.

Mode d'administration : Potion alcoolisée.

Acide crésylique (Crésylol, Crésol).

Retiré du toluène.

Propriétés : Antiseptique.

Acide sulforicinique.

Sert à dissoudre différents antiseptiques, l'acide phénique entre autres.

Propriétés : Excellent topique dans la diphtérie.

Mode d'emploi : Acide phénique, 15 à 50 gr. ; acide sulforicinique, 100 gr.

Adonidine.

Glucoside de l'adonis.

Propriétés : Régularise les battements du cœur.

Dose : 1 à 2 centigr.

Mode d'administration : Pilules.

Agathine.

Propriétés : Analgésique, anti-rhumatismal.

Dose : 1 à 4 gr. par jour.

Airelle rouge.

Anti-rhumatismale.

Décoction de 30 à 60 gr. de la plante entière dans 180 gr. d'eau en 24 heures.

Airol.

Sous-gallate de bismuth dans lequel un groupe hydroxyle a été remplacé par l'iode.

Pour le pansement des plaies, brûlures, ulcères variqueux. A la dose de 20 à 40 centigr., contre les diarrhées tuberculeuses des enfants.

Alumnol.

Combinaison de l'alun avec l'acide sulfonaphtolique.

Usages et doses : En lavages en solution à 0,50 à 2 0/0.

En pommade à 3 ou 6 0/0. En injections vaginales à 0,50 ou 1 0/0.

Analgésine.

Même chose que l'antipyrine.

Anémonine.

Tirée de l'anémone.

Propriétés : A été recommandée contre l'asthme et le catarrhe des bronches.

Dose : 2 à 10 centigr. par dose de 1 centigr.

Mode d'administration : Pilules ou cachets.

Antinosine.

Sel sodique du nosophène.

Propriétés : Pour lavages de vessie, solution à 1 ou 2,50 0/0.

Argentanine.

Combinaison d'un sel d'argent avec l'éthylène diamine. Mêmes propriétés que le nitrate d'argent.

Argonine.

Combinaison d'argent et de caséine.

Propriétés : Microbicide. Mal étudiée.

Aristol.

Dérivé iodé du thymol.

Propriétés : A l'extérieur, bon pour le pansement des plaies, du cancer, des gerçures du sein. A l'intérieur, utile dans la gangrène pulmonaire et l'expectoration abondante.

Dose : A l'intérieur, de 30 à 50 centigr.

Mode d'administration : A l'intérieur, en capsules, cachets, pilules. A l'extérieur, en pommade. Vaseline à l'aristol à 1 pour 10. Collodion à l'aristol, éther à l'aristol, même proportion.

Asaprol.

Dérivé monosulfuré du naphtol B.

Propriétés : Antithermique, analgésique, anti-rhumatismal.

Dose : 1 à 4 gr. par jour.

Aseptol (Sulfocarbol).

Ether de l'acide sulfureux.

Propriétés : Antifermentescible, antiseptique.

Dose : A l'intérieur, 0 gr. 50 à 1 gr.

Mode d'administration: A l'intérieur, cachets. A l'extérieur, solution à 1 ou 10 0/0.

Aspidospermine.

Alcaloïde du quebracho.

Propriétés : Tonique, fébrifuge.

Dose : 5 à 15 centigr. par jour.

Mode d'administration : Cachets.

Benzoate de gaïacol (Benzosol).

Ether benzoïque du gaïacol.

Propriétés : Antiseptique intestinal.

Dose : 1 à 2 gr.

Mode d'administration : Cachets ou capsules.

Benzoate de mercure.

Propriétés : Antisyphilitique.

Dose : 1 à 2 centigr. par jour.

Mode d'administration : Pilules ou injections hypodermiques :

>   Benzoate de mercure . . . . .   0 gr. 30
>   Chlorure de sodium. . . . . .   0 gr. 10
>   Chlorhyde de cocaïne . . . . . 0 gr. 45
>   Eau distillée . . . . 40 gr.

Une injection par jour. Traitement : 15 à 45 injections.

Benzosol.

Combinaison du gaïacol avec l'acide benzoïque.
Même action que la créosote.

Dose : 50 centigr. à 2 gr. par jour.

Bleu de méthylène.

Propriétés : Antipériodique.

Dose : En cachets de 10 centigr., 5 fois dans les 24 heures.

Borate de chaux.

En pommade pour le traitement des brûlures, de l'eczéma humide et des sueurs fétides.

A l'intérieur, antidiarrhéique. Donner autant de décigrammes que l'enfant compte d'années.

Bromidia.

Spécialité américaine composée de bromure de potassium, chloral, extrait de chanvre indien et de jusquiame.

Dose : Une cuillerée à café dans un peu d'eau sucrée, le soir.

Bromoforme.

Employé contre la coqueluche.

Dose : Chez les enfants : 12 à 15 gouttes dissoutes dans 5 gr. d'alcool et incorporées dans une potion de 120 gr. qu'on donne par cuillerées à dessert.

Bromure d'éthyle.

Anesthésique.
Il doit avoir une odeur éthérée et non alliacée et ne pas

23.

présenter de teinte jaunâtre. Contrairement au chloroforme, il faut le donner d'emblée à doses massives. Le malade peut être assis. Dès que la conjonctive devient insensible et que le corps s'affaisse, il faut cesser les inhalations. L'anesthésie produite est très courte.

On peut, à l'exemple de M. le Dr Terrier, la prolonger en employant le chloroforme dès que le malade est anesthésié avec le bromure d'éthyle.

Bryone.

Propriétés : Purgatif, diurétique. Employé contre la coqueluche, les affections inflammatoires du système respiratoire.

Dose : Poudre de racines, 0 gr. 50 à 3 gr. Décoction : 3 gr. pour un litre d'eau ; prendre une à deux tasses. Teinture au 5e : 2 à 4 gr.

Butyl-Chloral.

Produit de l'action du chlore sur l'aldéhyde.

Propriétés : Hypnotique.

Dose : 1 à 2 gr.

Mode d'administration : En potion alcoolique.

Cactus grandiflorus.

Propriétés : Cardiaque.

Dose : Extrait fluide, 15 à 45 gouttes en 3 fois. Teinture, 120 gouttes.

Caféine-Chloral.

Combinaison de caféine et d'hydrate de chloral.

Propriétés : Calmant lorsqu'il existe de l'irritation du système nerveux périphérique.

Dose : De 40 à 90 centigr. en injections hypodermiques.

Cannabis indica.

Propriétés : Très difficiles à déterminer, les produits vendus par les droguistes n'étant pas identiques. Tantôt il produit un état d'excitation et même des convulsions, tantôt du sommeil.

Le *tannate de cannabine* n'a aucune action (1).

Médicament à proscrire.

Cantharidate de potasse.

Essayé dans le traitement de la tuberculose.

Dose : 1 à 2 dixièmes de milligr.

Mode d'administration : Solution. Injection hypodermique.

Cérébrine.

Elixir à base d'analgésine, cocaïne, caféine, éther.

Propriétés : Analgésique, antinévralgique actif.

Dose : 2 à 4 cuillerées à café dans un peu d'eau.

Cérium (Oxalate et Valérianate).

Recommandé contre les vomissements de la grossesse et de l'hystérie.

Dose : 5 à 10 centigr.

Mode d'administration : Pilules.

---

(1) Dr F. Roux. Etude sur le cannabis. *Bulletin de thérapeutique*, 1886, p. 492.

Chloralamide.

Produit du mélange du chloral et de la formanide.

Propriétés : Hypnotique.

Dose : 2 à 3 gr. en une fois. — En injections hypodermiques, 5 centigr.

Mode d'administration : Cachets, potion, injection.

Chloral-Antipyrine.

Voir *Hypnol*.

Chloralimide.

Produit en chauffant à 100° le chloral ammoniaque.

Propriétés : Hypnotique.

Dose : 1 à 4 gr.

Mode d'administration : Cachets, pilules, potion alcoolique ou huileuse.

Chloroborite de soude.

Propriétés : Antiseptique.

Dose : A l'intérieur de 4 gr. 50 à 8 gr. En solution à 3 0/0.

Chlorophénol.

Badigeonnage avec une solution à 5 ou 20 0/0 contre les lésions tuberculeuses du larynx et de la langue.

Chlorosalol.

Dérivé salicylique du chloro-phénol.

Dose : 2 à 4 gr. par jour dans les affections catarrhales des voies urinaires et dans la diarrhée.

Chlorure d'Ethyle.

Anesthésique local.
Se défier de l'inflammabilité des vapeurs. Mettre auparavant une légère couche de vaseline sur la peau.

Chlorure de méthyle.

Même usage. Dangereux à manier : produit souvent des eschares cutanées.

Citrophène.

Citrate de phénacétine.

Propriétés : Antithermique, analgésique, 0 gr. 50 à 1 gr. dans la fièvre typhoïde, migraine, névralgies diverses.

Colchicine.

Principe actif du colchique.

Propriétés : Antigoutteux.

Dose : 4 milligr. le premier jour, 3 le second, 2 le troisième, 1 le quatrième.

Mode d'administration : Granules.

Coto-Cotoïne.

Propriétés : Antidiarrhéique.

Dose : Cotoïne, 20 à 50 centigr.

Mode d'administration : Cachets.

Créoline.

Spécialité allemande et anglaise.

Propriétés : Antiseptique.

Dose et mode d'administration : En solution à 5 ou 20 0/0. A l'intérieur, 20 à 25 centigr.

Crésalol (Salicylate de Crésol).

Antiseptique.

Mode d'administration : Gaze crésalolée.

Croton-Chloral.

Voir *Butyl-Chloral*.

Dermatol.

Gallate basique de bismuth.

Propriétés : Astringent et antiseptique. Utile dans le pansement des plaies.

Dose : A l'intérieur, 1 à 2 gr.

Mode d'administration : En poudre pour les plaies. En pommade à 10 ou 20 0/0. En cachets.

Diurétine.

Salicylate double de soude et de théobromine. Diurétique.

Dose : 4 à 5 gr. en cachets.

Érythrophléine.

Alcaloïde de l'Erythrophléum.

Propriétés : Succédané de la digitaline (à ne pas employer).

Dose : 1 à 2 dixièmes de milligr.

Mode d'administration : Granules.

Ethoxycaféine.

Propriétés : Sédatif nerveux. — Emploi dangereux.

Dose : 25 centigr. Dose maximum.

Mode d'administration : Cachets.

Ethylcarbonate de paracétamidophénol.

Propriétés : Antithermique, analgésique, hypnotique.

Dose : 50 centigr.

Eucalyptol.

Propriétés : Antiseptique pulmonaire.

Dose : 0 gr. 50 à 1 gr. 50. En injections, 0 gr. 15 à 0 gr. 40.

Mode d'administration : Capsules. En injections dans de l'huile stérilisée.

Eudoxine.

Sel de Bismuth et de nosophène.

Propriétés : Les mêmes que celles du dermatol.

Dose : 1 gr. à 1 gr. 25 en 3 fois.

Eugénol.

Retiré de l'huile essentielle de girofle.

Propriétés : Antiseptique.

Dose et mode d'administration : 0 gr. 50 à 1 gr., en capsules.

Euphorine.

Propriétés : Analgésique.

Dose : 0 gr. 40 à 2 gr. dans les 24 heures.

Europhène.

Produit de l'action de l'iode sur l'isobutylorthocrésol.

Propriétés : Celles de l'iodoforme.

Doses : A l'intérieur : 1 gr. Pommade 1 à 2 0/0. En injections sous-cutanées : 5 à 10 centigr.

Exalgine (Méthyl-Acétanilide).

Propriétés : Sédatif nerveux.

Dose : 0 gr. 25 à 0 gr. 75. Si l'on dépasse 0 gr. 25, fractionner les doses.

Mode d'administration : Cachets, potion alcoolisée.

Ferripyrine.

Combinaison de fer et d'antipyrine.

Propriétés : Hémostatique. Astringent. Contre les hémorrhagies : tampons imbibés d'une solution à 18 ou 20 0/0. Contre la blennorrhagie, en injections à 1 ou 1,5 0/0.

A l'intérieur : *dose*, 50 centigr.

Gaïacol (Carbonate de).

Ether du gaïacol.

Propriétés : Mêmes effets que le gaïacol, dont il n'a pas

les effets irritants. Traverse l'estomac et ne se décompose que dans l'intestin.

Dose et mode d'emploi : En capsule : 0 gr. 50 à 1 gr.

Gallicine.

Ether méthylique de l'acide gallique.

En insufflations contre la conjonctivite et la kératite phlycténulaire, la conjonctivite catarrhale avec eczéma consécutif des paupières.

Gelsémium.

Propriétés : Antinévralgique.

Dose : 10 à 80 gouttes de teinture au vingtième.

Gelsémine.

Dose : 1 milligr. à 5 centigr. en doses fractionnées.

Mode d'administration : Granules.

Glycérophosphates.

Propriétés : Toniques, antineurasthéniques.

Dose : 20 à 50 centigr., 3 fois par jour. En sirop, solution aqueuse, injections hypodermiques.

Grindelia robusta.

Propriétés : Anticatarrhal ; antiasthmatique (?).

Dose et mode d'administration : Teinture : 15 à 40 gouttes. Extrait : 0 gr. 10 à 0 gr. 20.

Guarana.

Propriétés : Antinévralgique.

Dose et mode d'administration : Poudre ou cachets, 1 à 2 gr.

Hamamelis Virginica.

Propriétés : Usité dans le traitement des hémorrhagies, des hémorrhoïdes et varices.

Dose et mode d'administration : Extrait fluide : 10 à 20 gr. Teinture : 1 à 5 gr.

Hippurate de chaux; de lithine.

Propriétés : Usités dans la lithiase biliaire et rénale.

Dose et mode d'administration : 0 gr. 25 à 1 gr. en cachets.

Hydrastis Canadensis.

Propriétés : Antiménorrhagique.

Dose et mode d'administration : Extrait fluide : 20 à 80 gouttes. Teinture au 10ᵉ : 20 à 30 gouttes.

Hydrastine : 1 milligr. à 5 centigr., en granules.

Hydrate d'Amylène.

Propriétés : Hypnotique.

Dose et mode d'administration : 2 à 8 gr. dans une potion.

Hydroquinone.

Propriétés : Antiseptique, analgésique.

Dose et mode d'administration : 0 gr. 25 à 0 gr. 50 en cachets ou en potion.

Hypnol.

Combinaison de chloral et d'antipyrine.

Hypnone (Acétophénone).

Propriétés : Hypnotique.

Dose et mode d'administration : 0 gr. 25 à 0 gr. 50 dans une potion alcoolisée.

Iodopyrine.

Antipyrine dans laquelle un atome d'hydrogène a été remplacé par un atome d'iode.

Propriétés : Antithermique, analgésique.

Dose : 0 gr. 50 à 1 gr. 50.

Iodure d'amyle.

Contre la dyspnée cardiaque.
En inhalations pendant quelques instants.

Iodure d'éthyle.

Même usage. Inhaler 5 à 10 gouttes sur un mouchoir.

Kaori.

En teinture pour le pansement des plaies.

Kola (noix de).

Propriétés : Tonique, antidéperditeur, excitant du système nerveux.

Dose et mode d'administration : Extrait : 0 gr. 10 à 0 gr. 50. Poudre : 1 à 2 gr. Extrait fluide : 10 à 60 gouttes. Teinture : 1 à 4 gr. Essence de Kola torréfiée (très bonne préparation), 1 à 4 cuillerées à bouche dans de l'eau sucrée. Chocolat, biscuits. Vin. Elixir.

Lactate de cocaïne.

En injection dans la cystite tuberculeuse : 10 centigr. pour 1 gr. d'eau distillée.

Lactose.

Diurétique.

Dose : 100 gr. par jour dissous dans 2 litres d'eau.

Lycétol.

Tartrate de diméthylpipérazine.

Propriétés : Dissolvant de l'acide urique.

Lysidine.

Produit de la distillation sèche de l'acétate de soude et du chlorhydrate d'éthylène diamine.

Propriétés : Contre la diathèse urique.

Dose : 1 à 3 gr. dans de l'eau de Seltz.

Lysol.

Retiré du goudron de houille.

Propriétés : Antiseptique.

Dose : En solution à 10 0/0.

Lysol.

Antiseptique.

Dose et mode d'administration : En solution à 1 ou 2 0/0.

Méthylol.

Hypnotique.

Dose et mode d'administration : 1 à 5 gr. en potion. En injection hypodermique, 0 gr. 10.

Microcidine (Naphtolate de soude).

Antiseptique (recommandé par Tarnier).

Dose et mode d'administration : Solution aqueuse à 3 ou 5 0/0.

Niaouli.

Essence tirée du melaleuca viridiflora.

Propriétés : Utile dans le catarrhe bronchique, pulmonaire, vésical. En frictions dans le rhumatisme.

Mode d'emploi : Capsules, liniment.

Nosophène.

Produit de la réaction de l'iode sur des solutions de phénolphtaléine.

En insufflations dans le coryza aigu, la rhinite chronique hypersécrétante, la balanite, le chancre mou, l'eczéma.

Ouabaïne.

Glucoside retiré de l'acocanthera ouabaïo.
Médicament cardiaque à éviter.

Dose : Un dixième de milligr.

Pambotano.

Fébrifuge (?)

Dose : 70 gr. en décoction.

Paraldéhyde.

Résultat de l'action du gaz sulfureux sur l'aldéhyde.

Propriétés : Hypnotique.

Dose et mode d'administration : 0 gr. 50 à 4 gr. en capsules, potion, lavement.

Pausodine.

Mélange d'élixir parégorique, éther salicylé, chanvre indien, bétol.

Propriété : Antidiarrhéique, antiseptique intestinal.

Dose : 1 à 4 cuillerées à soupe.

Pipérazine.

Antigoutteux.

Dose : 1 gr. par jour dans de l'eau.

Pyridine.

Antiasthmatique.

Dose et mode d'administration : 4 gr. qu'on fait évaporer dans une soucoupe près du malade.

Pyrozone.

Solution à 50 0/0 de bioxyde d'hydrogène dans l'éther sulfurique.

Propriétés : Pour décolorer la peau dans le chloasma, nœvi, verrues plates.

Rétinol.

Produit de la distillation sèche de la colophane.
Antiseptique.

Mode d'emploi : Sert à imbiber des tampons vaginaux. Sert de véhicule à divers antiseptiques. Exemple : résorcine, 3 gr. ; rétinol, 100 gr. Constitue une bonne injection pour la blennorrhagie.

Salicybromalinide (Antinervine).

Combinaison de la bromacétanilide avec la salicylanilide.

Propriétés : Celles de l'acide salicylique, de l'acétanilide et du bromure.

Dose : En cachets de 0,20 à 0,30 toutes les deux ou trois heures.

Salicylate de chaux.

Antidiarrhéique.
Chez les enfants : 50 centigr. à 1 gr. 50.

Salinaphtol (Bétol).

Combinaison de naphtol et d'acide salicylique.
Antiseptique intestinal.

Dose : 1 à 2 gr. en cachets, potion.

Salocolle.

Salicylate de phénocolle.

Propriétés : Antithermique, analgésique, antirhumatismal.

Dose : 1 à 2 gr. qu'on peut répéter plusieurs fois par jour.

Salophène.

Composé d'acide salicylique et d'acétylparamidophénol.

Propriétés : Contre le rhumatisme et la goutte.

Dose moyenne : 3 à 4 gr. Cachets ou en suspension dans l'eau pure.

Sphacélotoxine.

Mêmes effets que le seigle ergoté.

Doses : 4 à 10 centigr.

Somnal.

Produit pas défini.

Propriétés : Hypnotique.

Dose : 2 gr.

Sozoïdol de mercure.

Propriétés : Antisyphilitique.

Dose et mode d'emploi : En injections hypodermiques :

Sozoïdol de mercure	0 gr. 80
Iodure de potassium	1 gr. 60
Eau	10 gr.

Une injection tous les jours ou tous les 2, 3, 4 jours.

Stigmates de maïs.

Diurétique.

Dose : 20 gr. en infusion pour un litre d'eau.

Strontiane.

Le *bromure* (2 à 4 gr.) ne produit pas les inconvénients du bromure de potassium (?). On l'a recommandé dans les dyspepsies douloureuses. Le *lactate* (2 à 6 gr.) diminuerait l'albuminurie.

Strophantus.

Tonique du cœur.

Dose et mode d'emploi : Extrait sec : 1 à 4 milligr. en pilules. La *strophantine* (2 à 3 dixièmes de milligr. en pilules) est dangereuse.

Sulfocarbol.

Ether de l'acide sulfureux.

Propriétés : Antiseptique.

Dose : A l'intérieur, 0 gr. 50 en solution aqueuse.

Tellurate de potasse ou de soude.

Propriétés : Antisudoral.

Dose : 1 à 5 centigr. en pilules.

Terpinol.

Propriétés : Modifie les sécrétions bronchiques.

Dose et mode d'emploi : 0 gr. 50 à 1 gr. en capsules ou pilules.

Thalline.

Antipyrétique (Dangereux).

Dose et mode d'emploi : 0 gr. 25 à 0 gr. 50 en 2 fois. capsules ou potion.

Tannigène.

Combinaison de tanin et d'acétyle.

Propriétés : Contre la diarrhée tuberculeuse.

Dose : 0 gr. 50 à 4 gr. par jour.

Théobromine.

Diurétique.

Dose : Pendant 2 à 3 jours consécutifs, 2 à 5 gr. en cachets.

Thiol.

Remplace l'ichthyol.

Tampons imbibés de glycérine thiolée à 10 ou 20 0/0 (pansements vaginaux). Pommade à 10 ou 20 0/0.

Thuya occidentalis.

Usité contre les verrues.

Dose : 60 à 80 gouttes en 2 fois.

Thymol-acétate de mercure.

En injections hypodermiques à 1 gr. pour 10 gr. d'huile. Injecter un gramme tous les sept jours.

Trinitrine (nitro-glycérine).

Antispasmodique, antinévralgique.

Dose : 2 à 3 gouttes d'une solution au centième.

Trional.

Hypnotique.

Dose : 1 gr. en cachet.

Tropacocaïne.

Analgésique local. En solution à 3 0/0 ; quelques gouttes, pour anesthésier la conjonctive.

Uréthane.

Ether éthylique de l'acide carbamique.

Propriétés : Hypnotique.

Dose et mode d'emploi : 1 à 3 gr. en potion.

Imp. G. St-Aubin et Thevenot.—J. THEVENOT, successeur, Saint-Dizier.